高等职业教育智慧养老创新教材

供高等职业教育老年保健与管理、智慧健康养老服务与管理等相关专业使用

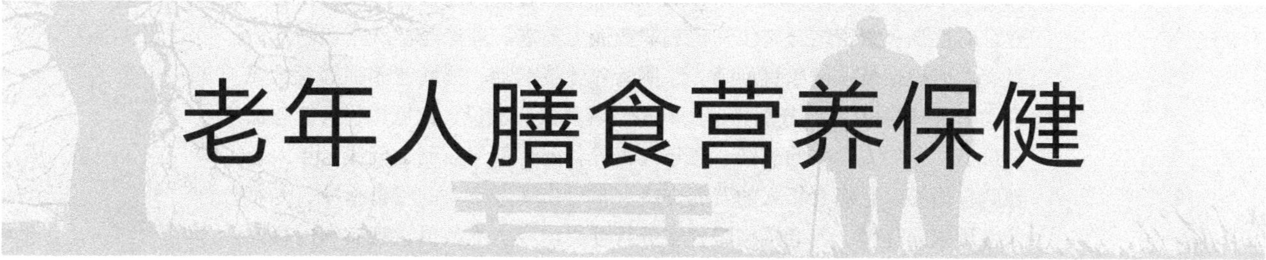

老年人膳食营养保健

主　编　赵　琼

副主编　周　永　纪　艳

编　者　（按姓氏汉语拼音排序）

陈　娜（重庆护理职业学院）

纪　艳（安徽医学高等专科学校）

李明娟（济南护理职业学院）

刘　峰（重庆医药高等专科学校）

刘　玲（四川中医药高等专科学校）

刘丹丹（广西医科大学护理学院）

任丽敏（南阳医学高等专科学校）

王丽丽（山东药品食品职业学院）

杨　萌（山东药品食品职业学院）

赵　琼（重庆医药高等专科学校）

周　永（陆军军医大学）

科学出版社

北　京

内 容 简 介

本教材根据《国民营养计划（2017—2030 年）》《健康中国行动（2019—2030）》《老年营养改善行动（2022—2025 年）》及国家的养老政策，参考《中国居民膳食指南（2022）》《中国老年人膳食指南（2022）》，在保证科学的基础上，突出了语言的通俗性和内容的实用性。本教材具有专业针对性强、紧密结合岗位知识和职业能力要求、理论与实践密切联系，对接养老护理员、健康管理师、注册营养（技）师、公共营养师等考试要求。本教材共 10 章，分别介绍了绪论、营养素和能量、常见食物营养与保健价值、老年人食物的烹饪、老年人营养状况评估与监测、健康老年人合理膳食指导、患病老年人的营养支持、常见疾病老年人的膳食指导、老年人常用家庭药膳、养老机构膳食服务管理等内容。本教材重视实训内容的编写，通过案例引导各种老年人食谱的编制，实用性强。

本教材可供高等职业教育老年保健与管理、智慧健康养老服务与管理等相关专业使用，还可作为养老护理员、康复技师、老年饮食营养员、社区慢性病管理员、老年产品生产企业工作人员、事业单位的老年工作管理部门工作人员等岗位的自学参考书。

图书在版编目（CIP）数据

老年人膳食营养保健/赵琼主编. —北京：科学出版社，2022.12

高等职业教育智慧养老创新教材

ISBN 978-7-03-073758-8

I. 老… II. 赵… III. 老年人-膳食营养-高等职业教育-教材 IV. R153.3

中国版本图书馆 CIP 数据核字（2022）第 212807 号

责任编辑：张立丽 / 责任校对：杨 赛

责任印制：霍 兵 / 封面设计：涿州锦晖

科学出版社 出版

北京东黄城根北街 16 号

邮政编码：100717

http://www.sciencep.com

三河市骏杰印刷有限公司印刷

科学出版社发行 各地新华书店经销

*

2022 年 12 月第 一 版 开本：850×1168 1/16

2025 年 8 月第四次印刷 印张：12 3/4

字数：387 000

定价：49.80 元

（如有印装质量问题，我社负责调换）

前　言

党的二十大报告指出：“人民健康是民族昌盛和国家强盛的重要标志。把保障人民健康放在优先发展的战略位置，完善人民健康促进政策。”贯彻落实党的二十大决策部署，积极推动健康事业发展，离不开人才队伍建设。党的二十大报告指出：“培养造就大批德才兼备的高素质人才，是国家和民族长远发展大计。”教材是教学内容的重要载体，是教学的重要依据、培养人才的重要保障。本次教材编写旨在贯彻党的二十大报告精神和党的教育方针，落实立德树人根本任务，坚持为党育人、为国育才。

营养是生命的物质基础，许多老年人的传统习惯与现代营养观念存在一定差距，由营养问题带来的慢性病日趋严峻。《健康中国行动（2019—2030）》指出，我国老年群体患有一种及以上慢性病的比例高达75%，失能、部分失能老年人约4000万。2020年3月，民政部数据显示，全国有200多万老年人入住在约4万个养老院。国务院关于实施健康中国行动的意见出台，要求实施15项健康行动，位居第二的就是合理膳食行动。医学及相关专业学生除了应掌握专业技术知识外，还应具备营养学基本知识和技能。本教材编委由全国9所院校拥有多年营养教学经验和营养临床经验的专家构成，追踪营养学学科前沿发展、最新国家相关政策和相关的行业发展动态，在资料采集和数据参考中引用最新的指南、法规、标准、专家共识和年鉴等。本教材有丰富的案例，让学生在做中学，学中做，手把手教会学生如何进行合理膳食指导，同时，在案例中融入了思政内容，深入挖掘“老年人膳食营养保健”课程中的德育元素，以配合思政课教育，提高学生的思想道德品质。

本教材围绕“合理膳食”的原则，参考《中国居民膳食指南（2022）》《中国老年人膳食指南（2022）》，结合老年人的特殊生理和病理特点，以“营养评估—营养指导—营养评价”为主线，分别介绍了营养学基础知识、老年人营养状况评估与监测、健康老年人合理膳食指导、常见疾病老年人的膳食指导、老年人常用家庭药膳、养老机构膳食服务管理等内容。本教材各章均设有自测题，便于学生自我学习和检测学习效果。本教材充分考虑老龄化社会背景下社会和家庭的实际需求，教学内容和岗位工作内容紧密衔接；同时，对接养老护理员、健康管理师、注册营养（技）师、公共营养（技）师等职业岗位的营养学的基本理论和知识、膳食设计与管理、营养咨询和教育、食品安全等工作内容，是一门实践性和应用性极强的课程。

教材编写过程中得到了科学出版社和各编者所在院校的大力支持，谨致谢意！由于编者水平有限，教材中可能存在不足之处，恳请各院校师生和读者批评指正。

编　者

2023年7月

配 套 资 源

欢迎登录“中科云教育”平台，**免费**数字化课程等你来！

“中科云教育”平台数字化课程登录路径

电脑端

- 第一步：打开网址http://www.coursegate.cn/short/05O42.action
- 第二步：注册、登录
- 第三步：点击上方导航栏“课程”，在右侧搜索栏搜索对应课程，开始学习

手机端

- 第一步：打开微信“扫一扫”，扫描下方二维码
- 第二步：注册、登录
- 第三步：用微信扫描上方二维码，进入课程，开始学习

PPT课件，请在数字化课程中各章节里下载！

目 录

第1章 绪论

案例1-1

张大妈，72岁，退休工人，身高156cm，体重65kg，患糖尿病15年，患高血压10年，喜欢听一些有关养生方面的讲座并时常向讲座老师咨询自己的健康状况。张大妈觉得预防心脑血管疾病，一定不能吃饱和脂肪酸和胆固醇，于是在2年前开始加入吃素食人群的队伍。近一年来，张大妈出现易疲劳、双下肢水肿等症状，到医院检查后被诊断为低蛋白血症。

问题：1. 张大妈为什么会出现低蛋白血症？

2. 请分析张大妈选择吃素食的可能原因。

3. 你觉得应怎样劝告张大妈？

第1节 概　　述

一、人口老龄化

老龄通常定义为接近人类平均寿命的年龄。《中华人民共和国老年人权益保障法》所指的老年人是指60周岁以上的公民。《中国居民膳食指南（2022）》中的老年人膳食指南适用于年龄在65岁及以上的老年人，分为65～79岁的一般老年人和80岁及以上的高龄老年人两部分。国际上通用的标准是60岁以上的人口。当一个国家或地区60岁以上老年人口占总人口数的10%或65岁以上老年人口占总人口数的7%而14岁及以下人口占总人口数的30%并逐渐缩小，即意味着这个国家或地区的人口处于老龄化社会。

人口老龄化已成为全球各国面临的共同挑战，1999年底我国60岁以上老年人口占总人口数的比例已达到10%，我国已经步入了老龄化社会的国家行列。2021年5月11日，中国第七次全国人口普查结果公布。2020年，大陆地区60岁及以上的老年人口总量为2.6亿人，已占到总人口的18.7%，其中，65岁及以上人口1.9亿人，占比达到13.50%，人口老龄化程度虽低于发达国家平均水平（65岁及以上人口占比19.3%），但已高于世界平均水平（65岁及以上人口占比9.3%）。人口老龄化是社会发展的重要趋势，也是今后较长一段时期我国的基本国情，人口老龄化将减少劳动力的供给数量、增加家庭养老负担和基本公共服务供给的压力。我国人口老龄化的主要特点：老年人口规模庞大、老龄化进程明显加快（图1-1）、超前于经济发展、高龄化态势显著等。10年来，我国人口预期寿命在持续提高，2020年，80岁及以上人口有3580万人，占总人口的比重为2.54%，比2010年增加了1485万人，比重提高了0.98个百分点。这也给老年服务带来了更大的压力（图1-1）。

积极应对人口老龄化的现实迫切性空前凸显，国家也推出了一系列重大举措。《国民经济和社会发展第十三个五年规划纲要（2016—2020年）》将“积极应对人口老龄化”纳入了国家整体的战略布局。2017年6月30日国务院办公厅为了贯彻落实《“健康中国2030”规划纲要》，提高国民营养健康水平，印发了《国民营养计划（2017—2030年）》。其中，针对老年人的营养改善，提出了具体的工作要求，包括开展老年人群营养状况监测和评价；建立满足不同老年人群需求的营养改善措施，促进“健康老龄化”；建立老年人群营养健康管理与照护制度。中国共产党第二十次全国代表大会上的报告提出要实施积极应对人口老龄化国家战略，发展养老事业和养老产业，优化孤寡老人服务，推动实现全体老年人享有基本养老服务。党的十九届五中全会、中华人民共和国国民经济和社会发展第十四个五年规划、党的十九届六中全会等都提出要实施积极应对人口老龄化的国家战略。

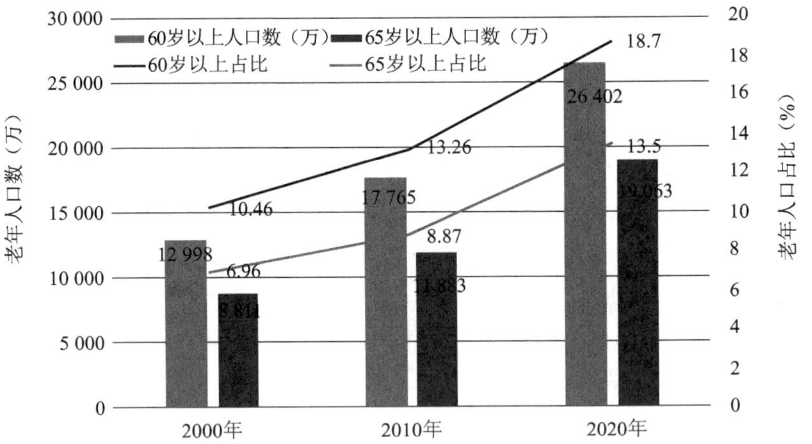

图 1-1 我国 2000～2020 年老年人口数及比例

链接 健康老龄化

2017年3月国家卫生和计划生育委员会等13个部门联合印发了《“十三五”健康老龄化规划》（以下简称《规划》），推进实现健康中国的战略目标。《规划》中健康老龄化的定义为：从生命全过程的角度，从生命早期开始，对所有影响健康的因素进行综合、系统的干预，营造有利于老年健康的社会支持和生活环境，以延长健康预期寿命，维护老年人的健康功能，提高老年人的健康水平。

二、老年营养学

营养是人类维持生命、生长发育和健康的重要物质基础，随着年龄的增加，老年人器官功能出现渐进性的衰退，如牙齿脱落、消化吸收功能下降、脑和神经功能衰退、视觉听觉及味觉等感官反应迟钝，同时伴随生理疾病、精神心理问题、社会经济等因素使老年人对食物的获取、摄入和消化吸收的能力下降，容易出现营养不良及免疫功能下降等健康问题。因此，规律而均衡的膳食、饮食的安全性、科学性和周到性服务有利于促进老年人身体健康。老年人的合理营养是保持自理能力、预防营养不良及相关并发症（如易生病、免疫功能受损、住院时间延长等）的必要因素。所以，开展老年人的膳食引导，科学指导老年人进行合理饮食，对提高老年人生活质量和健康水平至关重要。营养学是指研究人体营养规律及改善措施的科学，包括基础营养、食物营养、人群营养、公共营养、临床营养等五大领域。营养学对社会、家庭、行业、健康、政策等各方面都具有深远的影响。老年营养学是将营养学的基本原理应用于老年人的生活实践和保健防病的科学。

日常生活中，膳食营养是否合理与健康关系极大，早在《黄帝内经·素问》中就指出：“五谷为养、五果为助、五畜为益、五菜为充。”这就是我国最早的平衡膳食理论，强调膳食多样化。老年人要满足自身的营养需求通常比较困难，因为他们对部分营养素需求较高，对能量的需求又较少，各种各样的摄食障碍使得老年人营养最优化更加艰巨。无论是机构养老还是非机构养老，多种急慢性疾病、消化吸收功能的改变、多种药物合用、活动水平低、长期不合理的饮食习惯及食物偏好、社会功能状态与依赖程度的变化、精神状态受损、口腔健康问题、咀嚼问题、吞咽问题等都会影响老年人的饮食习惯与营养状况。那些可能影响食物摄入的年龄相关并发症更突显了食物选择多样化对于营养摄入最优化的必要性。"老年人膳食营养保健"就是在现代营养学的基础上，结合老年人的特殊生理特点，利用平衡膳食理论，指导老年人进行合理营养，以达到增强机体抗病力，减慢衰老，促进健康，延长寿命，提高生命质量的学科。

第2节 营养与营养素相关概念

一、营养与养生

从字面解释营养就是谋求养生。营养是人体从外界环境摄取食物，经过消化、吸收和代谢，利用其有益物质，供给能量，构成和更新身体组织，以及调节生理功能的全过程。养生是指在中医学理论指导下，研究提高人体健康水平，增强体质，预防疾病，以及延缓衰老、延年益寿的方法。养，即调养、保养、补养之意；生，即生命、生存、生长之意。现代意义的"养生"指的是根据人的生命过程规律主动进行物质与精神的身心养护活动。

二、营养素与抗营养素

营养素是指食物中具有特定生理作用，能维持机体生长、发育、活动、生殖以及正常代谢所需的物质，包括蛋白质、脂类、碳水化合物（糖类）、矿物质及维生素等。

抗营养素也称抗营养因子，是指食物中不利于机体所需营养成分吸收的成分。抗营养素可以是机体必需的营养素，也可以是非营养素。例如，机体摄入过多的钙将会影响铁的吸收，钙本是机体必需的营养素，这时就成了抗营养素；又例如，植物性食物中的草酸也会影响铁的吸收，草酸是非营养素成分。

三、必需营养素

必需营养素是指人体必需，但体内不能合成或合成不足，需要从食物中获得的营养素。确立必需营养素的五大标准：①该食物成分为机体存活、生长和健康所必需；②该成分在食物中缺乏或比例不当可造成生物体的特异性缺乏病，严重者可致死亡；③缺乏引起的生长不良或缺乏病只有该成分或其前体物质可以预防；④低于该种食物成分的标准摄入量时，机体的生长状况和缺乏症与摄入量密切相关；⑤该种食物成分在体内不能合成，但是其重要的生理功能在一生中都需要。如今已确立的人体必需营养素有42 种。这些营养素根据人体的需要量或体内含量多少又可分为宏量营养素（包括蛋白质、脂类和碳水化合物）和微量营养素（包括矿物质和维生素），其中矿物质又分为常量元素和微量元素。

四、宏量营养素与微量营养素

宏量营养素又称常量营养素，是指人体内含量及需要量相对较多的营养素，包括碳水化合物、脂类和蛋白质。它们的共同特点是在体内代谢过程中能够产生能量，故把它们称为"产能营养素"。微量营养素是人体内含量及需要量相对较少的营养素，主要指维生素和矿物质。

五、植物化学物

植物化学物是指在植物性食物中存在的、传统营养素以外的一大类生物活性物质。这些物质除个别是维生素的前体物质外均为非营养素成分，但对人体具有一定的生物学作用，一般包括酚类、萜类、含硫化合物、植物多糖等。植物化学物的生物学作用主要表现在以下几个方面：抗氧化作用、调节免疫力、抗感染、降低胆固醇、延缓衰老等，因此它具有保护人体健康和预防诸如心血管疾病和癌症等慢性疾病的作用（详见第 2 章第 8 节）。

第 3 节 膳食营养素参考摄入量的概念

膳食营养素参考摄入量（dietary reference intake，DRI）是评价膳食营养素供给量能否满足人体需要、是否存在过量摄入风险以及有利于预防某些慢性非传染性疾病的一组参考值，是在推荐每日膳食供给量（recommended daily dietary allowance，RDA）的基础上发展起来的每日平均膳食营养素摄入量的一组参考值。由于 DRI 概念的发展，在营养学界沿用了数十年的 RDA 已经不能适应当前多方面的应用需要了。为了便于读者理解及避免在使用时与原 RDA 混淆，中国营养学会决定不再使用 RDA，而用推荐营养素摄入量（recommended nutrient intake，RNI）来表达推荐的每日营养素摄入量。2000 年制订的 DRI 包括平均需要量（estimated average requirement，EAR）、推荐营养素摄入量（RNI）、适宜摄入量（adequate intake，AI）、可耐受最高摄入量（tolerable upper intake level，UL）在内的一组概念，其目的是预防营养缺乏病和防止营养素摄入过量对健康的危害。2013 版中国营养学会修订的 DRI 增加了与慢性非传染性疾病有关的三个参考摄入量：宏量营养素可接受范围（acceptable macronutrient distribution range，AMDR）、预防非传染性慢性病的建议摄入量（proposed intakes for preventing non-communicable chronic diseases，PI-NCD，简称建议摄入量，PI）和特定建议值（specific proposed level，SPL）。DRI 的应用包括评价膳食和计划膳食两个方面。

一、营养素需要量

（一）营养素需要量的定义

膳食营养素参考摄入量的制订基础是营养素需要量。营养素需要量是机体为了维持“良好的健康状态”在一段时间内平均每天必须“获得的”该营养素的最低量，也称“营养素生理需要量”。“适宜的营养状况”是指机体处于良好的健康状态并且能够维持这种状态。“获得的”营养素量可能是指摄入的营养素量，也可能是指机体吸收的营养素量。个体对某种营养素的需要量受年龄、性别、生理特点、劳动强度等多种因素的影响。群体的需要量是通过个体的需要量研究得到的，在任何一个人群内个体需要量都是处于一种分布状态。

（二）不同水平的营养素需要量

1. 基本需要量 基本需要量又称营养素最低需要量，是指维持身体正常生理功能所需要的营养素的最低量。满足这种需要，机体能够正常生长和繁育，临床上不会出现缺乏病的显著症状，但该种营养素在组织内储备很少或没有，故短期内膳食供给不足即可造成缺乏。

2. 储备需要量 储备需要量是指维持组织中储存一定水平的该营养素的需要量。这种储备可在必要时用来满足机体的基本需要，从而避免造成临床上可察知的功能损害。虽然一般认为保持营养素在体内适当的储存可满足机体在某些特殊情况下的需要，但究竟个体应储备多少量为宜还是尚未解决的问题。

3. 预防出现明显临床缺乏病的需要量 除上述两种水平的需要量外，出于实用目的对某些营养素还可以使用预防出现明显临床缺乏病的需要量，即预防临床能够察知的功能损害，不出现临床缺乏病的显著症状。此需要量是比基本需要量水平更低的需要量，低于这个需要量就会出现明显的临床缺乏病。

（三）平均需要量

平均需要量指群体中各个体营养素需要量的平均值。该摄入水平可以满足某一特定性别、年龄及生理状况群体中50%成员的需要，而不能满足另外50%的个体对该营养素的需要。EAR是制订RNI的基础，也可用于评价或计划群体的膳食摄入量，或判断个体某营养素摄入量不足的可能性。针对人群，EAR可以用于评估群体中摄入不足的发生率；针对个体，可以检查其摄入不足的可能性。EAR不能作为计划个体膳食的目标和推荐量。

二、推荐摄入量

相当于RDA，是可以满足某一特定性别、年龄及生理状况群体中绝大多数个体需要的营养素摄入水平，这里的绝大多数一般指97%～98%的个体。长期摄入RNI水平，可以满足身体对该营养素的需要，还能维持组织中有适当的储备和健康。RNI的主要用途是作为个体每日摄入该营养素的目标值和评价该营养素摄入是否充足的参考值，但在评价个体营养素摄入量方面的作用有限，当某个体的日常摄入量达到或超过RNI水平，则可认为该个体没有摄入不足的危险，但当个体的营养素摄入量低于RNI水平时，并不一定表明该个体未达到适宜营养状态。

RNI是以EAR为基础制订的。如果已知个体生理需要量，则可计算EAR和标准差，RNI定为EAR加两个标准差，即RNI=EAR+2*SD*。如果关于个体变异的资料不够充分，不能计算*SD*时，一般设EAR的变异系数为10%，这样RNI=EAR+20%EAR=1.2×EAR。

能量需要量，又称估计能量需要量（estimated energy requirement，EER）是指满足机体总能量消耗所需的能量，即满足基础代谢、身体活动、食物热效应等所消耗的能量，以及儿童期的生长发育、妊娠期的营养储备、哺乳期泌乳等所需要的能量。群体的能量推荐摄入量直接等同于该群体的能量EAR，而不是像蛋白质等营养素那样等于EAR加2*SD*。所以能量的推荐摄入量不用RNI表示，而直接使用EER来描述。

三、适宜摄入量

适宜摄入量是营养素的一个安全摄入水平，是通过观察或实验获得的健康人群某种营养素的摄入量，不是通过研究营养素的个体需要量计算出来的。在个体需要量的研究资料不足时，不能计算EAR，因而不能计算RNI，这时，可用AI来代替RNI。AI与RNI相似之处是二者都可用作个体摄入量的目标值，能够满足目标人群中几乎所有个体的需要。AI和RNI的区别在于AI的准确性远不如RNI，可能高于RNI，当健康个体摄入量达到AI时，出现营养缺乏的危险很小；如果摄入量超过AI，则有可能产生毒副作用，所以AI作为推荐标准时要比使用RNI更加注意。

四、可耐受最高摄入量

可耐受最高摄入量是指平均每日可以摄入营养素的最高量。此量对一般人群中的几乎所有个体都不至于造成损害。UL是日常摄入量的安全上限，并不是一个建议的摄入水平，对许多营养素来说还没有足够的资料来制订其UL，所以没有UL值并不意味着过多摄入这些营养素没有潜在的危险。UL主要用途是检查摄入量过高的可能，避免对机体造成危害，也可用于指导营养强化食品和膳食补充剂的安全消费。营养素摄入量在RNI和UL之间是安全的。当摄入量超过UL，进一步增加时，损害健康的危险性随之增大。但对大多数营养素而言，健康个体摄入量超过RNI或AI水平不会有更多的益处。

当日常摄入量为0时，发生营养缺乏的概率为100%。就是说如果一个人在一定时间内不摄入某种营养素就会发生该营养素缺乏病。随着摄入量的增加，摄入不足的概率相应降低，发生缺乏的危险性逐渐减小。当摄入量达到EAR水平时，发生营养素缺乏的概率为50%；摄入量达到RNI水平时，摄入不足的概率变得很小，也就是绝大多数的个体都没有发生缺乏症的危险。摄入量达到UL水平后，若再继续增加就可能开始出现毒副作用。所以，RNI 和 UL 之间是一个“安全摄入范围”，日常摄入量保持在这一范围内，发生缺乏和中毒的危险性都很小。

五、宏量营养素可接受范围

宏量营养素可接受范围是指为预防产能营养素缺乏，同时又降低慢性病风险而提出的每日摄入量的下限和上限。常用占总能量摄入量的百分比表示，如果个体的摄入量高于或低于推荐范围，可能引起必需营养素缺乏或罹患慢性病的风险增加。

六、预防非传染性慢性病的建议摄入量

预防非传染性慢性病的建议摄入量是指为预防非传染性慢性病而建议的必需营养素的每日摄入量。膳食营养素摄入量过高或过低导致的慢性疾病一般涉及肥胖、糖尿病、高血压、血脂异常、脑卒中、心肌梗死及某些癌症。PI-NCD 是以非传染性慢性病的一级预防为目标提出的，目前提出 PI 值的营养素有维生素 C、钾和钠。某些营养素的 PI 可能高于 RNI 或 AI，如维生素 C、钾等；而另一些营养素可能低于 AI，如钠。

七、特定建议值

特定建议值是为维持人体健康而对必需营养素以外的食物成分建议的每日摄入量。传统营养素以外的某些膳食成分，具有改善人体生理功能、预防慢性病的生物学作用，其中多数属于植物化合物。某些疾病易感人群膳食中某些生物活性成分的摄入量达到或接近这个建议水平时，有利于维护人体健康。

应当特别强调的是：DRI 是应用于健康人的膳食营养标准，它不是一种应用于患有急性或慢性病的人的营养治疗标准，也不是为患有营养缺乏病的人设计的营养补充标准。

自 测 题

一、A_1/A_2型题

1. 主要的产能营养素是
   A. 碳水化合物、脂类、蛋白质
   B. 维生素、蛋白质、矿物质
   C. 碳水化合物、维生素、蛋白质
   D. 脂肪、蛋白质、矿物质
   E. 矿物质、脂类、蛋白质
2. 《中国居民膳食指南（2022）》所指的老年人是指
   A. 60 岁以上的成年人
   B. 65 岁以上的成年人
   C. 70 岁以上的成年人
   D. 75 岁以上的成年人
   E. 80 岁以上的成年人
3. 膳食营养素参考摄入量包括
   A. EAR、PI、RNI、AI、RDA
   B. EAR、RNI、AI、AMDR、PI
   C. SPL、UL
   D. A、C 的总称
   E. B、C 的总称
4. 在 DRI 中，可以满足某一特定人群中 50%个体的需要量的摄入水平是
   A. EAR　　B. RNI
   C. AI　　D. UL
   E. SPL
5. 推荐摄入量可以满足某一特定人群中绝大多数个体的需要量，这里的绝大多数是
   A. 50%　　B. 70%
   C. 80%　　D. 95%
   E. 98%
6. 在 DRI 中，与 RNI 具有相同作用的摄入量指标是
   A. 平均需要量　　B. 推荐摄入量
   C. 适宜摄入量　　D. 可耐受最高摄入量
   E. 建议摄入量
7. 在 DRI 中，常用于指导营养强化食品和膳食补充剂的安全消费的是

A. 平均需要量　　B. 推荐摄入量
C. 适宜摄入量　　D. 可耐受最高摄入量
E. 建议摄入量

8. 对于平均需要量，下列表述正确的是
A. 这一摄入水平能够满足该群体中 50%的成员的需要，同时使另外 50%的个体对该营养素的需要超标
B. 这一摄入水平能够使该群体中 50%成员的需要超标，或不能满足另外 50%的个体对该营养素的需要
C. 这一摄入水平能够满足该群体中 50%的成员的需要，不能满足另外 50%的个体对该营养素的需要
D. 这一摄入水平能够满足该群体中 98%的成员的需要
E. 以上都不是

9. 对于推荐摄入量，下列表述正确的是
A. 这一摄入水平能够满足该群体中 98%的成员的需要，而另外 2%的个体对该营养素的需要超标
B. 这一摄入水平能够使该群体中 98%成员的需要超标，或不能满足另外 2%的个体对该营养素的需要
C. 长期摄入 RNI 水平，可以满足身体对该营养素的需要，保持健康和维持组织中有适当的储备
D. 这一摄入水平能够满足该群体中所有成员的需要
E. 以上都不是

10. 对于适宜摄入量，下列表述错误的是
A. 通过观察或实验获得的健康人群某种营养素的摄入量
B. 当某种营养素的个体需要量研究资料不足，没有办法计算出 EAR 时可以使用 AI
C. AI 的主要用途是作为个体营养素摄入量的目标
D. AI 的准确性远高于 RNI
E. AI 的值有可能高于 RNI

11. 对于可耐受最高摄入量，下列表述错误的是
A. 平均每日可以摄入该营养素的最高量
B. 这一摄入水平在生物学上一般是可以耐受的
C. 对一般人群中的几乎所有个体似乎都不至于损害健康
D. 表示达到这一水平可能有益
E. 英文缩写是 UL

二、A_3/A_4型题

（12、13 题共用题干）

王某，女，68 岁，退休教师，其女儿觉得妈妈应该吃点营养补充剂，于是给她买了番茄红素。

12. 番茄红素属于
A. 营养素　　B. 抗营养素
C. 有毒成分　　D. 植物化学物
E. 维生素

13. 如果产品说明书建议每天最多吃 1 粒（UL），王某觉得每天吃 2 粒效果会更好，可能的结果是
A. 安全　　B. 效果会减弱
C. 效果会更好　　D. 有可能出现毒副作用
E. 以上都不对

（赵　琼）

第2章 营养素和能量

案例2-1

李奶奶，72 岁，家住在一个小镇上，儿女外出打工，老伴去年去世了，目前一个人生活，生活能自理。由于没有亲人陪伴，李奶奶食欲下降，近期进食量减少，每日 1～2 餐，不爱吃肉，不爱喝奶。半年来，她体重下降近 5kg，目前身高 158cm，体重 44kg，前两天由于头晕而摔倒在院子里面，被邻居发现送急诊就医。

问题： 1. 李奶奶为什么会发生跌倒？

2. 请分析李奶奶存在哪些营养素缺乏问题？

3. 你应怎样给李奶奶做营养方面的指导？

第1节 蛋 白 质

蛋白质是人体必需的一类有机化合物，是一切生命的物质基础，也是人体必需营养素之一，主要由 C、H、O、N 等元素组成，生命的产生、存在和消亡都与蛋白质有关，没有蛋白质就没有生命。

一、蛋白质生理功能

1. 构成、更新和修复机体组织 蛋白质是构成机体组织、器官的重要成分，构成、更新和修复机体组织是蛋白质最重要的生理功能。正常成人体内蛋白质占体重的 16%～19%。细胞中除水分外，蛋白质约占人体固体成分的 45%，在细胞中可达细胞干重的 70%以上。体内蛋白质处于不断合成与分解的动态变化之中。食物蛋白质被人体消化吸收后，主要用于组织蛋白质的更新，维持组织蛋白质的动态平衡，正常成人每天约有 3%的蛋白质被更新。蛋白质还具有修复人体组织损伤，促进伤口愈合的作用。

2. 构成人体的生理活性物质，参与调节生理功能 蛋白质作为酶和激素，参与体内代谢和各种功能活动的调节，参与机体合成代谢和分解代谢，并在体内各种生物化学反应中发挥重要的催化作用；作为抗体和细胞因子参与免疫调节；作为载体（血红蛋白、脂蛋白和细胞膜上的受体、转运蛋白等）参与体内物质的输送；作为胶原蛋白构成机体的支架；作为肌球蛋白参与肌肉收缩；作为各种可溶性蛋白（白蛋白等）参与维持渗透压的平衡、体液平衡和酸碱平衡。

3. 提供能量 蛋白质在体内降解成氨基酸后，经脱氨基作用生成的 *α*-酮酸，可以直接或间接经三羧酸循环氧化分解，同时释放能量，是人体能量来源之一。1g 蛋白质在体内产生约 4kcal（16.7kJ）的能量。当机体能量供应严重不足，特别是碳水化合物严重不足时，蛋白质才被代谢分解，释放能量。当蛋白质摄入过多时，机体不能储存，多余的蛋白质会发生氧化分解产生能量。糖类和脂肪可以代替蛋白质供能，因此提供能量是蛋白质的次要功能。

4. 肽类的特殊生理功能 一些直接从肠道吸收入血的活性肽具有特殊的生理功能，如参与机体的免疫调节，促进矿物质吸收，降血压及清除自由基。

二、氨基酸与蛋白质互补作用

（一）氨基酸

氨基酸是构成蛋白质的基本单位，自然界中氨基酸有 300 多种，但构成人体蛋白质的氨基酸只有 20 种，分为必需氨基酸、条件必需氨基酸（也称半必需氨基酸）与非必需氨基酸三类。

1. 必需氨基酸（essential amino acid，EAA） 是指人体自身不能合成或合成速度不能满足人体需要，必须从食物中摄取的氨基酸。成人体内的必需氨基酸共有 8 种，分别是赖氨酸（Lys）、色氨酸（Trp）、苯丙氨酸（Phe）、甲硫氨酸（Met）、苏氨酸（Thr）、异亮氨酸（Ile）、亮氨酸（Leu）、缬氨酸（Val）。如果饮食中经常缺少以上必需氨基酸，可影响健康。另外，婴幼儿由于体内合成组氨酸的能力弱，故组氨酸也是婴幼儿的必需氨基酸。

2. 条件必需氨基酸 半胱氨酸（Cys）和酪氨酸（Tyr）在体内可分别由甲硫氨酸和苯丙氨酸合成，若膳食中能够直接提供这两种氨基酸，则人体对甲硫氨酸和苯丙氨酸的需要量分别降低 30%和 50%，因此，半胱氨酸和酪氨酸被称为条件必需氨基酸。

3. 非必需氨基酸 是指人体能自身合成，不需通过食物供给的氨基酸，这部分氨基酸在营养和代谢上的重要性与 EAA 相同，并非机体不需要，只是可由碳水化合物的代谢物或由 EAA 合成碳链，进一步由氨基转移反应引入氨基生成氨基酸。

4. 氨基酸模式 蛋白质中各种必需氨基酸的相互比例，即氨基酸构成比或相互比值叫做氨基酸模式，即根据蛋白质中必需氨基酸含量，以含量最少的色氨酸为 1 计算出的其他氨基酸的相应比值。凡蛋白质氨基酸模式与人体蛋白质氨基酸模式接近的食物，其必需氨基酸在体内的利用率就高，反之则低。例如，动物蛋白质中的鸡蛋蛋白质、奶类蛋白质、畜禽肉蛋白质、鱼肉蛋白质等，以及植物蛋白质中的大豆蛋白质的氨基酸模式与人体蛋白质氨基酸模式较接近，从而所含的必需氨基酸在体内的利用率就较高。其中鸡蛋蛋白质的氨基酸模式与人体蛋白质氨基酸模式最为接近，在比较食物蛋白质营养价值时常作为参考蛋白质（表 2-1）。

表 2-1 人体和几种食物蛋白质氨基酸模式

氨基酸	人体	全鸡蛋	牛奶	牛肉	大豆	面粉	大米
异亮氨酸	5.0	3.2	3.4	4.4	4.3	3.8	4.0
亮氨酸	9.8	5.1	6.8	6.8	5.7	6.4	6.3
赖氨酸	7.5	4.1	5.6	7.2	4.9	1.8	2.3
甲硫氨酸+半胱氨酸	3.7	3.4	2.4	3.2	1.2	2.8	2.3
苯丙氨酸+酪氨酸	6.3	5.5	7.3	6.2	3.2	7.2	3.8
苏氨酸	3.8	2.8	3.1	3.6	2.8	2.5	2.9
缬氨酸	6.5	3.9	4.6	4.6	3.2	3.8	4.8
色氨酸	1.0	1.0	1.0	1.0	1.0	1.0	1.0

5. 限制性氨基酸 食物蛋白质中一种或几种必需氨基酸含量相对较低，导致其他必需氨基酸在体内不能被充分利用而使蛋白质营养价值降低，这些含量相对较低的氨基酸称为限制性氨基酸。由于这些氨基酸的不足，限制了其他氨基酸的利用。其中，含量最低的称第一限制性氨基酸，其余依次称为第二、第三……限制性氨基酸（图 2-1）。谷类蛋白质中赖氨酸含量最少，因此谷类蛋白质

的第一限制性氨基酸是赖氨酸。

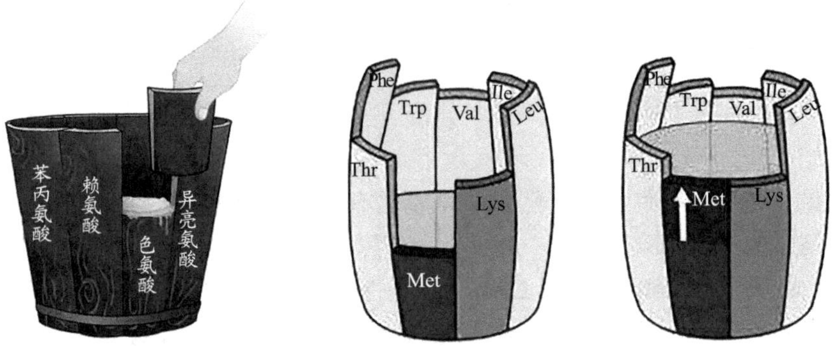

图 2-1 限制性氨基酸

（二）蛋白质互补作用

按蛋白质的营养价值可分为完全蛋白质、半完全蛋白质和不完全蛋白质。完全蛋白质所含必需氨基酸种类齐全、数量充足、比例适当，能较好地维持成人健康，如乳类中的酪蛋白、乳白蛋白，蛋类中的卵白蛋白、卵磷蛋白，肉类中的白蛋白、肌蛋白，大豆中的大豆蛋白等。半完全蛋白质所含必需氨基酸种类齐全，但有的数量不足，比例不适当，可以维持生命，但不能促进生长发育，如小麦中的麦胶蛋白含赖氨酸很少。不完全蛋白质所含必需氨基酸种类不全，既不能维持生命，也不能促进生长发育，如肉皮中的胶原蛋白、玉米中的玉米胶蛋白、豌豆中的豆球蛋白等。

由于各种食物蛋白质中必需氨基酸含量和比值不同，故可将富含某种必需氨基酸的食物与缺乏该种必需氨基酸的食物搭配食用，相互补充，从而提高蛋白质的生物学价值，这种现象称为蛋白质的互补作用。粮谷中赖氨酸含量低，与富含赖氨酸的大豆混合食用，也可明显提高蛋白质生物学价值。我们常见的五谷豆浆、米豆浆、八宝粥等也发挥了蛋白质的互补作用，营养价值提高，老年人可以食用。

三、氮平衡

人体内的蛋白质处于不断分解与合成的动态变化之中。氮平衡是指氮的摄入量与排出量之间的平衡状态。计算公式为：

氮平衡=摄入氮量−排出氮量

排出氮量=尿氮+粪氮+经皮肤排出的氮

氮平衡包括零氮平衡、正氮平衡和负氮平衡三种情况。一般通过测定每日食物中的含氮量（摄入氮量），以及从尿液、粪便、皮肤等途径排出的氮量（排出氮量）就可以了解氮平衡的状态，从而估计蛋白质在体内的代谢量和人体的生长、营养等情况。氮平衡常用于蛋白质代谢、机体蛋白质营养状况评价，以及蛋白质需要量的研究。

1. 零氮平衡 摄入氮量等于排出氮量为零氮平衡。这表明体内蛋白质的合成量和分解量处于动态平衡。一般营养正常的健康成人就属于这种情况。

2. 正氮平衡 摄入氮量大于排出氮量为正氮平衡。这表明体内蛋白质的合成量大于分解量。生长期的儿童少年，孕妇和恢复期的伤病员等就属于这种情况。所以，在这些人的饮食中，应该尽量多加些蛋白质含量丰富的食物。

3. 负氮平衡 摄入氮量小于排出氮量为负氮平衡，即氮的摄入量少于排泄物中的氮量。这表明体内蛋白质的合成量小于分解量。老年人、慢性消耗性疾病、组织创伤和饥饿等就属于这种情况。蛋白质摄入不足，就会导致身体消瘦，对疾病的抵抗力降低，患者的伤口难以愈合等。当糖类供给不足时，或处于病态、紧张状态时，都会影响机体的氮平衡。长期处于负氮平衡，容易引起蛋白质缺乏、体重减轻、机体抵抗力下降，应尽量避免和改善，老年人尤其要注意，应合理摄入蛋白质。

四、食物蛋白质营养价值评价

1. 食物蛋白质含量 食物中蛋白质含量的多少是评价该类食物蛋白质营养价值的前提和基础。食物中蛋白质的含量可用微量凯氏定氮法测定：先测定食物的含氮量，再乘以蛋白质换算系数 6.25，就可以得到食物中蛋白质含量。奶类一般含蛋白质 3%～3.5%，豆类及其制品蛋白质含量最高（一般在 20% 以上，大豆可达到 40%），动物性食物含蛋白质也很丰富（10%～20%），粮谷类蛋白质含量较低（6%～10%），蔬菜水果类蛋白质含量很少（1%～2%）。

2. 蛋白质消化率 蛋白质消化率是指食物中的蛋白质在胃肠道被消化酶分解吸收程度的指标。蛋白质消化率越高，蛋白质越容易分解为氨基酸，被吸收利用的可能性越大，营养价值也越高。计算公式为

$$蛋白质真消化率（\%）=（食物氮-粪氮-粪代谢氮）/食物氮\times100\%$$

粪代谢氮是指肠道内源氮，是指食物中未被消化吸收的氮，粪代谢氮是在试验对象完全不摄入蛋白质时粪中的含氮量。一般成人 24h 的粪代谢氮为 0.9～1.2g。实际应用中往往不考虑它，此时消化率称表观消化率，表观消化率比真消化率要低，具有一定安全性。

蛋白质消化率受许多因素的影响，如蛋白质的存在形式、结构、纤维素含量、烹饪加工方式、共同进食的食物等，以及人的全身状态、消化功能、精神情绪、饮食习惯、对食物的适应等因素。动物性食物消化率一般较高（90%以上），植物性食物由于膳食纤维的包裹，其消化率较低（80%以下）（表 2-2）。但食物加工可提高其消化率，如大豆整粒食用时，其消化率仅为 65.3%，而加工成豆腐后，消化率可提高到 90%以上。

表 2-2 几种食物蛋白质的消化率

食物	真消化率（%）	食物	真消化率（%）	食物	真消化率（%）
鸡蛋	97	大米	87	大豆粉	86
牛奶	95	面粉（精制）	96	菜豆（四季豆）	78
畜禽肉、鱼肉	94	燕麦	86	花生酱	95
玉米	85	小米	79	花生	94
大豆	78	黑小麦	90	混合膳食	96

3. 蛋白质利用率 是指食物中蛋白质经消化吸收后被机体利用的程度。测定蛋白质利用率的方法很多，常用的有如下几种。

（1）生物价（biological value，BV） 是指食物蛋白质在体内消化吸收后的储留氮量与吸收氮量的比值。生物学价值越高，表明其被机体利用的程度越好。计算公式为

$$生物价=储留氮/吸收氮\times100$$

$$吸收氮=食物氮-粪氮-粪代谢氮$$

$$储留氮=吸收氮-尿氮-尿内源性氮$$

BV 是评价食物蛋白质营养价值较常用的方法。必需氨基酸种类齐全、相互比例适宜，则蛋白质在体内利用程度高。通过食物搭配可充分发挥蛋白质互补作用，提高 BV。BV 对肝病、肾病患者的膳食

指导有意义。

（2）蛋白质净利用率（net protein utilization，NPU） 是指体内储留的蛋白质占摄入蛋白质的比例。它考虑了食物蛋白质的消化和利用两个方面，能更全面地反映该蛋白质的实际利用程度，可用生物价和消化率的乘积表示。

蛋白质净利用率（%）=消化率×生物价=储留氮/食物氮×100%

（3）氨基酸评分（amino acid score，AAS） 又称蛋白质化学评分，该法的基本步骤是将被测食物蛋白质的必需氨基酸组成与推荐的理想蛋白质或参考蛋白质氨基酸模式进行比较，计算公式为

AAS=被测蛋白质每克氮（或蛋白质）中氨基酸含量（mg）/理想模式或参考蛋白质中每克氮（或蛋白质）中氨基酸含量（mg）×100

比值较低的氨基酸即为限制性氨基酸。根据AAS由低到高，依次称为第一、第二和第三限制性氨基酸。AAS是目前广为应用的评价蛋白质营养价值的一种方法，不仅适用于单一食物蛋白质的评价，还可用于混合食物蛋白质的评价；既可明确蛋白质的限制性氨基酸，也可以看出其他氨基酸的不足。几种常见食物蛋白质质量详见表2-3。

表2-3 几种常见食物蛋白质质量

食物	BV	NPU	PER	AAS
全鸡蛋	94	84	3.92	1.06
全牛奶	87	82	3.09	0.98
鱼	83	81	4.55	1.00
牛肉	74	73	2.30	1.00
大豆	73	66	2.32	0.63
精制面粉	52	51	0.60	0.34
大米	63	63	2.16	0.59
土豆	67	60	—	0.48

注：PER为蛋白质功效比

五、老年人蛋白质缺乏与过量

1. 老年人蛋白质缺乏 老年人蛋白质的缺乏会伴随能量的缺乏，导致蛋白质-能量营养不良，表现为体重下降，皮下脂肪组织明显减少，皮肤干燥松弛，头发易脱落；双颊凹陷呈“猴腮”状，体弱无力，贫血，免疫和应激能力下降、记忆力减退等症状；同时蛋白质摄入不足会导致老年人肌肉减少，即肌肉衰减综合征，60岁及以上的老年人约有30%患有肌肉衰减综合征，80岁及以上人群则高达50%以上。

2. 老年人蛋白质过量 动物性蛋白质的摄入过多，易导致胆固醇增高，肝肾负担加重，同时增加了肾结石（主要为草酸钙）、骨质疏松、心脏疾病的发病风险，摄入蛋白质过多易增加患结肠癌、乳腺癌、肾癌、胰腺癌和前列腺癌的风险。

六、老年人蛋白质参考摄入量和食物来源

1. 老年人蛋白质参考摄入量 对于老年人蛋白质需要量有较大争议，部分原因是随着年龄的增长，老年人机体的个体差异远高于青年人。《中国居民膳食指南（2022）》建议一般老年人应平均每天摄入1.0～1.2g/kg体重的蛋白质，日常进行抗阻训练的老年人每天蛋白质的摄入量为1.2～1.5g/kg体重。膳食蛋白质或氨基酸补充剂可促进老年人蛋白质的合成，并增强身体机能。优质的蛋白质来源和氨基酸的

补充可促进老年人对蛋白质的吸收，要求蛋白质供给中有一半来自优质蛋白。

2. 食物来源 蛋白质广泛存在于动植物性食物中。动物性蛋白质质量好、利用率高，但同时富含饱和脂肪酸和胆固醇，而植物性蛋白利用率较低。因此，注意蛋白质互补，适当进行搭配是非常重要的。牛奶是优质蛋白质的重要食物来源，一般老年人的奶及奶制品摄入量与普通人群接近，高龄老年人的奶及奶制品摄入量应高于普通人群，但由于老年人的消化能力下降，容易出现乳糖不耐受，可选择饮用无乳糖牛奶；也可以选择针对老年人骨骼、血糖、心脑血管等健康需求来进行营养强化的奶粉。建议老年人多食优质蛋白，即来自动物性食品和豆类食品的蛋白质，大豆可提供丰富的优质蛋白质，其对人体健康的益处也越来越被认可；另外可以选食蛋类、鱼肉、瘦肉等。

第2节 脂　　类

脂类是脂肪和类脂的总称，不溶于水，可溶于有机溶剂，大多数脂类的化学本质是脂肪酸和醇所形成的酯类及其衍生物。脂类的元素组成主要是碳、氢、氧，有些还含有氮、磷及硫。食物中的脂类，95%是甘油三酯，5%是其他脂类。

一、脂类的分类

1. 脂肪 是由C、H、O三种元素组成的有机化合物，由1分子的甘油和3分子的脂肪酸组成，又称三酰甘油（甘油三酯）。三酰甘油是体内重要的储能和供能物质，约占体内脂类总量的95%，来自动物性食物的三酰甘油由于碳链长、饱和程度高，熔点高，常温下呈固态，故称为脂；来自植物性食物中的三酰甘油由于不饱和程度高，熔点低，常温下呈液态，故称为油。

2. 类脂 包括磷脂、糖脂、固醇类等，是细胞膜、机体组织器官，尤其是神经组织的重要组成成分。

（1）磷脂　是指含有磷酸基团的类脂，是构成生物膜的重要成分和结构基础。磷脂包括甘油磷脂和鞘磷脂两类。甘油磷脂存在于各种组织和血浆，它是构成细胞膜的物质并与机体的脂肪运输有关。常见的甘油磷脂为卵磷脂，卵磷脂在体内的脑组织、神经组织、骨髓及肝中含量特别高。鞘磷脂在高等动物的脑髓鞘和红细胞中特别丰富，也存在于许多植物种子中。人体含量最多的鞘磷脂为神经鞘磷脂。

（2）糖脂　包括脑苷脂类和神经苷脂，也是构成细胞膜所必需的。

（3）固醇类　常见的固醇有动物组织中的胆固醇和植物组织中的谷固醇。胆固醇是细胞膜的重要成分，也是人体内许多重要活性物质的合成原料，如胆汁、性激素和肾上腺皮质激素等，它还可以转变成维生素D促进人体钙吸收，人体内胆固醇来源有内源性和外源性两种，内源性即在体内由肝和小肠细胞合成的胆固醇；外源性即来源于动物性食物（脑、内脏和蛋黄等）的胆固醇。

二、脂类的生理功能

1. 脂肪的生理功能

（1）储存和提供能量　脂肪占正常成年人体重的10%～30%（男性10%～20%，女性20%～30%），脂肪在三大营养素中产能最高，1g脂肪在体内氧化产生9kcal（37.7kJ）的能量，人体正常生命活动能量消耗的20%～30%是由脂肪提供的。另外，脂肪也是人体内主要的储能物质，当人体需要时，可释放能量用于代谢。

（2）提供必需脂肪酸　必需脂肪酸亚油酸（*n*-6）和*α*-亚麻酸（*n*-3）必须靠膳食脂肪提供，必需脂肪酸的衍生物具有多种生理功能。

（3）促进脂溶性维生素的吸收　脂肪是脂溶性维生素的良好载体，食用油是脂溶性维生素的重要来源之一，这些油脂不仅含有丰富的脂溶性维生素，而且还有利于脂溶性维生素的吸收。例如，动物肝脏脂肪含丰富的维生素 A，麦胚油富含维生素 E。脂肪可刺激胆汁分泌，协助脂溶性维生素吸收和利用。

（4）促进食欲及增加饱腹感　烹调时使用油脂，可增加食物的色、香、味，促进食欲。膳食中油脂多，可延长胃排空时间，增加饱腹感。

（5）保温及润滑作用　皮下脂肪不易传热，故能防止散热，可维持体温恒定，还有抵御寒冷的作用。另外，脂肪组织较为柔软，存在于器官组织间，使器官与器官间减少摩擦，保护机体免受损伤。

（6）节约蛋白质作用　充足的脂肪可保护体内蛋白质不被用来作为能源物质，而使其有效地发挥生理功能，脂肪的这种功能被称为节约蛋白质作用。

（7）脂肪组织内分泌功能　现已发现的由脂肪组织所分泌的因子有瘦素、肿瘤坏死因子-α、白细胞介素-6、白细胞介素-8、雌激素、胰岛素样生长因子-1、胰岛素样生长因子结合蛋白 3、脂联素及抵抗素等。这些脂肪组织来源的因子参与机体的代谢、免疫、生长发育等生理过程。

2. 类脂的生理功能

（1）维持生物膜的结构与功能　磷脂构成生物膜如细胞膜、内质网膜、线粒体膜、核膜、神经髓鞘膜的基本骨架。卵磷脂是细胞膜的主要结构脂，也是体内胆碱的储存形式。鞘磷脂和鞘糖脂不仅是生物膜的重要组分，还参与细胞识别和信息传递。人类红细胞膜 20%～30%为神经鞘磷脂。膜结构和功能的改变，可导致线粒体肿胀、细胞膜通透性改变，引起湿疹、鳞屑样皮炎，膜的脆性增加而致红细胞破裂和溶血。

（2）参与脑和神经组织的构成　磷脂是脑和神经组织的结构脂，约占脑组织干重的 25%，胆固醇作为神经纤维的重要绝缘体富含于神经髓鞘中，其生物学作用是防止神经冲动从一条神经纤维向其他神经纤维扩散，故是神经冲动定向传导的结构基础，使脑机能活化，预防老年性痴呆。

（3）运输脂肪　磷脂与蛋白质结合形成的脂蛋白，通过血液运输脂类至身体各组织器官加以利用。胆固醇与必需脂肪酸或其衍生物结合形成胆固醇酯，在体内运输代谢。例如，脂类及其衍生物在体内运输发生障碍，则沉积于血管壁导致动脉粥样硬化。

（4）合成维生素和激素的前体　胆固醇是体内合成维生素 D 及胆汁酸的前体，维生素 D 调节钙磷代谢，胆汁酸能乳化脂类使之与消化酶混合，是脂类和脂溶性维生素消化与吸收的必需条件。胆固醇在体内还可以转变成多种激素，包括影响蛋白质、糖类和脂类代谢的皮质醇，与水和电解质体内代谢有关的醛固酮，以及性激素睾酮和雌二醇等。

三、脂肪酸的分类及功能

脂肪酸是脂类的重要结构组分，脂肪酸是具有甲基端（—CH_3）和羧基端（—COOH）的碳氢链，大多数脂肪酸含有排列成一条直链的偶数碳原子。目前已知存在于自然界的脂肪酸有 40 多种。

1. 脂肪酸的分类

（1）按饱和程度分类　脂肪酸可分为饱和脂肪酸（saturated fatty acid，SFA）和不饱和脂肪酸（unsaturated fatty acid，USFA）。饱和脂肪酸的碳链中没有不饱和双键；不饱和脂肪酸含有一个或多个不饱和双键。根据不饱和双键的数量可将含有一个不饱和双键的脂肪酸称为单不饱和脂肪酸（monounsaturated fatty acid，MUFA），含有两个及以上不饱和双键的脂肪酸称为多不饱和脂肪酸（polyunsaturated fatty acid，PUFA）。最多见的单不饱和脂肪酸是油酸，膳食中最主要的多不饱和脂肪酸为亚油酸和 *α*-亚麻酸，主要存在于植物油中。SFA 可显著升高血清总胆固醇和低密度脂蛋白的水平。USFA 能保持细胞膜的相对流动性，以保证细胞的正常生理功能，使胆固醇酯化，合成人体内前列腺素和凝血噁烷的前体物质，促进血小板凝聚和平滑肌收缩，降低血液黏稠度，改善血液微循环，提高脑细胞的活性，增强记忆力和思维能力。MUFA 可降低血胆固醇、三酰甘油、低密度脂蛋白胆固醇水平，升高高密度脂蛋白胆固醇水平；PUFA 可降低血清总胆固醇和低密度脂蛋白胆固醇水平，但不升高高密度脂蛋白胆固醇水平，过多摄入会产生脂质过氧化反应。

（2）按碳链长短分类 可分为：长链脂肪酸（long chain fatty acid，LCFA），含14～24碳；中链脂肪酸（medium chain fatty acid，MCFA），含6～12碳；短链脂肪酸（short chain fatty acid，SCFA），含6碳以下。

1）长链脂肪酸：人体血液和各种组织中的脂肪酸主要是各种长链脂肪酸。脂肪组织中含有各种长度的脂肪酸。在大脑和一些特殊组织中还含有一些极长链脂肪酸，如视网膜和精子。食物中主要以十八碳脂肪酸为主，并且具有重要的营养学价值，如必需脂肪酸。

2）中链脂肪酸：可直接与甘油酯化形成三酰甘油，不需要胆汁乳化，可直接被小肠吸收，吸收后无须形成乳糜微粒，可由门静脉直接进入肝脏，并在细胞内可快速氧化产生能量；常用于特殊食品生产（如运动员食品）和临床上特殊疾病饮食治疗（如用来治疗高脂蛋白血症、急性和慢性肾功能不全等）。但是，中链脂肪酸不可过量使用，MCFA 可很快被氧化产生较多的酮体，引起恶心、面部潮红、血栓性静脉炎、脑电图改变等；糖尿病、酮中毒、酸中毒及肝硬化等患者也不宜大量使用。

3）短链脂肪酸：主要包括乙酸、丙酸、丁酸等。人体内的短链脂肪酸主要来源于食物中膳食纤维、抗性淀粉、低聚糖和糖醇等在结肠内被肠道微生物发酵的产物。短链脂肪酸主要生理功能包括：①为机体提供能量；②促进细胞膜脂类物质合成；③预防和治疗溃疡性结肠炎；④预防结肠肿瘤；⑤对内源性胆固醇的合成有抑制作用。

（3）按脂肪酸空间结构分类 可分为顺式脂肪酸和反式脂肪酸。在自然状态下，大多数的不饱和脂肪酸为顺式脂肪酸，只有少数是反式脂肪酸。反式脂肪酸的含量一般随植物油的氢化程度而增加，有研究发现反式脂肪酸可升高低密度脂蛋白胆固醇（low-density lipoprotein cholesterol，LDL-C），降低高密度脂蛋白胆固醇（high-density lipoprotein cholesterol，HDL-C）水平，从而增加冠心病的风险；人造奶油、蛋糕、饼干、油炸食品、乳酪产品等食品是反式脂肪酸的主要来源。《中国居民膳食营养素参考摄入量（2013版）》将我国2岁以上儿童及成人膳食中来源于食品工业加工产生的反式脂肪酸的UL定为小于总能量的1%，大致相当于2g。

2. 必需脂肪酸与其他多不饱和脂肪酸 脂肪酸结构不同，所具有的功能也不同。必需脂肪酸和其他多不饱和脂肪酸是两类重要的脂肪酸，在人体内发挥着特殊的营养学作用。

（1）必需脂肪酸定义和分类 必需脂肪酸（essential fatty acid，EFA）是人体不可缺少而自身不能合成，必须通过食物供给的多不饱和脂肪酸。EFA 有亚油酸和 *α*-亚麻酸。

（2）必需脂肪酸生理功能

1）必需脂肪酸是组织细胞的组成成分，参与细胞膜及细胞器磷脂的合成。当缺乏时可导致线粒体肿胀，细胞膜结构和功能改变，膜通透性和脆性增加。皮肤细胞膜对水通透性增加可发生鳞屑样皮炎、湿疹，红细胞脆性增加，易于破裂造成溶血。

2）合成前列腺素的前体，合成花生四烯酸的主要原料为必需脂肪酸，而花生四烯酸则是人体合成前列腺素的前体，前列腺素存在于许多器官中，有使血管扩张和收缩，影响神经传导，影响肾脏对水的排泄，影响睡眠的调节，调节疼痛，调节血压、血脂、血栓的形成等多种生理功能。

3）参与胆固醇代谢，胆固醇必须与必需脂肪酸结合才能在动物体内运转；若缺乏必需脂肪酸，胆固醇将完全与饱和脂肪酸形成难溶性胆固醇脂，从而影响胆固醇正常转化而导致动物机体代谢异常。

4）必需脂肪酸对X射线引起的皮肤损害有保护作用。缺乏时皮肤易发生放射线照射性损伤。

5）*α*-亚麻酸与动物的视力、脑发育和行为发育有关。*α*-亚麻酸可衍生为二十二碳六烯酸（docosahexaenoic acid，DHA），DHA 是视网膜光受体中最丰富的多不饱和脂肪酸，为维持视紫红质正常功能所必需。

（3）其他多不饱和脂肪酸

1）*n*-6 系列多不饱和脂肪酸：亚油酸和花生四烯酸是 *n*-6 系列多不饱和脂肪酸中重要的脂肪酸，对于哺乳动物来说是必需的。这类脂肪酸完全来自植物，主要是植物油。*n*-6 系列多不饱和脂肪酸可调节血脂和参与磷脂组成，其中花生四烯酸还是形成类花生烷酸的重要前体物质，花生四烯酸缺乏时皮肤易感染、伤口愈合减慢。此外，*n*-6 系列多不饱和脂肪酸还具有促进生长、发育和妊娠作用。

2）*n*-3 系列多不饱和脂肪酸：*α*-亚麻酸是 *n*-3 系列脂肪酸的母体。它的碳链能被延长为更长链的多不饱和脂肪酸，如二十碳五烯酸（eicosapentaenoic acid，EPA）和 DHA。植物油（含有亚麻酸）和鱼油（主要包含 EPA、DHA）是 *n*-3 系列多不饱和脂肪酸的主要来源。其中，DHA（$C_{22:6}$，*n*-3）是视网膜光受体中最丰富的多不饱和脂肪酸，是维持视紫红质正常功能所必需的。同时，DHA 还具有促大脑发育的作用。EPA 具有降低胆固醇和三酰甘油的作用，降低血液黏度，预防动脉粥样硬化等心血管疾病。此外，*n*-3 系列脂肪酸在冠心病、高血压、关节炎、其他炎症性和自身免疫性疾病及肿瘤防治中具有一定生物活性。

四、脂类营养价值评价

1. 脂肪的消化率 食物脂肪的消化率与其熔点密切相关。熔点低于体温的脂肪消化率可高达 97%～98%；熔点高于体温的脂肪消化率约 90%；熔点高于 50℃的脂肪较难消化，多见于动物脂肪。含不饱和脂肪酸和短链脂肪酸越多的脂肪，熔点越低，越容易消化，多见于植物脂肪。一般植物脂肪的消化率要高于动物脂肪。

2. 必需脂肪酸含量 一般植物油中亚油酸和 *α*-亚麻酸含量高于动物脂肪，其营养价值优于动物脂肪。但椰子油中亚油酸含量很低，其不饱和脂肪酸含量也少。

3. 各种脂肪酸比例 机体对饱和脂肪酸、单不饱和脂肪酸和多不饱和脂肪酸的需要不仅要有一定的数量，还应有一定的比例。有研究推荐饱和脂肪酸、单不饱和脂肪酸、多不饱和脂肪酸的比例应为 1∶1∶1；日本学者则建议比例为 3∶4∶3 更适宜。所以三者之间的适宜比例仍需要进一步的研究。

4. 脂溶性维生素含量 脂溶性维生素含量高的脂类其营养价值也高。植物油中富含维生素 E，特别是谷类种子的胚油（如麦胚油）维生素 E 的含量非常丰富。动物皮下脂肪几乎不含维生素，而器官脂肪如肝脏脂肪中含有丰富的维生素 A、维生素 D，某些海产鱼肝脏脂肪中维生素 A、维生素 D 含量更高。

五、老年人脂类缺乏与过量

1. 老年人脂类缺乏 老年人体内脂肪若长期供给不足，会发生营养不良和各种脂溶性维生素缺乏症，特别是危及皮肤健康的维生素 A 缺乏症。同时脂肪长期摄入不足会导致必需脂肪酸缺乏，从而导致皮肤角化不全、皮肤损伤（出现皮炎、湿疹、脱屑、伤口愈合障碍等）、对疾病抵抗力减弱、心肌收缩力降低、血小板聚集能力增强，以及中枢神经系统功能异常、眼及视网膜病变、肾脏、肝脏等方面的多种疾病。*n*-3PUFA 缺乏可引起血脂水平异常、慢性炎症反应，增加心血管疾病、糖尿病、癌症等疾病的发病风险。

2. 老年人脂类过量 脂肪摄入量过高，尤其是饱和脂肪酸摄入量高，是导致血胆固醇、三酰甘油和 LDL-C 升高的主要原因。动脉粥样硬化的形成，主要是由于血浆中胆固醇过多，沉积在大、中动脉内膜上所致。如同时伴有动脉壁损伤，或胆固醇运转障碍，则易在动脉内膜生成脂斑层，继续发展，即可使动脉管腔狭窄，形成动脉粥样硬化，增加了患冠心病的风险。糖类食品摄入过量，也会在体内转变为脂肪，引起肥胖，肥胖是导致一些慢性病的重要危险因素。肥胖者糖尿病患病率比体重正常者高 3～5 倍。肥胖者糖耐量显著低于体重正常者，约达到 15.9%。所以，控制体重，减少肥胖，是预防慢性疾病的重要环节。

六、老年人脂类参考摄入量和食物来源

1. 老年人脂类参考摄入量 老年人脂肪摄入量占总能量的 20%～30%为宜。中国营养学会推荐我国老年人 *n*-6PUFA 的 AI 为 4%E，AMDR 为 2.5%E～9%E。*n*-3 的 EPA+DHA 的 AMDR 定为 0.25～2g/d。不设定我国成人、老年人及 2～17 岁儿童青少年 MUFA 的 AMDR，仅提出原则，即在控制总脂肪

供能<30%，饱和脂肪酸在<10%E 或<8%E，满足 *n*-6PUFA、*n*-3PUFA 适宜摄入量前提下，其余膳食脂肪供能由 MUFA 提供。建议反式脂肪酸的 UL 为<1%E。老年人脂肪摄入量一般应控制在每日每千克体重 1g 以下，2016 年中国营养学会取消了胆固醇的上限，但有慢性病的老年人还是应适当控制。

2. 老年人脂类食物来源 膳食中脂类的主要来源是动物脂肪组织、肉类和油料植物种子或植物油，动物脂肪中 SFA 和 MUFA 含量较多，而 PUFA 含量较少。海生动物富含 USFA。植物主要含 USFA。胆固醇只存在于动物性食物中。老年人胆汁分泌量减少，脂酶活性降低，脂肪代谢减慢。因此，一般而言，脂肪在老年人体内不会缺少。因此，老年人在平时应尽量多食用富含不饱和脂肪酸的植物油，如花生油、豆油、菜籽油等，而少吃猪油等动物性脂肪（表 2-4）。

表 2-4 部分食物的脂肪含量

食物名称	脂肪含量（g/100g）	食物名称	脂肪含量（g/100g）
猪肉（肥）	88.6	鸡腿	7.2
猪肉（瘦）	6.2	鸭	19.7
猪肉（后臀尖）	30.8	草鱼	5.2
猪肉（后肘）	28.0	带鱼（切段）	4.2
猪肉（里脊）	7.9	黄鱼（大黄花鱼）	2.5
猪蹄	18.8	海鳗	5.0
猪肝	4.7	鲤鱼	4.1
猪大肠	18.7	鸡蛋	8.6
牛肉（后腿）	2.0	鸡蛋黄	28.2
羊肉（后腿）	3.2	鸭蛋	13.0
鹌鹑	3.1	核桃（干）	58.8
鸡	6.7	花生（炒）	48.0
鸡翅	11.5	葵花籽（炒）	52.8

第 3 节 碳水化合物

碳水化合物是由碳、氢、氧三种元素组成的有机化合物，碳水化合物是人类膳食能量的主要来源，对人类营养有着重要作用。

一、碳水化合物分类

根据碳水化合物的聚合度，膳食中主要碳水化合物可分为糖、寡糖和多糖三类，分类见表 2-5。

表 2-5 主要的膳食碳水化合物分类和组成

分类（DP）	亚组	组成
糖（1～2 个单糖）	单糖	葡萄糖，半乳糖，果糖
	双糖	蔗糖，乳糖，麦芽糖，海藻糖
	糖醇	山梨醇，甘露醇

续表

分类（DP）	亚组	组成
寡糖（3～9个单糖）	异麦芽低聚寡糖	麦芽糊精
	其他寡糖	
多糖（≥10个单糖）	淀粉	直链淀粉，支链淀粉，变性淀粉
	非淀粉多糖	纤维素，半纤维素，果胶，亲水胶质物

1. 糖 包括单糖、双糖和糖醇。

（1）单糖 是不能被水解的最简单的碳水化合物，通常结构上是由3～7个碳原子构成。食物中主要的单糖有葡萄糖、半乳糖、果糖。单糖是体内糖的运输和利用形式，食物中各种糖类都必须水解成单糖才能被机体吸收利用。

1）葡萄糖：是细胞用来产生能量的主要碳水化合物，是大脑主要的能量来源。

2）半乳糖：由乳糖分解而来，是白色结晶，具有甜味，在人体内转变成肝糖原后被利用。

3）果糖：也是动物体易于吸收的单糖，如蜂蜜就含有大量的果糖。在糖类中果糖最甜，其甜度是蔗糖的1.2～1.5倍。食品中的果糖在人体内转变为肝糖，然后再分解为葡萄糖。

（2）双糖 是由两个单糖分子缩合失去一分子水形成的化合物，双糖不能直接被人体所吸收，必须经过酸或酶的水解作用生成单糖后方能被人体所吸收，天然食物中主要的双糖有蔗糖、麦芽糖、乳糖、海藻糖。

1）蔗糖：由一分子葡萄糖和一分子果糖失去一分子水缩合而成，无还原性，广泛存在于植物的叶、花、根、茎、种子、果实中，甘蔗、甜菜中含量最多。

2）麦芽糖：主要来自淀粉水解，由两分子葡萄糖构成，无还原性，食用的麦芽糖主要由淀粉经酶的作用分解生成。

3）乳糖：是仅存在于乳品中的双糖，它由葡萄糖和β-半乳糖结合，有还原性。乳糖不耐受是指由于体内缺乏乳糖酶，乳类（牛奶、羊奶等）中的乳糖不能充分被分解，部分乳糖可从小肠直接进入大肠。在肠道内，乳糖经细菌分解而引起发酵、水解，从而出现腹胀、肠鸣、腹泻等代谢紊乱症状。

4）海藻糖：由两分子葡萄糖组成，存在于真菌及细菌中，如食用蘑菇中含量较多。

（3）糖醇 是糖的衍生物，是单糖还原后的产物，广泛存在于生物界特别是植物中。因为糖醇的代谢不需要胰岛素，常用于糖尿病患者膳食。目前常使用的有甘露醇、麦芽糖醇、乳糖醇、木糖醇和混合糖醇等。

2. 寡糖 又称低聚糖，是由3～9个单糖分子通过糖苷键构成的聚合物，根据糖苷键的不同而有不同名称。目前已知的几种重要的功能性低聚糖如低聚果糖、异麦芽低聚糖、低聚木糖及大豆低聚糖等，具有改善肠道功能、增强机体免疫力、预防疾病、预防龋齿、生成并改善营养素吸收的作用。

3. 多糖 是由10个或以上单糖分子通过1,4-或1,6-糖苷键相连而成的聚合物。重要的多糖如糖原、淀粉、纤维素，均由葡萄糖分子构成，可水解成单糖残基数不等的片段，最后水解成为单糖。临床运用的多糖有植物多糖，如香菇多糖、枸杞多糖、黄芪多糖、灵芝多糖等，有调节免疫功能、抑制肿瘤、降低血糖、延缓衰老、抗疲劳、抗辐射、抗菌抗病毒及保肝等作用，对老年人防病治病起到了很好的调节作用。

二、碳水化合物生理功能

1. 提供能量 碳水化合物是人体最主要、最经济的供能营养素，在体内被消化吸收后，可迅速为机体氧化供能。1g糖类在体内氧化可产生4kcal（16.7kJ）的能量。我国居民膳食中60%以上的能量来源于碳水化合物。

2. 构成人体组织及生理活性物质 碳水化合物是构成机体组织的重要物质，并参与细胞的组成和多种活动。每个细胞都有碳水化合物，其含量为 2%～10%，主要以糖脂、糖蛋白和蛋白多糖的形式存在，分布在细胞膜、细胞器膜、细胞质及细胞间基质中。核糖和脱氧核糖参与构成遗传物质。另外，糖蛋白也是抗体、酶及激素的构成成分。

3. 节约蛋白质作用和抗生酮作用 碳水化合物在体内充足时，首先利用它供给能量，从而减少蛋白质的消耗，使蛋白质发挥正常的生理功能，即节约蛋白质作用。脂肪如果不能彻底氧化，会产生酮体，酮体在体内积存过多，即可引起酮症酸中毒。因此供给体内充足的糖类，可防止脂肪氧化不全而造成酮体堆积，即起到抗生酮作用。

4. 维持神经系统正常功能 正常生理情况下，中枢神经系统主要依赖糖类供能，葡萄糖是脑细胞唯一可以利用的能量形式，缺乏糖类会影响脑细胞的代谢。

5. 保肝解毒作用 经糖醛酸途径生成的葡萄糖醛酸，是体内一种重要的结合解毒剂，在肝脏中能与许多有害物质如细菌毒素、乙醇（酒精）、砷等结合，以消除或减轻这些物质的毒性或生物活性，从而起到解毒作用。当肝糖原不足时，肝对有害物质（乙醇和砷等）的解毒作用明显下降，因此碳水化合物具有一定的保肝解毒的作用，其解毒作用的大小和肝糖原的数量有明显关系。

6. 调节血糖作用 糖原是动物体内糖类的储存形式，机体通过对糖原的合成和分解，使体内的血糖保持在正常范围。

三、膳食纤维

膳食纤维是植物的可食部分，虽不能被人体小肠消化吸收，但对人体健康有意义。

1. 膳食纤维分类 膳食纤维根据水溶性不同，可分为水溶性膳食纤维和非水溶性膳食纤维。水溶性膳食纤维包括果胶和树胶。果胶是不可消化的多糖，多存在于水果、蔬菜的软组织中。非水溶性膳食纤维包括纤维素、半纤维素和木质素，存在于植物细胞壁中。谷物的麸皮、全谷粒、干豆、干蔬菜和坚果等食物中含有较多的非水溶性膳食纤维。

2. 膳食纤维生理功能 膳食纤维不仅本身具有重要的功能，在肠道微生物作用下发酵所产生的短链脂肪酸也有着广泛促进健康的作用。

（1）增加饱腹感 膳食纤维进入消化道内，在胃中吸水膨胀，增加胃内容物的容积，而可溶性膳食纤维黏度高，使胃排空速率减缓，延缓胃中内容物进入小肠的速度，同时使人产生饱腹感，从而有利于糖尿病和肥胖症患者减少进食量。

（2）促进排便 膳食纤维可被结肠细菌发酵产生短链脂肪酸和气体，刺激肠黏膜，从而促进粪便排泄；还可增加粪便含水量，减少粪便硬度，利于排便。

（3）降低血糖和血胆固醇膳食 膳食纤维可以减少小肠对糖类的吸收，使血糖不至于因进食而快速升高，因此也可减少体内胰岛素的释放，各种膳食纤维因可吸附胆酸，使脂肪、胆固醇等吸收率下降，也可起到降血脂的作用。

（4）改变肠道菌群 进入大肠的膳食纤维能部分地、选择性地被肠内细菌分解与发酵，所产生的短链脂肪酸可降低肠道 pH，从而改变肠内微生物菌群的构成与代谢，诱导益生菌大量繁殖，对改善肠道功能有重要意义。

四、血糖生成指数与血糖负荷

1. 血糖生成指数 食物血糖生成指数（glycemic index，GI）简称生糖指数，是反映食物引起人体血糖升高程度的指标。GI 反映食物被消化吸收后升高血糖的程度，GI 高的食物或膳食，进入胃肠后消化快、吸收完全，葡萄糖迅速进入血液，葡萄糖进入血液后峰值高，血糖升高；GI 低的食物或膳食，在胃肠内停留时间长，释放缓慢，葡萄糖进入血液后峰值低，下降速度慢。

食物生糖指数可作为糖尿病患者选择糖类食物的参考依据，也可广泛用于高血压等慢性病患者和肥胖者的膳食管理、运动员膳食管理、开展居民营养教育等。

2. 血糖负荷 血糖负荷（glycemic load，GL）是在GI的基础上提出的，用来评价某种食物摄入量对人体血糖影响的幅度。GL与GI结合使用，可反映特定食品的一般摄入量中所含可消化碳水化合物的数量和质量，因此更接近实际。

血糖负荷是帮助保持身体健康的有用指标。体重控制是避免心脏病和其他与日常饮食有关疾病的重要因素。通过吃低血糖负荷食品可以更好地控制碳水化合物摄入量，并有助于成功控制体重。

了解某些食品的血糖负荷对预防2型糖尿病也很有好处。在摄入高血糖负荷食品时，就会导致血糖水平急剧提高。在血糖频繁和持续升高的情况下，发展成2型糖尿病的风险就会增加。而对于已经诊断出糖尿病的患者来说，血糖负荷也是一种选择适当食品避免血糖升高的有用工具。

五、老年人碳水化合物缺乏与过量

1. 老年人碳水化合物缺乏 在饥饿、禁食或某些病理状态下容易导致老年人碳水化合物缺乏，易导致酮症酸中毒、低血糖等症状。日常利用低碳水化合物膳食减肥的人群，可观察到呕吐、便秘和口臭等症状。

2. 老年人碳水化合物过量 碳水化合物的摄入量对血脂、低密度脂蛋白胆固醇浓度有明显影响。过量的碳水化合物摄入可引起机体碳水化合物氧化率增加。老年人长期摄入高碳水化合物可对糖尿病发生和发展产生不利影响。有干预实验的数据表明，增加碳水化合物的摄入量代替代脂肪时，能引起血浆高密度脂蛋白胆固醇下降和血浆甘油三酯水平升高。

六、老年人碳水化合物的参考摄入量和食物来源

1. 老年人碳水化合物的参考摄入量 碳水化合物是人体最重要的能源物质，能为人体提供大约70%的能量。老年人胰岛素对血糖的调节作用减弱，糖耐量低，故有血糖升高趋势。老年人应控制糖果、精制甜点心摄入量，一般认为每天摄入蔗糖量不应超过30～50g。碳水化合物主要来源为淀粉，大部分可从粮食、薯类中获取；其次也可食用一些含果糖多的食物，如各种水果、蜂蜜、果酱等。碳水化合物的摄入量一般应占总热量的50%～65%。

适量的膳食纤维摄入可刺激肠蠕动，能有效地防治老年性便秘。同时膳食纤维还有助于防治高血脂、胆石症、结肠癌及降血糖等。因此，老年人的膳食要注意摄入足够的膳食纤维，在每日膳食中膳食纤维不少于25g。

2. 老年人碳水化合物食物来源 膳食中的主食如谷类、薯类等都富含碳水化合物，因此，老年人一般不会缺乏。但是老年人由于激素分泌减少，器官功能减退，如胰岛素分泌量减少且随血糖的调节能力低，容易出现血糖升高。因此，在碳水化合物的摄入中，应该适量减少糖、甜食等含糖量高的食品，多吃新鲜蔬菜水果；另外选用粗粮而不是精加工过的大米等，将会更有利于老年人对营养素的吸收利用。

第4节 能　　量

能量是维持生命活动的必要条件。人体通过摄取食物中的产能营养素（包括碳水化合物、脂肪和蛋白质）来获取能量，以维持机体的代谢、神经传导、呼吸、循环及肌肉收缩等各种生理功能和生命活动。

一、能量单位及能量系数

1. 能量单位 国际通用的能量单位是焦耳（J）、千焦耳（kJ）或兆焦耳（MJ）。营养学领域常使用的能量单位是卡（cal）和千卡（kcal）。能量单位换算关系如下：1kJ=0.239kcal，1kcal=4.184kJ。

2. 能量系数 每克碳水化合物、脂肪和蛋白质在体内氧化分解（或在体外燃烧）时所产生的能量值称为能量系数或食物的热价。1g 碳水化合物、脂肪和蛋白质在体内氧化时平均产生的能量分别为 17.15kJ（4.1kcal）、39.54kJ（9.45kcal）和 23.65kJ（5.65kcal）。

二、机体的能量消耗

1. 基础代谢 又称基础能量消耗（basal energy expenditure，BEE），是指维持机体最基本的生命活动所需要的能量消耗，占人体总能量消耗的 60%～70%。世界卫生组织（World Health Organization，WHO）/联合国粮食及农业组织（Food and Agriculture Organization of the United Nations，FAO）对基础代谢的定义是人体经过 10～12h 空腹和良好的睡眠、清醒仰卧、恒温条件下（一般为 22～26℃），无任何身体活动和紧张的思维活动，全身肌肉放松时的能量消耗。此时能量消耗仅用于维持体温、呼吸、心脏搏动、血液循环及其他组织器官和细胞的基本生理功能的需要。基础代谢的水平用基础代谢率（basal metabolic rate，BMR）来表示，BMR 是指人体处于基础代谢状态下，每小时每千克体重（或每平方米体表面积）的能量消耗，其常用单位为 kJ/（kg · h）或 kJ/（m^2 · h）。

影响人体基础代谢能量消耗的因素包括体表面积、年龄、应激状态等，体表面积大者向外界环境散热较快，体重相同的情况下，瘦高者基础代谢率较矮胖者高，成年后基础代谢水平随年龄增长不断下降，30 岁以后每 10 年降低约 2%，更年期后下降更多，故儿童高于成人，成人高于老年人。许多激素如甲状腺素、肾上腺素和去甲肾上腺素等分泌异常时，可影响基础代谢率。体温每升高 1℃，基础代谢率大约升高 10%。寒冷、大量摄食及体力过度消耗、尼古丁和咖啡因均可以刺激基础代谢水平升高；而禁食、饥饿或少食时，基础代谢能量消耗相应降低。

2. 体力活动 占人体总能量消耗的 15%～30%，随人体活动量的增加，其能量消耗也将大幅度增加。人体可通过调整身体活动水平来控制能量消耗，保持能量平衡和维持健康。影响身体活动能量消耗的因素包括：①肌肉越发达者，活动时消耗能量越多；②体重越重者，做相同的运动所消耗的能量也越多；③工作越不熟练者，消耗能量就越多；④活动时间越长，活动强度越大，消耗能量越多。常见的身体活动强度和能量消耗见表 2-6。各种活动所消耗的能量在人体总能量消耗中占主要部分。各种活动消耗的能量主要与活动的强度、持续时间、环境及气候等因素有关。

表 2-6 常见身体活动强度（MET）和能量消耗

分类	活动项目	身体活动强度（MET）	能量消耗［kcal/（标准体重 · 10min）］	
			男（66kg）	女（56kg）
家务活动	收拾餐桌，做饭	2.5	27.5	23.3
	手洗衣服	3.3	36.3	30.8
	扫地，拖地板，吸尘	3.5	38.5	32.7
步行	慢速（3km/h）	2.5	27.5	23.3
	中速（5km/h）	3.5	38.5	32.7
	快速（5.5～6km/h）	4.0	44.0	37.3
跑步	走跑结合（慢跑少于 10min）	6.0	66.0	56.0
	慢跑（一般）	7.0	77.0	65.3

续表

分类	活动项目	身体活动强度（MET）	能量消耗［kcal/（标准体重·10min）］	
			男（66kg）	女（56kg）
球类	乒乓球	4.0	44.0	37.3
	篮球（一般）	6.0	66.0	56.0
	篮球（比赛）	7.0	77.0	65.3
	排球（一般）	3.0	33.0	28.0
	排球（比赛）	4.0	44	37.3
	网球（一般）	5.0	55.0	46.7
	足球（一般）	7.0	77.0	65.3
	足球（比赛）	10.0	110.0	93.3
游泳	爬泳（慢），自由泳，仰泳	8.0	88.0	74.7
	蛙泳（一般速度）	10.0	110.0	93.3
其他	俯卧撑	4.5	49.5	42.0
	健身操（轻或中等强度）	5.0	55.0	46.7
	太极拳	3.5	38.5	32.7
	跳绳，中速（一般）	10.0	110.0	93.3
	瑜伽	4.0	44.0	37.3

注：1MET=1kcal/（kg·h）；MET<3 低强度，MET 3～6 中强度，MET 7～9 高强度，MET 10～11 极高强度

3. 食物热效应（thermic effect of food，TEF） 是指人体在摄食过程中，由于对食物中的营养素进行消化、吸收、代谢转化等方面引起的体内额外消耗的能量，又称食物特殊动力作用，占人体总能量消耗的 5%～10%。不同食物的食物特殊动力作用不同，与食物营养成分、进食量和进食速度有关。其中蛋白质的食物特殊动力作用最大，相当于本身产生能量的 20%～30%，脂肪的食物特殊动力作用为 0%～5%，糖类的食物特殊动力作用为 5%～10%，混合性膳食相当于总能量消耗的 10%。

三、能量对老年人健康的影响

老年人能量的消耗大于摄入会出现体重减轻、消瘦、体温低、神经衰弱、体质差，抵抗力弱，过度消瘦反映机体可能患有某些消耗性疾病，机体营养不良，免疫力低下，疾病易感性增加；能量消耗小于摄入会出现肥胖、超重，增加心、脑和血管的负担，体重超重或肥胖又可使机体患多种慢性疾病的风险增加，导致动脉硬化等情况，二者对老年人都有危害，因此老年人应设法调整热量摄入，控制体重在标准范围内，以减少疾病发生。

老年人能量供给量是否合适，可通过观察体重变化来衡量。详见第 5 章。

四、能量参考摄入量和食物来源

1. 能量参考摄入量 膳食能量摄入量达到 RNI 的 90%～110%视为正常，低于 80%为摄入不足。在膳食能量摄入比例中，碳水化合物供能占总能量的 50%～65%、脂肪占 20%～30%、蛋白质占 10%～15%为宜。老年人三餐能量分配一般认为以一日中每餐所含热量占全日总热量符合早餐 25%～30%、午餐 30%～40%、晚餐 30%～35%的比例为合理。高龄老年人和身体虚弱的老年人要选择少量多餐的方式，一次正餐提供的能量占全天总能量 20%～25%，一次加餐的能量占全天总能量 5%～10%。

控制摄取的总能量，通常超重者可按正常人所需能量的 70%～80%供给，肥胖者可按 50%～70%供

给。膳食总能量控制在1000～2000kcal。蔬菜、水果、果胶、魔芋食品等是低能量食品，可自由选择进食；高能量食物要少吃，如油脂、糖果、甜点心、含糖饮料等食品应严格限制；每餐吃七八分饱。

根据老年人的能量水平确定食物需要，中国居民平衡膳食宝塔（2022 年）建议的每人每天各类食物适宜摄入量的范围也适用于一般健康老年人，应用时根据自身的能量需要进行选择即可（表 2-7）。建议量均为食物可食部分的生重量。

表 2-7 中国居民不同能量需要水平的平衡膳食模式和推荐食物量

食物种类（g/d）	能量水平（kcal/d）							
	1000	1200	1400	1600	1800	2000	2200	2400
谷类	85	100	150	200	225	250	275	300
—全谷物及杂豆	适量			50～150				
—薯类	适量			50		75		100
蔬菜	200	250	300	300	400	450	450	500
—深色蔬菜	占所有蔬菜的一半							
水果	150	150	150	200	200	300	300	350
畜禽肉类	15	25	40	40	50	50	75	75
蛋类	20	25	25	40	40	50	50	50
水产品	15	20	40	40	50	50	75	75
乳类及制品	500	500	350	300	300	300	300	300
大豆和坚果	5	15		25			35	
烹调油	15～20	20～25		25	25	25	30	30
食盐	<2	<3	<4	<5	<5	<5	<5	<5

注：膳食宝塔能量范围在1600~2400kcal/d，薯类为鲜重

2. 能量食物来源 粮谷类和薯类含碳水化合物多，是我国膳食能量主要来源；油料作物含脂肪，动物性食品含较多的动物脂肪和蛋白质，是膳食能量的重要组成部分；大豆和坚果类含丰富的油脂和蛋白质，是膳食能量辅助来源之一；蔬菜和水果含能量较少。

第5节 矿 物 质

案例2-2

张某，女，68岁，患有萎缩性胃炎，日常饮食以素食为主，爱喝浓茶，时常感到头晕、眼花、心慌、气短、疲倦等症状，但她并不在意。最近症状加重，她自己观察口唇、眼结膜、指甲和皮肤的色泽，出现苍白现象。去医院做以下检查：血红蛋白指标为90g/L，平均红细胞体积（mean corpuscular volume，MCV）65fl，血小板体积分布宽度（platelet distribution width，RDW）23%。

问题： 1. 张某出现这些症状的原因是什么？

2. 老年人如何防治这种情况？

一、分类

1. 常量元素 人体含有的元素中，除碳、氢、氧、氮主要构成蛋白质、脂类、碳水化合物等有机化合物及水外，其余元素统称为矿物质。其中体内含量大于体重 0.01%的元素称为常量元素，分别是钙、镁、钾、钠、磷、硫、氯。

2. 微量元素 矿物质中在体内含量小于人体体重 0.01%的元素称为微量元素。

FAO/WHO/国际原子能机构（International Atomic Energy Agency，IAEA）三个国际组织的专家委员会根据生物学的作用将微量元素分为三类。

人体必需微量元素，包括铁、锌、碘、硒、铜、钼、铬及钴。

人体可能必需的微量元素，包括锰、硅、硼、钒及镍。

具有潜在的毒性，但在低剂量时可能具有人体必需功能的微量元素，包括氟、铅、镉、汞、砷、铝、锂及锡。

二、常量元素

（一）钙

钙是人体内含量最多的常量元素。

1. 生理功能 钙是构成机体的骨骼和牙齿的主要成分之一；参与调节神经、肌肉兴奋性；维持细胞膜的稳定性；促进细胞信息传递；作为血液凝固过程所必需的凝血因子；调节机体酶的活性等。

2. 缺乏与过量 老年人钙缺乏可导致骨质疏松症。钙过量：一是增加肾结石的发生风险；二是导致乳碱综合征。

3. 营养状况评价

（1）生化指标 血钙、尿钙。

（2）钙平衡测定 钙的摄入量与排出量（粪钙+尿钙+汗液钙）的差值为 0 时，则呈现钙平衡；为负值则为负平衡；为正值则为正平衡。

（3）骨质的测量 骨矿物质含量（bone mineral content，BMC）指在一特定骨骼部位中矿物质的含量，如股骨颈、腰椎或全身，单位为每单位长度骨矿物质的含量（g/cm）。骨密度（bone mineral density，BMD）是 BMC 除以扫描部位的骨面积，单位应为 g/cm^3。

4. 老年人钙参考摄入量与食物来源 我国老年人钙的 RNI 为 1000mg/d。牛奶、大豆及其制品是钙的良好来源。

（二）磷

1. 生理功能 磷是骨骼和牙齿的重要构成成分；参与机体能量代谢；构成细胞成分；是酶的重要成分；参与酸碱平衡的调节等。

2. 缺乏与过量 磷缺乏严重时可致低磷血症。磷过量导致高磷血症，影响调节钙的激素，引起非骨组织的钙化，干扰钙的吸收。

3. 营养状况评价 评价指标有血清无机磷水平、膳食磷的摄入量。

4. 老年人磷参考摄入量与食物来源 我国 65 岁以上老年人磷的 RNI 为 700mg/d。磷与蛋白质并存，因此瘦肉、蛋类、奶类、动物的肝和肾中磷含量都很高。

（三）镁

1. 生理功能 镁是维持骨细胞结构与功能的必需元素；作为多种酶的激活剂；维护胃肠道和激素

的功能；可封闭不同的钾通道，阻止钾外流，也可抑制钙通过膜通道内流；维持体液酸碱平衡和神经肌肉兴奋性。

2. 缺乏与过量 镁缺乏导致低镁血症。镁过量可引起腹泻、嗜睡、肌无力、膝腱反射减弱、肌麻痹；心血管功能的变化和高镁血症的程度有关。

3. 营养状况评价 评价指标有血清镁、尿中镁浓度、细胞内的游离 Mg^{2+}水平。

4. 老年人镁参考摄入量与食物来源 我国 65 岁以上老年人镁的 RNI 为 320mg/d。绿叶蔬菜、粗粮、坚果中镁含量丰富。

（四）钠

1. 生理功能 调节体内水分；维持酸碱平衡；对 ATP 的生成和利用、肌肉运动、心血管功能、能量代谢有作用；糖代谢、氧的利用需要钠的参与；维护血压正常；增强神经肌肉兴奋性。

2. 缺乏与过量 轻度缺钠主要症状有淡漠、倦怠、无神；中度缺钠会出现恶心、呕吐、脉细弱、血压降低及痛性肌肉痉挛等症状；重度至极重度缺钠，可出现表情淡漠、昏迷、外周循环衰竭，严重时可导致休克及急性肾衰竭而死亡。

钠过量：钠摄入量过多、尿中 Na^+与 K^+比值增高，是高血压的重要危险因素之一；高钠摄入与心血管疾病的危险相关；有可能增加胃癌和骨质疏松的危险性。

3. 营养状况评价 营养状况可通过膳食调查方法和尿钠的测定予以评价。

4. 老年人钠参考摄入量与食物来源 我国 65 岁以上老年人钠的 AI 为 1400mg/d，PI-NCD 为 1900mg/d。钠来源主要为食盐，以及加工、制备食物过程中加入的钠或含钠的化合物（如谷氨酸钠、碳酸氢钠等）、酱油、盐渍或腌制肉或烟熏食品、酱咸菜类、发酵豆制品、咸味休闲食品等。

（五）钾

1. 生理功能 维持碳水化合物、蛋白质和能量的正常代谢；维持细胞内正常渗透压；维持神经和肌肉的兴奋性；降低血压。

2. 缺乏与过量 钾缺乏表现为肌肉无力及瘫痪、心律失常、横纹肌溶解综合征及肾功能障碍等。钾过量导致高钾血症。

3. 营养状况评价 评价指标有血清钾和尿钾。

4. 老年人钾参考摄入量与食物来源 我国老年人钾的 AI 为 2000mg/d，PI-NCD 为 3600mg/d。钾来源广泛，大部分食物都含钾，其中蔬菜和水果是钾最好的来源。

三、微量元素

（一）铁

1. 生理功能 参与体内氧的运送和组织呼吸过程；维持正常的造血功能；参与维持正常的免疫功能；可促进 β-胡萝卜素转化为维生素 A，也可参与嘌呤与胶原的合成；脂类从血液中转运及药物在肝脏的解毒等。

2. 缺乏与过量 铁缺乏主要引起缺铁性贫血。铁过量可引起急性铁中毒和慢性铁中毒。

3. 营养状况评价 评价指标有血清铁蛋白、血清运铁蛋白受体、红细胞游离原卟啉、血红蛋白、平均红细胞体积（MCV）、血小板体积分布宽度（RDW）、运铁蛋白饱和度、铁储量。

4. 老年人铁参考摄入量与食物来源 我国 50 岁以上中老年人铁的 RNI 为 12 mg/d。含铁丰富的食物有动物血、肝脏、鸡胗、牛肾、大豆、黑木耳、芝麻酱等。

（二）锌

1. 生理功能 促进机体免疫功能；维持细胞膜结构；促进生长发育；促进脑发育与维持认知功能；促进创伤愈合；与唾液蛋白结合成味觉素可增进食欲；对皮肤和视力具有保护作用。

2. 缺乏与过量 锌缺乏的常见症状包括：味觉障碍、偏食、厌食或异食；生长发育不良、矮小、瘦弱；皮肤干燥、皮疹、伤口愈合不良、反复性口腔溃疡；免疫功能减退、反复感染；性发育或功能障碍、男性不育；认知能力差、精神萎靡、精神发育迟缓；妊娠反应严重、胎儿宫内发育迟缓、畸形率增高、生产低体重儿；产程延长、流产或早产。

锌过量的症状是恶心、呕吐、腹泻、发热和嗜睡。高锌摄入量可观察到较低的铜和铜蓝蛋白水平及贫血。

3. 营养状况评价 生化指标有血清/血浆锌浓度，功能指标包括含锌酶活性、味觉、暗适应能力等的变化。

4. 老年人锌参考摄入量与食物来源 我国老年男性锌的 RNI 为 12.5mg/d、老年女性锌的 RNI 为 7.5mg/d。锌的极好来源有贝壳类海产品、瘦肉类、动物内脏类，其次是干果类、谷类胚芽和麦麸。

（三）硒

1. 生理功能 作为若干抗氧化酶的必需组成成分，起到抗氧化的作用；增强免疫功能；有毒重金属的解毒作用；保护心血管和心肌的健康；维持正常生育功能及抗肿瘤的作用等。

2. 缺乏与过量 硒缺乏主要引起克山病和大骨节病。克山病是一种以多发性灶状心肌坏死为主要病变的地方性心肌病。大骨节病是一种地方性、多发性、变形性骨关节病，主要发生于青少年，严重地影响骨发育和日后劳动生活能力。

硒过量的体征主要是头发脱落和指甲变形。

3. 营养状况评价 红细胞硒、血浆（血清）硒、血小板、谷胱甘肽过氧化物酶（glutathione peroxidase，GSH-Px）活性。

4. 老年人硒参考摄入量与食物来源 我国老年人硒的 RNI 为 60μg/d。硒的良好来源是海洋食品（如牡蛎、海参等）和动物的肝、肾及肉类。植物性食物的硒含量受到其栽种土壤中硒含量和可被吸收利用量的影响。

（四）铜

1. 生理功能 维持正常造血功能；促进结缔组织形成；维护中枢神经系统的健康；促进正常黑色素形成及维护毛发正常结构；保护机体细胞免受超氧阴离子的损伤。

2. 缺乏与过量 铜缺乏将引起缺铜性贫血、门克斯病（Menkes disease）、心血管受损、中枢神经受损、影响结缔组织功能和骨骼健康。大剂量铜的急性毒性反应包括口腔有金属味、流涎、上腹疼痛、恶心、呕吐及严重腹泻。慢性铜中毒主要见于肝豆状核变性，又称威尔逊病（Wilson disease）。

3. 营养状况评价 评价指标有血清铜、血浆铜蓝蛋白、红细胞中超氧化物歧化酶（superoxide dismutase，SOD）。

4. 老年人铜参考摄入量与食物来源 我国老年人铜的 RNI 为 0.8mg/d。海鲜中的贝类及坚果类食物是铜的良好来源，其次是动物肝脏、肾组织、谷类发芽部分、豆类等。植物性食物铜含量取决于其生长土壤的铜含量，以及加工方法。

四、酸性食品与碱性食品

属于金属元素的钠、钾、钙、镁等，在人体内氧化生成带阳离子的碱性氧化物。含这些带阳离子金属元素较多的食品，在生理上称为碱性食品。矿物元素中磷、硫、氯等非金属元素，在人体内氧化后生成带阴离子的酸根。含有带阴离子非金属元素较多的食品，在生理上称为酸性食品。

食品在生理上是酸性还是碱性，可以通过食品灰化后，用酸或碱液进行中和来确定。大部分蔬菜、水果、豆类都属于碱性食品。水果中虽然含有各种有机酸，在味觉上呈酸性，但这些有机酸在人体内经氧化后，生成二氧化碳和水而排出体外，而水果中存在的矿物元素属于碱性元素，所以水果在生理上属于碱性食品。大部分的畜禽肉、鱼肉、蛋类等动物食品中含有丰富的含硫蛋白质；而主食米、面及其制品中含磷较多，所以它们均属于酸性食品。

正常情况下人的血液，由于自身的缓冲作用，其 pH 保持在 7.35～7.45。在医学上，如果体液 pH 低于 7.35，就属于“酸中毒”，而这是严重的疾病，必须治疗。饮食可能对血液酸碱度产生暂时的影响，但这个影响很小，很快就会被人体自我调节，不会导致酸中毒这样的疾病，更不可能纠正酸中毒。

第6节 维 生 素

案例2-3

张某，女，68 岁，最近腰背痛，仰卧或坐位时疼痛减轻，直立、久立、久坐时疼痛加剧，日间疼痛轻，夜间加重，弯腰、肌肉运动、咳嗽、大便用力时加重。

问题： 1. 张某腰背痛的原因是什么？

2. 老年人如何防治这种情况？

一、脂溶性维生素

在营养学上，一般按维生素的溶解性将其分为两大类，即脂溶性维生素与水溶性维生素。脂溶性维生素是指不溶于水而溶于脂肪及有机溶剂的维生素，包括维生素 A、维生素 D、维生素 E 和维生素 K 等。

（一）维生素 A

维生素 A 是指所有具有视黄醇生物活性的化合物。

1. 生理功能 促进视觉细胞内感光物质的合成和再生，以维持正常视觉；维持上皮细胞的形态完整和功能健全；促进生长发育；抗氧化作用；维持和促进免疫功能等。

2. 缺乏与过量 维生素 A 缺乏的主要症状有：夜盲症和干眼症；机体不同组织上皮干燥、增生及角化，易并发感染，特别是老年人维生素 A 缺乏容易引起呼吸道炎症，严重时可引起死亡；易出现食欲降低、血红蛋白合成代谢障碍、免疫功能低下。

维生素 A 过量：急性毒性、慢性毒性、胡萝卜素血症。

3. 营养状况评价 可以根据生化指标、临床表现，结合生理状况、膳食摄入情况对人群营养状况进行评价，以及对个体的维生素 A 缺乏进行判定。常用检查方法有：血清维生素 A 水平测定、改进的相对剂量反应试验、视觉暗适应功能测定、血浆视黄醇结合蛋白测定、眼结膜印迹细胞学法、眼部症状检查法等。

4. 老年人维生素 A 参考摄入量与食物来源 维生素 A 的活性表达方式包括国际单位（IU）、视黄醇当量（retinol equivalent，RE）和视黄醇活性当量（retinol activity equivalent，RAE）。

膳食或食物中总视黄醇活性当量（μgRAE）=全反式视黄醇（μg）+1/2 补充剂纯品全反式 β-胡萝卜

素（μg）+1/12 膳食全反式 β-胡萝卜素（μg）+ 1/24 其他膳食维生素 A 原类胡萝卜素（μg）。

我国老年男性维生素 A 的 RNI 为 800μg RAE/d，老年女性为 700μg RAE/d。维生素 A 最好的食物来源是各种动物肝脏、鱼肝油、鱼卵、全奶、奶油、禽蛋等。

（二）维生素 D

1. 生理功能 促进小肠钙吸收；促进肾小管对钙、磷的重吸收；对骨骼中钙的动员和促进破骨细胞的分化；参与机体多种功能的调节。

2. 缺乏与过量 维生素 D 缺乏可使老年人已成熟的骨骼脱钙而发生骨质软化和骨质疏松症；还可引发手足痉挛症，表现为肌肉痉挛、小腿抽筋、惊厥等。

维生素 D 过量最早出现的症状是食欲减退、厌食、烦躁、哭闹、多汗、恶心、呕吐、腹泻或便秘，逐渐出现烦渴、尿频、夜尿多，偶有脱水和酸中毒。长期慢性中毒可致骨骼、肾、血管、皮肤出现相应的钙化，严重者可因肾衰竭而死亡。

3. 营养状况评价 可以通过膳食摄入量调查、实验室生化指标、功能检查及维生素 D 缺乏体征检查进行评价。可以单独用血清 25-（OH）D_3 的水平测试来评价，也可联合测试甲状旁腺激素（parathyroid hormone，PTH）、维生素 D 结合蛋白，维生素 D 的功能性试验（包括佝偻病和骨软化症的诊断等）进行评价。

4. 老年人维生素 D 参考摄入量与食物来源 我国 65 岁以上老年人维生素 D 的 RNI 为 15μg/d。富含维生素 D 的食物主要有脂肪含量高的海鱼、动物肝脏、蛋黄、奶油和奶酪等动物性食物。经常晒太阳是人体免费获得充足有效的维生素 D 的最好来源。

（三）维生素 E

1. 生理功能 抗氧化作用；维持正常的免疫功能；调节血小板黏附力和聚集作用；与动物的生殖功能和精子生成有关。

2. 缺乏与过量 维生素 E 缺乏的典型神经体征包括：深层腱反射丧失、震颤、平衡与协调改变、眼肌麻痹、肌无力和视野缺损；增加罹患动脉粥样硬化、癌症（如肺癌、乳腺癌）、白内障及其他老年退行性病变的概率。人体长期摄入 1000mg/d 以上的维生素 E 有可能出现中毒症状，如视物模糊、头痛和极度疲乏等。

3. 营养状况评价 机体维生素 E 的营养状况可以通过测定血浆和脂肪组织中维生素 E 的水平，以及维生素 E 缺乏的功能损害指标和临床缺乏症状等方面进行判断。

4. 老年人维生素 E 参考摄入量与食物来源 维生素 E 的活性可用 α-生育酚当量（α-tocopherol equivalents，α-TE）来表示，规定 1mg α-TE 相当于 1mg RRR-α-生育酚（天然的生育酚）的活性。我国 50 岁以上中老年人维生素 E 的 AI 是 14mg α-TE/d。

植物油是人类膳食中维生素 E 的主要来源，橄榄油、胚芽油和葵花籽油富含 RRR-α-生育酚，而玉米和大豆中主要含 γ-生育酚和 δ -生育酚。坚果也是维生素 E 的优质来源。

（四）维生素 K

1. 生理功能 与血凝有关；能增加成骨细胞骨钙素的合成，对骨质疏松的预防和治疗有一定作用；可能在阿尔茨海默病发病机制中发挥作用。

2. 缺乏与过量 维生素 K 缺乏引起低凝血酶原血症，且其他依赖维生素 K 的凝血因子浓度下降，表现为凝血功能障碍和出血。天然的维生素 K_1、维生素 K_2 不产生毒性，甚至大量服用也无毒。然而维生素 K 的前体维生素 K_3 由于与巯基反应而有有限毒性。

3. 营养状况评价 评价个体维生素 K 营养状况需了解患者病史、体格检查和适当的实验室检查，其中实验室检查指标包括血清维生素K浓度、凝血试验、脱羧性血清维生素K依赖蛋白、尿γ-谷氨酸。

4. 老年人维生素K参考摄入量与食物来源 我国50岁以上中老年人维生素K的AI是80μg/d。维生素K含量丰富的食物包括豆类、麦麸、绿色蔬菜、动物肝脏、鱼类等。在常见的绿色蔬菜中，维生素K含量最高为羽衣甘蓝、黄瓜、菠菜等，其次为其他叶菜类和野菜类。

二、水溶性维生素

（一）B族维生素

1. 维生素B_1 又称硫胺素、抗脚气病因子、抗神经炎因子。

（1）生理功能 辅酶功能：硫氨酸焦磷酸（TPP）是硫胺素主要的辅酶形式，参与能量代谢；非辅酶功能：胆碱酯酶的抑制剂。

（2）缺乏与过量 维生素B_1缺乏症又称脚气病，主要损害神经-血管系统。此外，长期酗酒的人群还极易由于酒精中毒而引起维生素B_1缺乏导致韦尼克-科尔萨科夫综合征（Wernicke-Korsakoff syndrome），也称为脑型脚气病。

罕见人体维生素B_1的中毒报道。只有短时间服用维生素B_1 RNI达到100倍以上的剂量时才有可能出现头痛、惊厥和心律失常等症状。

（3）营养状况评价 临床检查可发现硫胺素缺乏的症状和体征，但生化检查的变化常先于临床症状和体征的出现，常用的生化指标有尿负荷试验、尿中维生素B_1和肌酐含量比值、红细胞转酮醇酶活力系数等。

（4）老年人维生素B_1参考摄入量与食物来源 我国老年女性维生素B_1的RNI为1.2mg /d，老年男性维生素B_1的RNI为1.4mg /d。富含维生素B_1的食物有谷类食物，多存在于表皮和胚芽中，其次是豆类及干果类。动物内脏（肝、心、肾）、瘦肉、禽蛋中含量也较多。

2. 维生素B_2 又称核黄素。

（1）生理功能 参与体内生物氧化与能量代谢；参与维生素B_6和烟酸的代谢；还参与体内其他一些生化过程，如黄素腺嘌呤二核苷酸（FAD）作为谷胱甘肽还原酶的辅酶，参与体内抗氧化防御系统，维持还原型谷胱甘肽的浓度等。

（2）缺乏与过量 维生素B_2缺乏引起"口腔生殖系统综合征"，包括唇炎、口角炎、舌炎、皮炎、阴囊皮炎及角膜血管增生等。维生素B_2在正常肾功能状况下几乎不产生毒性，大量服用时尿呈黄色。

（3）营养状况评价 维生素B_2营养状况评价指标有尿负荷试验和红细胞谷胱甘肽还原酶活性系数、尿中维生素B_2和肌酐含量比值、红细胞中维生素B_2含量。

（4）老年人维生素B_2参考摄入量与食物来源 我国老年女性维生素B_2的RNI为1.2mg /d，老年男性维生素B_2的RNI为1.4mg /d。维生素B_2的良好来源主要是动物性食物，动物肝脏、肾脏、心脏、乳汁及蛋类中含量尤为丰富。植物性食物中则以绿叶蔬菜如菠菜、韭菜、油菜及豆类中含量较多。

3. 维生素B_6

（1）生理功能 以磷酸吡哆醛（PLP）辅酶形式参与许多酶系反应；参与氨基酸、脂肪的代谢；促进体内烟酸合成；参与造血；促进体内抗体的合成；可促进维生素B_{12}、铁和锌的吸收；参与神经系统中多种酶促反应，使神经递质的水平升高；参与一碳单位和同型半胱氨酸代谢。

（2）缺乏与过量 维生素B_6缺乏的典型临床症状是脂溢性皮炎。人体长期维生素B_6摄入不足会造成人体患心脑血管疾病和肾病的风险增大。

肾功能正常时服用维生素B_6，几乎不产生毒性。长期大量服用维生素B_6容易引起血小板聚集和血栓形成，还可引起低血糖、血栓性静脉炎、血清胆固醇升高及骨骼肌无力等。

（3）营养状况评价 用于评价维生素B_6营养状况的方法包括直接法（血浆PLP、尿4-吡哆酸含量、红细胞和总血 PLP、血浆或血中总维生素 B_6 的浓度）和间接或功能评价法（红细胞谷草转氨酶和谷丙转氨酶的活性或色氨酸尿负荷试验）。

（4）老年人维生素 B_6 参考摄入量与食物来源　我国老年人维生素 B_6 的 RNI 为 1.6mg /d。维生素 B_6 含量最高的食物为白色肉类（如鸡肉和鱼肉），其次为动物肝脏、全谷类产品（特别是小麦）、坚果类和蛋黄。水果和蔬菜中维生素 B_6 含量也较多，其中香蕉、卷心菜、菠菜中含量丰富。

4. 维生素 B_{12}　又称氰钴胺素，是唯一含金属元素（钴）的水溶性维生素，自然界中的维生素 B_{12} 由微生物合成，高等动植物不能合成维生素 B_{12}。

（1）生理功能　维生素 B_{12} 在体内以两种辅酶形式，即甲基钴胺素（甲基 B_{12}）和腺苷基钴胺素（辅酶 B_{12}）参与体内生化反应。其功能包括促进红细胞的发育和成熟，使机体造血功能处于正常状态，预防恶性贫血；提高叶酸利用率；参与甲硫氨酸合成；保护神经系统；参与脱氧核糖核酸（deoxyribonucleic acid，DNA）的合成，脂肪、碳水化合物及蛋白质的代谢，增加核酸与蛋白质的合成。

（2）缺乏与过量　维生素 B_{12} 缺乏主要表现为巨幼红细胞贫血、高同型半胱氨酸血症、神经系统损害。维生素 B_{12} 过量的危害未见报道。

（3）营养状况评价　用于评价维生素 B_{12} 营养状况的指标主要包括血清全转钴胺素Ⅱ、血清全结合咕啉、血清维生素 B_{12} 浓度、血清同型半胱氨酸及甲基丙二酸、脱氧尿嘧啶抑制试验。

（4）老年人维生素 B_{12} 参考摄入量与食物来源　我国老年人维生素 B_{12} 的 RNI 为 2.4μg/d。膳食中维生素 B_{12} 主要来源于畜禽肉、动物内脏、鱼、贝壳类及蛋类，乳及乳制品中含量较少。植物性食物基本不含维生素 B_{12}，但发酵豆制品含量较高，是素食人群维生素 B_{12} 的良好来源。

5. 叶酸　曾被称为维生素 M、维生素 Bc、U 因子、wills 因子、干酪乳杆菌生长因子。

（1）生理功能　叶酸的重要生理功能是体内生化反应中一碳单位转移酶系的辅酶，作为一碳单位的载体参加代谢；参与核酸合成；参与血红蛋白及重要的甲基化合物合成；参与神经递质的合成；预防恶性贫血；提高免疫力。

（2）缺乏与过量　叶酸缺乏导致巨幼红细胞贫血，还可导致高同型半胱氨酸血症，从而引发动脉粥样硬化及心血管疾病。叶酸过量导致干扰抗惊厥药物的作用；影响锌的吸收；掩盖维生素 B_{12} 缺乏的早期表现等。

（3）营养状况评价　生化指标包括血清和红细胞中叶酸含量。

（4）老年人叶酸参考摄入量与食物来源　我国老年人叶酸 RNI 为 400μg DFE /d。1998 年美国食品与营养委员会提出，膳食叶酸参考摄入量以膳食叶酸当量（dietary folate equivalent，DFE）为单位表示。天然食物叶酸的生物利用率为 50%，合成叶酸与膳食混合后生物利用率为 85%，是纯天然食物叶酸利用率的 1.7 倍（85/50）。因此，当叶酸补充剂与天然食物混合摄入时，应以 DFE 计算叶酸摄入量，即膳食叶酸当量 DFE（μg）=［天然食物来源叶酸（μg）+1.7×合成叶酸（μg）］。富含叶酸的食物有动物肝脏、肾脏、鸡蛋、豆类、酵母、绿叶蔬菜、水果及坚果类等。

6. 烟酸　又称为尼克酸、抗癞皮病因子，在体内以烟酰胺形式存在。烟酸和烟酰胺总称为维生素 PP。

（1）生理功能　在体内以烟酰胺的形式构成辅酶Ⅰ和辅酶Ⅱ，在细胞生物氧化过程中起着传递氢的作用；与核酸的合成有关；降低血胆固醇水平；是葡萄糖耐量因子的组成成分。

（2）缺乏与过量　烟酸缺乏症又称癞皮病，其典型病例可有皮炎、腹泻和痴呆，即“3D”症状。烟酸摄入过量的副作用有皮肤发红、眼部感觉异常、高尿酸血症，偶见高血糖等。

（3）营养状况评价　人体烟酸的营养状况可通过膳食营养调查、尿中烟酸代谢产物的排出量、血浆代谢产物水平及 NADH/NADPH 值等方法进行评价。

（4）老年人烟酸参考摄入量与食物来源　我国 65 岁以上老年人的烟酸 RNI 为女性 11mg NE/d，男性 14mg NE/d。

烟酸及烟酰胺广泛存在于食物中。植物性食物中存在的主要是烟酸，动物性食物中以烟酰胺为主。

烟酸和烟酰胺在动物肝脏、肾脏、瘦肉、鱼肉及坚果类食物中含量丰富；乳类、蛋类中的含量虽然不高，但色氨酸较多，可转化为烟酸。

（二）维生素C（抗坏血酸）

1. 生理功能 参与体内的羟化反应；具有较强的还原性，与脂溶性抗氧化剂协同作用，在体内还原超氧化物、羟自由基、次氯酸及其他活性氧化物，清除自由基，防止脂质过氧化反应；增强机体的免疫功能。

2. 缺乏与过量 维生素C缺乏可引起胶原蛋白合成障碍，主要引起维生素C缺乏症（坏血病），骨有机质形成不良而导致骨质疏松。

当维生素C摄入量超过1g时，尿酸排出明显增加。过量的维生素C还可引起子宫颈黏液中糖蛋白二硫键改变，阻止精子的穿透，造成不育。

3. 营养状况评价 营养状况可根据膳食摄入水平、临床缺乏症状、血和尿中的含量等进行评价。

4. 老年人维生素C参考摄入量与食物来源 我国老年人维生素C的RNI为100mg/d，PI-NCD为200mg/d。维生素C的主要食物来源是新鲜蔬菜与水果。蔬菜中辣椒、茼蒿、苦瓜、白菜、豆角、菠菜、马铃薯（土豆）、韭菜等维生素C含量丰富；水果中酸枣、红枣、草莓、柑橘、柠檬等维生素C含量较多。

第7节 水

案例2-4

张大爷，65岁，身体健康。8月14日8点出门晨练，室外温度30℃，1h后回家自感强烈口渴，舌黏膜干燥，唾液少，自测血压发现上升。

问题： 1. 张大爷出现这些症状的原因是什么？

2. 可以给张大爷哪些建议？

一、人体水含量及分布

1. 人体水含量 水是人体中含量最多的成分，占一个健康成年人体重的60%～70%，占老年人体重的45%～50%，占比比年轻人低10%～15%。因为随年龄增加，身体的组成成分发生了改变（老年人瘦体重减少），所以老年人体内水分比例相对较少。

2. 水的分布 水在体内主要分布于细胞内和细胞外。细胞内液水含量约为总体水含量的2/3，对维持细胞生理功能具有重要作用，但细胞内液的量及其中所含物质的交换均需要细胞外液才能进行。细胞外液约为总体水含量的1/3，包括组织液、血浆、淋巴液和脑脊液等。各组织器官的含水量相差很大，以血液中最多，脂肪组织中较少。

二、水的生理功能

1. 细胞和体液的组成成分 水是保持细胞形状及构成人体体液必需的物质，广泛分布在组织细胞内外，是构成人体内环境的重要部分。

2. 参与新陈代谢 人的一切生命活动都需要水的参与。水参与体内物质新陈代谢和生化反应，既是生化反应的原料，又是生化反应的产物。同时，水具有较大的流动性，在消化、吸收、循环、排泄过程中可协助营养物质的运送和废物的排泄，使人体内新陈代谢和生理化学反应得以顺利进行。

3. 调节体温 高温下，体热可随水分经皮肤蒸发散失，以维持人体体温的恒定。

4. 润滑作用 水与黏性分子结合可形成关节的润滑液、消化系统的消化液、呼吸系统及泌尿生殖系统的黏液，对关节、肌肉、组织能起到缓冲、润滑、保护的功效。

三、水的平衡

1. 水在体内的平衡 为了维持水在体内的平衡，饮水量的增加或减少都会使水的排出量也相应地增加或减少。水以液体或食物中成分进入机体，包括在食物分解时产生的代谢水。

水从机体中排出的途径有：①皮肤蒸发；②肺脏呼出水蒸气，前两者排出约 42%；③肾脏排尿约 54%；④肠道排粪 4%。体液水的来源有：①液体食物约 27%；②固体食物约 18%；③体内代谢水为 50% 以上。

在正常情况下，机体通过体内丘脑下部的神经中枢等进行调节，控制渴感和肾脏排水。发热、腹泻、呕吐、干热气候和外伤损害等都会扰乱机体水平衡。

2. 水平衡的调节 在正常情况下，机体有一系列的调节功能来调节水的摄入和排出，以维持体内水的平衡。口渴和肾功能是体内水、电解质平衡的主要调节者，内分泌的改变、血流动力学因素、环境因素、药物使用和故意限制水摄入均可单独或累积性地引起液体摄入量的减少。这些因素也使老年人更易面临体液平衡和内稳态紊乱的问题。水的不平衡更易发生于代谢应激之际，如疾病、住院治疗及一些极端的天气。

四、老年人水的缺乏与过量

（一）水的缺乏

水摄入不足或水丢失过多，可引起体内失水亦称为脱水。根据水与电解质丧失比例不同，脱水可分为三种类型。

1. 高渗性脱水 以水的丢失为主，电解质丢失相对较少，又称缺水性脱水。当失水量占体重的 2%～4%时，为轻度脱水，表现为口渴、尿少、尿比重增加等；当失水量占体重的 4%～8%时为中度脱水，表现为皮肤干燥、口唇干裂、声音嘶哑和全身软弱等；当失水量超过体重的 8%时为重度脱水，进一步加重皮肤、黏膜干燥甚至高热、精神恍惚、烦躁不安等症状；当失水量超过体重的 10%时可危及生命。

2. 低渗性脱水 以电解质丢失为主，水的丢失较少，又称缺盐性脱水。此时细胞外液渗透压低于正常，导致循环血量下降和组织细胞水肿，如肌肉细胞内水分过多可出现肌肉痉挛，脑细胞水肿可引发脑疝及顽固性癫痫发作的危险。临床表现为早期多尿，晚期尿少甚至尿闭，尿比重低，尿中 Na^+、Cl^- 降低或缺乏。

3. 等渗性脱水 表现为水和电解质按比例丢失，体液渗透压不变，在临床上较为常见，也称为混合性脱水。兼有上述两型脱水的表现，如口渴、尿少。严重腹泻、呕吐或术后肠道引流液过多，如不注意补充水和电解质均可引起等渗性脱水。

（二）水的过量

水的摄入量超过肾脏的排泄能力（0.7～1.0L/h）时，可引起水分在体内潴留而导致水过量或水中毒。正常人极少出现水过量或水中毒，多见于疾病或不正确补水时。体内水分潴留超过体重的 10%时，即为水肿。机体吸收过多水分，导致细胞外液渗透压降低及细胞肿胀，如因脑细胞肿胀、脑组织水肿、颅内压增高，可引起头痛、恶心、呕吐、记忆力减退、神志不清、行为异常、惊厥、谵妄、嗜睡和昏迷等症状，严重者可发生脑疝，甚至死亡。另外，高温环境下工作或剧烈运动时，应同时补充水分和适当的盐分以预防水中毒的发生。

五、老年人水的推荐量

老年人对失水与脱水的反应迟钝，因此老年人不应在感到口渴时才饮水，而应该有规律性地主动饮水。水的摄入量应足以补偿肾脏、呼吸系统、消化系统和皮肤的生理排出量，若还存在其他相关疾病的损失（如因发热、呕吐和腹泻导致的损失增加），则需要额外增加水的摄入量。多种因素可相互作用，影响老年人对水的需要量，如生理性、环境、社会性等因素。此外，许多药物也可影响水的需要量和脱水状态，或产生一些影响液体摄入的副作用，如呕吐、意识模糊或胃肠道功能变化。

我国老年人每天的饮水量应不低于1.2L，建议老年男性达到1.7L/d，老年女性达到1.5L/d。一天中食物中的水及饮水中水的总摄入量男性为3.0L，女性为2.7 L。需要营养支持和营养干预的个体可通过肠内和肠外营养的方式满足机体对液体的需要。满足液体摄入推荐量较好的选择包括饮料，如水、果汁或蔬菜汁及无脂或低脂的奶类，还有低钠的汤，而酒精性和含咖啡因的饮料则不应被考虑为水的来源。

第8节　食物中的生物活性成分

案例2-5

李某，女，60岁，某高校退休教授，既往身体健康。家人近期发现李某睡眠浅、入睡困难。早上醒来常自觉头痛、乏力，白天嗜睡。

问题：1. 李某出现睡眠障碍的原因是什么？

2. 可以建议李某服用何种保健食品？

一、生物活性成分概述

食物中除了含有多种营养素外，还含有其他许多对人体有益的物质，过去被称为非营养素生物活性成分。这类物质不是维持机体生长发育所必需的营养物质，但对维护人体健康、调节生理功能和预防疾病发挥重要的作用，目前被称为“食物中的生物活性成分”。

二、常见食物活性成分的生物学作用

（一）萜类化合物

1. 番茄红素　番茄红素广泛分布于各种植物中，成熟的红色植物果实中含量较高，如西瓜、番石榴、葡萄、红肉葡萄柚、红莓、柑橘等。人类自身不能合成番茄红素，需通过膳食等补充。

（1）抗氧化　番茄红素是目前已知的最有效的抗氧化活性物质，其抗氧化能力是β-胡萝卜素的3.2倍，更是维生素E的100倍。

（2）降低血脂　由于番茄红素的抗氧化作用，可以显著降低血清脂质水平和阻止低密度脂蛋白胆固醇的氧化破坏，从而减少动脉粥样硬化和冠心病的发病危险。

（3）增强免疫力　番茄红素可以增强细胞间隙连接通信，促进吞噬细胞和淋巴细胞间的相互作用，通过分泌细胞活化因子活化细胞，增强细胞的吞噬能力和促进淋巴细胞转化来增强免疫功能。

（4）抗癌　番茄红素可抑制乳腺癌、肺癌及子宫内膜癌细胞的生长；对于香烟烟雾中的化学致癌物尤其有效；能保护皮肤不受紫外线伤害。

（5）其他　改善皮肤过敏症状、抗辐射、降压等。

2. 叶黄素　深色蔬菜如新鲜生甘蓝、玉米、菠菜、西葫芦等含有丰富的叶黄素，瓜果如猕猴桃、葡萄、柑橘等也含有较丰富的叶黄素。

（1）抗氧化　叶黄素有较强的抗氧化作用，能抑制活性氧自由基的活性，阻止活性氧自由基对正常细胞的破坏。

（2）保护视力　叶黄素对视网膜中的黄斑有重要保护作用，缺乏时易引起黄斑退化和视物模糊，进而出现视力退化或近视等症状。

（3）预防老年性黄斑区病变。

（4）抗癌　叶黄素对多种癌症有抑制作用，如乳腺癌、前列腺癌、直肠癌和皮肤癌等。

3. 植物甾醇　植物甾醇广泛存在于各种植物油、坚果和植物种子中，以植物油和油料种子中含量最高。

（1）降低血清胆固醇　补充植物甾醇具有降低血液胆固醇和低密度脂蛋白胆固醇的作用，但不降低甘油三酯或高密度脂蛋白胆固醇的含量。

（2）抑制肿瘤　植物甾醇的摄入与部分癌症如前列腺癌、卵巢癌、胃癌等癌症的发生率呈负相关。

（3）其他　抗氧化、抗炎、降低男性前列腺肥大发生率等作用。

（二）酚类化合物

1. 大豆异黄酮　自然界中异黄酮资源十分有限，大豆是唯一含较多异黄酮且其含量有营养学意义的食物资源。大豆异黄酮是大豆中主要的生理活性物质，具有弱雌激素活性，是最重要的植物雌激素之一。

（1）维持骨代谢平衡　大豆异黄酮可改善老年人的骨质疏松，提高骨中的矿物质含量和骨密度，促进骨代谢。

（2）（抗）雌激素样活性　大豆异黄酮的双羟基酚结构与动物和人体内雌激素的结构类似，故具有弱雌激素活性，可竞争性地与雌激素受体结合。大豆异黄酮还可表现出 2 种相反的生物学活性，即雌激素活性和抗雌激素活性的双向作用。当体内或细胞内雌激素活性较强时，它主要显示拮抗作用；而当体内或细胞内雌激素水平低下时，它则可显示类雌激素活性。

（3）其他　大豆异黄酮还具有抗氧化、抗血栓形成、降血脂、预防动脉粥样硬化、免疫调节等作用。

2. 儿茶素　儿茶素是茶树次生代谢产物的重要成分，广泛存在于儿茶的心材，山茶和银杏的叶中。儿茶素作为茶叶中的主要活性成分，占绿茶干物质的 12%～24%，占茶多酚总量的 60%～80%。

（1）抗氧化　儿茶素在 B 环和 C 环上的酸性羟基具有很强的供氢能力，能中断自动氧化成氢过氧化物的连锁反应，从而阻断氧化过程，防止过量自由基对细胞的损伤。

（2）抑制肿瘤　儿茶素可以抑制多种致癌物诱导的突变和染色体损伤，具有很强的捕获自由基和抑制自由基对细胞损伤的能力。

（3）对心血管系统的作用　儿茶素对心血管病的防治作用主要表现在降血脂、降血压、保护心肌、抑制脂质过氧化和血栓的形成等方面。

（4）对肝脏的保护作用。

3. 花色素类　花色素类亦称花青素或花色苷元，是一类广泛存在于植物中的水溶性色素，水果、蔬菜、花卉等五彩缤纷的颜色多与此类色素有关。葡萄是食物中花色苷类色素的主要来源，含量一般在（30～750）mg/100g 鲜重。

（1）抗氧化　减少或消除自由基对机体组织和器官的损害作用。

（2）抗突变　花青素对大肠癌、肝癌、胃癌等癌症均有抑制作用。

（3）抗炎和对肝脏的保护作用。

（4）降低心血管疾病的发生　具有保护血管内皮细胞、维持血管壁的正常功能的作用；有效地降低胆固醇及低密度脂蛋白胆固醇水平，预防血栓形成。

（5）有益于降血压。

（6）其他　有益于提高视力，同时还对糖尿病性视网膜病变、乳房囊肿和毛细血管脆弱引起的微循环疾病有积极的作用。

4. 原花青素　原花青素在葡萄、山楂、松树皮、银杏、花生、贯叶金丝桃和白桦树等植物中含量丰富。目前研究最多的是葡萄籽和葡萄皮中的原花青素，其中葡萄籽中含5%～8%的原花青素。

（1）抗氧化　通过清除体内自由基和抗氧化作用，可有效预防组织的自由基氧化损伤，延缓衰老进程。

（2）提高血管壁弹性　原花青素可通过提高血管弹性而降低血压，并可降低血液中胆固醇水平，减少血管壁上胆固醇的沉积，预防血栓形成，从而有助于预防心脑血管疾病的发生。

（3）抑制癌细胞繁殖增长　原花青素对多种癌细胞如乳腺癌、前列腺癌、皮肤癌、结肠癌细胞等都具有不同程度的抑制作用。

（4）其他　原花青素还有调节免疫、抗炎、抗菌、抗突变、改善视力及护肝等作用。

（三）有机硫化物

1. 异硫氰酸酯　是硫代葡萄糖苷酯的一大类水解产物，广泛分布于双子叶被子植物和海绵体、红藻类等生物中，西兰花、花椰菜、羽衣甘蓝、芥菜等为主要来源。硫代葡萄糖苷酯存在于此类植物的根、茎、叶和种子中，尤其以种子中的含量最丰富。

（1）抗癌　大量细胞和动物试验资料表明异硫氰酸酯对多种肿瘤包括乳腺癌、前列腺癌、膀胱癌、肺癌、胃癌、结肠癌和白血病等具有抗癌活性。

（2）抗氧化损伤。

（3）其他作用　莱菔硫烷具有免疫调节作用。莱菔硫烷对幽门螺杆菌的生长有抑制作用。异硫氰酸烯丙酯对不同生长阶段的沙门菌、大肠杆菌O157：H7和单核细胞增生李斯特菌ScottA具有抑制作用。

2. 大蒜素　又名蒜辣素、蒜素，主要存在于百合科大蒜的球形鳞茎中。完整的蒜瓣中难以找到大蒜素，此时存在的成分是它的前体蒜氨酸。当蒜瓣里的间隔受到破坏时，在蒜氨酸酶的作用下，蒜氨酸被迅速转化为大蒜素。

（1）杀菌　大蒜素对多种致病菌，如大肠埃希菌、葡萄球菌、痢疾志贺菌、肺炎球菌、炭疽杆菌、链球菌、伤寒杆菌、副伤寒杆菌、霍乱弧菌、白喉棒状杆菌等有明显的抑制和杀灭作用。

（2）提高机体的免疫力。

（3）预防心血管疾病。

（4）有助于防治肿瘤　大蒜的含硫化合物能抑制包括结肠癌在内的肿瘤。

（四）其他

1. 左旋肉碱　主要来源于动物，在羊肉中最丰富，含量可高达2100mg/kg。

（1）转运脂肪　左旋肉碱是脂肪的运载工具，可把脂肪送入线粒体中，氧化产能。

（2）降低血脂　外源性肉碱对机体脂肪代谢的影响报道不一，多数学者认为肉碱可增强脂肪酸氧化酶的活性，促进脂肪氧化，降低体重和血脂水平。

（3）抗疲劳　有显著的抗疲劳作用，可提高机体耐受力。

（4）其他　有助于调节内分泌，促进婴幼儿生长发育等。

2. 褪黑素　又称松果体素，化学名为*N*-乙酰基-5-甲氧基色胺，是由哺乳动物和人类的松果体分泌产生的一种吲哚类激素。

（1）改善睡眠　褪黑素能明显缩短入睡时间、延长睡眠持续时间、提高睡眠质量。

（2）抗衰老　褪黑素通过清除自由基、抗氧化和抑制脂质的过氧化反应，保护细胞结构、防止DNA损伤、降低体内过氧化物的含量。

（3）调节免疫　褪黑素能刺激免疫细胞，特别是辅助性T淋巴细胞，释放免疫原性阿片肽，增加抗体生成，刺激淋巴细胞产生干扰素等。

自 测 题

A_1/A_2型题

1. 评价食物蛋白质的质量高低，主要看
   A. 蛋白质的含量和消化率
   B. 蛋白质的消化率和生物学价值
   C. 蛋白质含量、氨基酸含量、生物学价值
   D. 蛋白质含量、蛋白质消化率及生物学价值
   E. 氨基酸组成、蛋白质互补作用的发挥
2. 蛋白质生物学价值的高低主要取决于
   A. 各种氨基酸的含量与比值
   B. 各种必需与非必需氨基酸的含量与比值
   C. 各种必需氨基酸的含量与比值
   D. 各种非必需氨基酸的含量与比值
   E. 限制性氨基酸的含量与比值
3. 老年女性已出现骨质疏松，建议服用
   A. 番茄红素　B. 花色苷
   C. 大豆异黄酮　D. 叶黄素
   E. 褪黑素
4. 属于氧自由基清除剂的维生素是
   A. 维生素A　B. 维生素B
   C. 维生素C　D. 维生素E
   E. 维生素K
5. 粮谷类食品中存在的第一限制性氨基酸是
   A. 谷氨酸　B. 组氨酸
   C. 甲硫氨酸　D. 赖氨酸
   E. 色氨酸
6. 目前确定的最基本必需脂肪酸是
   A. 亚油酸、花生四烯酸、α-亚麻酸
   B. 亚油酸、α-亚麻酸
   C. 亚油酸、花生四烯酸
   D. α-亚麻酸、花生四烯酸
   E. 亚油酸
7. 锌的生理功能不包括
   A. 有毒重金属的解毒作用
   B. 促进机体免疫功能
   C. 促进生长发育、促进脑发育与维持认知功能
   D. 促进创伤愈合、维持细胞膜结构
   E. 增进食欲、对皮肤和视力具有保护作用
8. 下列哪种营养素是合成前列腺素必需的前体
   A. 亚油酸　B. 亚麻酸
   C. 花生四烯酸　D. 磷脂
   E. 赖氨酸
9. 硒的生理功能不包括
   A. 抗氧化作用　B. 对重金属的解毒作用
   C. 增强免疫力　D. 促进创伤愈合
   E. 延缓衰老
10. 下列不被人体吸收，但对人体具有重要的生理意义的是
    A. 葡萄糖　B. 膳食纤维
    C. 麦芽糖　D. 乳糖
    E. 维生素
11. 正常情况下，大脑所需能量的主要来源是
    A. 果糖　B. 葡萄糖
    C. 酮体　D. 乳酸
    E. 肝糖原
12. 硒缺乏将引起
    A. 骨质疏松　B. 克山病和大骨节病
    C. 贫血　D. 门克斯病
    E. 干眼症
13. 由于食物的特殊动力作用而增加的能量消耗，以何种营养素最多
    A. 脂肪　B. 碳水化合物
    C. 蛋白质　D. 混合膳食
    E. 酒精
14. 下列说法不正确的是
    A. 体重越大，基础代谢率越高
    B. 身高越高，基础代谢率越高
    C. 男性基础代谢率高于女性
    D. 冬天的基础代谢率低于春秋
    E. 老年人基础代谢率比青年人低

15. 锌的极好来源是

A. 贝壳类海产品、红色肉类、动物内脏类

B. 干果类、谷类胚芽和麦麸

C. 奶酪、虾、燕麦、花生酱、花生

D. 蔬菜水果

E. 豆制品

16. 与维持正常视觉有关的维生素是

A. 维生素 A　　B. 维生素 B

C. 维生素 C　　D. 维生素 D

E. 维生素 E

17. 人体内含量最多的矿物质元素是

A. 钙　　B. 铁

C. 锌　　D. 硒

E. 镁

18. 老年人钙缺乏可导致

A. 癞皮病　　B. 大骨节病

C. 克山病　　D. 骨质疏松

E. 脚气病

19. 与血凝有关的维生素是

A. 维生素 A　　B. 维生素 D

C. 维生素 E　　D. 维生素 K

E. 维生素 B_1

20. 骨骼和牙齿的重要构成成分包括

A. 铁、硒　　B. 钙、磷

C. 钾、钠　　D. 硫、氯

E. 镁、氟

21. 下列哪种生物活性成分与改善老年人视力无关

A. 原花青素　　B. 花色苷

C. 大豆异黄酮　　D. 叶黄素

E. 褪黑素

22. 钠的生理功能不包括

A. 调节体内水分　　B. 维持酸碱平衡

C. 维持血压正常　　D. 维持正常的免疫功能

E. 增强神经肌肉兴奋性

23. 下列说法正确的是

A. 蔬菜、水果、豆类都属于酸性食品

B. 水果在生理上属于碱性食品

C. 主食米、面及其制品属于碱性食品

D. 多吃碱性食品身体就能呈碱性

E. 大部分的畜禽肉、鱼肉、蛋类等动物食品属于碱性食品

24. 维持正常的造血功能的矿物质是

A. 铁　　B. 钙

C. 磷　　D. 钾

E. 钠

25. 常见的缺锌症状不包括

A. 味觉障碍、偏食、厌食或异食

B. 生长发育不良、矮小、瘦弱

C. 门克斯病

D. 皮肤干燥、皮疹、伤口愈合不良、反复性口腔溃疡

E. 性发育或功能障碍、男性不育

（刘丹丹　杨　萌）

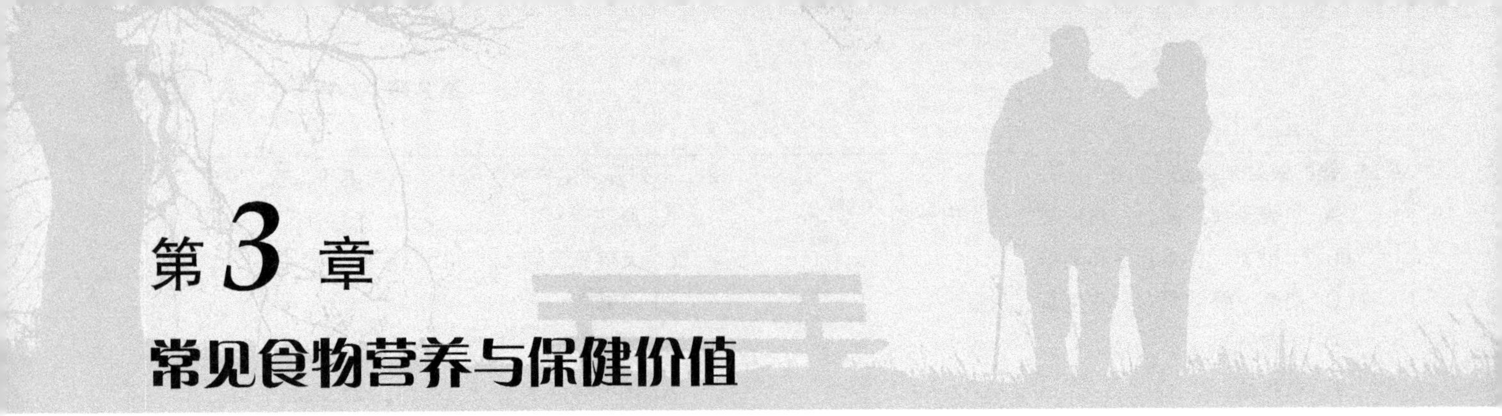

第3章

常见食物营养与保健价值

案例3-1

《中国居民营养与慢性病状况报告（2020年）》数据表明：2019年中国成年居民高血压、糖尿病、慢性阻塞性肺疾病患病率和癌症患病率和2015年相比有所上升，因慢性病导致的死亡占总死亡的88.5%；超重肥胖率超过50%……

调查数据也表明：水果、豆类及豆制品、奶类消费量仍然偏低，膳食摄入的维生素A、钙等不足依然存在。家庭人均每日烹调用油达43.2g，超过一半的居民高于30g每天的推荐值上限……

问题：1. 中国居民慢性病发病率增加与食物消费不合理是否有关？

2. 各类食物为人体提供的营养素包括哪些？

3. 针对目前的中国居民的健康状况，该如何进行膳食结构的调整？

食物是人类赖以生存的物质，是维持生命活动必不可少的物质基础。食物种类繁多，分类方式也很多，但按其来源不同，可分为植物性食物、动物性食物及各类食物的制品。

食物营养价值是指某种食物所含营养素和能量满足人体营养需要的程度，即在特定食物中所含营养素的种类、数量和质量与人体营养需要的关系。不同的食物外观形态、成分构成、营养价值差异很大，产地、品种、气候、加工工艺、烹调方法、储存方法等都可以影响食物的营养价值。全面了解各类食物的营养价值，有助于指导人们科学地选购食物并搭配出平衡膳食。

第1节　植物性食物的营养与保健价值

一、谷薯类

（一）谷类

谷类食物主要包括稻米（籼米、粳米、糯米）、玉米、小米、小麦、高粱、青稞、薏米、糜子、荞麦等。我国南方多以稻米为主，北方则多以小麦为主。一般来说，除大米和小麦面粉外，其余统称为粗粮或杂粮。谷类食物在我国膳食中占有重要地位，是蛋白质和能量的主要来源。

1. 谷类的结构和营养素分布　谷类结构基本相似，最外层是谷壳，主要起保护谷粒的作用。去壳后，谷粒结构主要由谷皮、糊粉层、胚乳和胚芽四部分构成。

（1）谷皮　是谷粒外面的多层被膜，主要由纤维素、半纤维素等组成，含较多的脂肪和矿物质，不含淀粉，约占谷粒重量的6%。

（2）糊粉层　谷皮与胚乳之间是糊粉层，占谷粒重量的6%～7%，含有丰富的蛋白质、脂肪、B族维生素及矿物质。在碾磨加工时，易脱落而与谷皮一同混入糠麸中。

（3）胚乳　占谷粒总重量的83%～87%，含有大量的淀粉和一定量的蛋白质，少量的脂肪、矿物质、维生素和纤维素。越靠近胚乳中心，蛋白质含量越低。

（4）胚芽　位于谷粒的一端，富含 B 族维生素、维生素 E、脂肪、蛋白质、矿物质，营养价值较高，但在加工过程中易与胚乳分离而丢失。

2. 谷类的营养价值　谷类的主要营养素是碳水化合物（淀粉），其次是蛋白质，脂肪含量很低。谷物中的矿物质多以植酸盐的形式存在，消化吸收率低。此外，谷类是膳食 B 族维生素的重要来源。

（1）碳水化合物　占谷类重量的 70%～80%，主要为淀粉，分布在胚乳淀粉细胞中。此外，还有少量可溶性糖（单糖和低聚糖）和非淀粉多糖（纤维素、半纤维素和果胶）。谷类淀粉由直链淀粉和支链淀粉组成。直链淀粉是由 α-1,4-糖苷键连接而成的线性葡聚糖，黏性差，较易溶于水，但水解缓慢，易"老化"形成难消化的抗性淀粉；支链淀粉是由 α-1,4 和 α-1,6-糖苷键连接而成的具有分支结构的葡聚糖，黏性大，易"糊化"提高淀粉的消化率。与支链淀粉比较，直链淀粉升血糖的幅度较小，一般天然谷物中支链淀粉含量高于直链淀粉。

（2）蛋白质　含量一般在 7.5%～15%，营养价值低于动物性食物，第一限制性氨基酸为赖氨酸，其次是甲硫氨酸、苏氨酸、色氨酸及苯丙氨酸。谷类食物在我国居民膳食中所占比例较大，是膳食蛋白质的重要来源。可采用蛋白质互补或氨基酸强化的方法来提高谷类蛋白质的营养价值。

（3）脂肪　含量普遍低，为 1%～4%，主要集中在胚芽和糊粉层，在加工过程中易转入糠麸中。

（4）维生素　主要存在于胚芽和糊粉层中，加工的精度越高，损失就越多。谷类为膳食 B 族维生素的重要来源，维生素 B_1 和维生素 PP 含量最高。玉米中维生素 PP 为结合型，可加碱处理转变为游离型而提高吸收率。

（5）矿物质　含量为 1.5%～3%，主要为钙、磷、镁等，但多以植酸盐的形式存在于谷皮和糊粉层中，消化吸收率较低，且加工精度越高，损失就越多。

与精制谷类相比，全谷类食物含有更丰富的膳食纤维、脂肪、维生素、矿物质及植物化学物，有助于促进肠蠕动、降低血糖/血脂，对慢性疾病有一定的防治作用。《中国居民膳食指南（2022）》建议，每天的谷薯类食物摄入量为 200～300g，其中全谷类和杂豆类 50～150g。

（二）薯类

薯类包括马铃薯（土豆）、山药、芋头、甘薯、豆薯、木薯等，是我国居民膳食的重要组成部分，兼有谷类和蔬菜的双重优点。薯类碳水化合物含量为 8%～29%，淀粉含量仅次于谷类，蛋白质和脂肪含量较低，能量密度低于谷类，还含有一定量的矿物质和维生素。薯类虽然碳水化合物含量较高，但其中膳食纤维含量丰富，血糖生成指数低于精制米面，日常膳食中应适当增加薯类的摄入。薯类维生素 C 的含量较谷类多，甘薯中的胡萝卜素含量比谷类高，马铃薯中钾的含量高。另外，薯类也含有各种植物化学物，马铃薯中酚类化合物含量高，山药块茎中含有山药多糖、胆甾醇、麦角甾醇等多种活性物质。《中国居民膳食指南（2022）》建议，每天的谷薯类食物中，薯类摄入量为 50～100g。

二、豆类及其制品、坚果类

（一）豆类及其制品

豆类是平衡膳食的重要组成部分，分为两大类，一类是大豆，包括黄豆、青豆、黑豆等；另一类是除大豆外的其他杂豆，包括蚕豆、豌豆、绿豆、芸豆、红小豆（赤豆）等，其中以大豆营养价值最高，是膳食中优质蛋白质的重要来源。

1. 大豆的营养价值

（1）蛋白质　含量显著高于谷类，最高可达 35%～40%，富含人体需要的各种必需氨基酸，属于优质蛋白质。赖氨酸含量高，但是含硫氨基酸（甲硫氨酸、胱氨酸）含量较少，宜与谷类混合食用，从而提高利用率。

（2）脂肪　含量为15%～20%，以黄豆和黑豆含量较高，大豆油是我国居民的主要烹调用油。大豆油脂主要以不饱和脂肪酸为主，约占总脂量的85%。此外，还含有1.6%左右的磷脂，是防治高血压、动脉粥样硬化等疾病的重要食物来源。

（3）碳水化合物　含量为20%～30%，其中一半为能被人体消化利用的阿拉伯糖、半乳聚糖和蔗糖；而另一半为不被人体消化和吸收的寡糖，如棉籽糖和水苏糖，又称为大豆低聚糖，存在于大豆细胞壁。

（4）维生素　含量很少且在加工过程中大部分被破坏。B族维生素如维生素B_1、维生素B_2的含量在植物性食物中相对较高，且其中还含有较多的维生素E。

（5）无机盐　含量为4%～4.5%，其中钙含量丰富，磷、铁、钾、镁等含量也较高。但大豆中植酸和膳食纤维含量较高，降低了钙、铁等的生物利用率，在加工制作成豆制品后，植酸和膳食纤维大部分被除去，钙和铁的利用率大大提高。

2. 大豆的特殊成分

（1）大豆低聚糖　因人体缺乏α-*D*-半乳糖苷酶和β-*D*-果糖苷酶，水苏糖和棉籽糖等不能被消化吸收，但在肠道微生物作用下可产酸产气，引起胀气，故大豆低聚糖又被称为胀气因子或抗营养因子。近年来研究发现，大豆低聚糖可被肠道的细菌利用，具有维持肠道微生态平衡、改善肠道功能等作用。

（2）蛋白酶抑制剂　含量可达总蛋白的6%～8%，以胰蛋白酶抑制剂为主，是豆类的重要抗营养因子之一，可降低大豆的营养价值。常压蒸汽加热30min或者1kg压力加热10～25min，可破坏大豆中的胰蛋白酶抑制剂。

（3）豆腥味　豆类中不饱和脂肪酸经脂肪氧化酶氧化降解，产生的挥发性物质是导致大豆生食时豆腥味和苦涩味的原因。日常生活中将豆类加热、煮熟后可破坏脂肪氧化酶的活性和去除豆腥味。

（4）大豆皂苷　含量为0.62%～6.12%，是引起大豆食品产生苦涩味的因子之一，也具有抗血脂、抗氧化、提高机体免疫力等生物学作用。

（5）大豆异黄酮　主要分布于大豆种子的子叶和胚轴中，是大豆生长过程中形成的一类次生代谢产物，含量仅为0.1%～0.2%，具有延缓女性衰老，改善更年期症状，预防癌症、心血管疾病、骨质疏松等生理功能。

（6）大豆磷脂　由卵磷脂、脑磷脂、磷脂酰肌醇等成分组成，含量为1.1%～3.2%，在保护细胞膜、降血脂、延缓衰老等方面有良好的效果。

（7）大豆甾醇　含量为0.1%～0.8%，远高于其他植物性食物。其在体内的吸收方式与胆固醇相似，但吸收率远低于胆固醇，能够竞争性地抑制胆固醇的吸收，促进胆固醇的排泄，对心血管疾病具有防治作用。

（8）植物红细胞凝集素　主要集中在豆类子叶和胚乳的蛋白体中，其含量随豆类的成熟程度增加而增加，发芽时含量迅速下降。植物红细胞凝集素是能凝集人和动物红细胞的一种蛋白质，大量食用数小时后可引起头晕、头痛、恶心、腹痛、腹泻等症状。其不耐热，加热即可被破坏。

3. 其他豆类的营养价值　与大豆比较，杂豆的碳水化合物含量高，为重量的50%～60%，主要以淀粉形式存在；蛋白质含量较低，一般约为20%；脂肪含量极低，为1%～2%；其他营养素与大豆近似，也是营养价值较高的食物。

4. 豆制品的营养价值　豆制品主要指以大豆为原料加工制成的产品，按照生产工艺分为两类：一类是发酵豆制品，如腐乳、臭豆腐、豆豉、豆瓣酱、酱油和纳豆；另一类是非发酵豆制品，如豆腐、豆腐干、豆浆、豆腐脑和油豆腐等。

（1）豆腐　蛋白质含量5%～6%，脂肪含量0.8%～1.3%，碳水化合物含量2.8%～3.4%。制作过程中大量粗纤维和植酸被去除，一些抗营养因子被破坏，蛋白质和矿物质的消化利用率大大提高。另外，制作过程中加入了石膏（硫酸钙）或卤水（主要成分硫酸镁、硫酸钙），钙和镁含量也大大增加。

（2）豆腐干　豆腐经去除了大量水分后压榨制作而成，使得蛋白质和营养成分浓缩，豆腐丝、豆腐皮等水分含量更低，蛋白质含量可达20%～45%。

（3）豆浆　营养成分含量与加水量密切相关。一般来说，豆浆的蛋白质含量近似牛奶。

（4）发酵豆制品　经过微生物的作用，蛋白质被分解成多肽、氨基酸，消化吸收率提高；维生素B_2、维生素B_6、维生素B_{12}等含量大大增加。另外，棉籽糖、水苏糖被分解，食后不引起腹胀；同时还形成具有特殊风味的有机酸、氨基酸等，能刺激食欲，有助于人体的消化吸收。

（5）粉皮、粉条、凉皮　以富含碳水化合物的杂豆做成，大部分蛋白质被去除，故其营养成分以碳水化合物为主。

（二）坚果类

按照脂肪含量不同，坚果可分为两大类：一类是油脂含量高的油脂类坚果，如核桃、开心果、松子、腰果、花生、葵花籽、西瓜子、碧根果等；另一类是油脂含量低的淀粉类坚果，如栗子、银杏、莲子、芡实等。坚果是一类营养丰富、低水分和高能量的食物，富含各种矿物质和B族维生素，油脂类坚果营养素含量优于淀粉类坚果。

1. 蛋白质　油脂类坚果蛋白质含量多在12%～22%，淀粉类坚果蛋白质含量为4%～5%。不同坚果的蛋白质氨基酸组成不同，各有特点，但其生物利用率低，宜与其他食品的蛋白质互补提高利用率。

2. 脂肪　油脂类坚果脂肪含量高，多在40%以上，以多不饱和脂肪酸为主。澳洲坚果脂肪含量高达70%，是坚果中脂肪含量最高的一种。不同的坚果中脂肪酸的组成不同，葵花籽、核桃和西瓜子中富含亚油酸；花生、南瓜子、松子中40%的脂肪酸为单不饱和脂肪酸。

3. 碳水化合物　淀粉类坚果碳水化合物含量高，如银杏中含量为72.6%。油脂类坚果碳水化合物含量多在15%以下。坚果的膳食纤维含量较高，还包括少量的低聚糖和多糖类物质。淀粉类坚果虽然碳水化合物含量高，但其结构与大米、面粉不同，血糖生成指数低于精制谷类食品。

4. 维生素　富含维生素E和B族维生素，特别是油脂类坚果。核桃、花生、松子等还含有少量的胡萝卜素。

5. 矿物质　富含钾、镁、磷、钙、铁、锌、铜等，油脂类坚果矿物质含量高于淀粉类坚果。

适量食用坚果对慢性疾病的预防非常有利。但坚果属于高脂肪、高能量食物，如果摄入过多容易导致体重增加而增加慢性病发病风险。《中国居民膳食指南（2022）》建议，坚果摄入量为平均每天10g，每周50～70g。

三、蔬菜和水果类

（一）蔬菜类

1. 蔬菜的营养价值　蔬菜是平衡膳食的重要组成部分，按其结构和可食部位不同，分为叶菜类、根茎类、瓜茄类、鲜豆类、花芽类和菌藻类，不同种类所含营养价值差异较大。蔬菜不仅是维生素、矿物质、膳食纤维和植物化学物的重要来源，而且能刺激食欲，调节体内酸碱平衡，促进肠蠕动，帮助消化，对人体血液循环、消化系统和神经系统都有调节作用。

（1）碳水化合物　大部分蔬菜的碳水化合物含量较低，仅为2%～6%，包括单糖、双糖和膳食纤维，几乎不含淀粉。但马铃薯、藕、山药等根茎菜中碳水化合物含量比较高且大部分为淀粉。胡萝卜、番茄（西红柿）、南瓜（倭瓜）等含单糖、双糖较多，为2.5%～12%。蔬菜中膳食纤维含量较高，为1%～3%，是膳食纤维的主要来源。

（2）蛋白质　含量很低，通常在3%以下，鲜豆类、菌类和深绿色叶菜的蛋白质含量相对较高，如鲜豇豆的蛋白质含量为2.9%。

（3）脂肪　含量极低，大多数蔬菜脂肪含量不超过 1%。

（4）维生素　富含维生素 C、维生素 B_1、维生素 B_6、叶酸及胡萝卜素，尤其是维生素 C 和胡萝卜素。一般来说，蔬菜叶部的维生素 C 含量高于根茎部，嫩叶高于枯叶，深色菜叶高于浅色菜叶。黄、绿、橙色蔬菜中胡萝卜素含量高于浅色蔬菜。

（5）矿物质　富含矿物质，钾、钙、铁、磷的含量尤为丰富，其中以钾含量最高。蔬菜中存在的草酸不仅影响钙、铁等的吸收，还影响其他食物中钙、铁的吸收。草酸能溶于水，加热易挥发，水焯和爆炒均可将其破坏。

2. 蔬菜中的特殊成分　蔬菜还含有许多对人体健康有益的多酚、类黄酮、有机硫化物、硫代葡萄糖苷、植物固醇等植物化学物，也存在影响人体对营养素吸收的植物血细胞凝集素、皂苷、蛋白酶抑制剂、草酸等抗营养因子。硫代葡萄糖苷，简称硫苷，是十字花科植物特有的次生代谢产物，其降解物质异硫氰酸酯类化合物可抑制多种致癌物质诱发的癌症。有机硫化物主要存在于大蒜、洋葱、大葱、韭菜等葱属蔬菜中，具有预防心血管疾病、抗癌、调节血糖及机体免疫力等作用。广泛存在于各种植物性食物中的多酚包括茶多酚、花青素、单宁等，具有抗氧化、抗肿瘤、保护心血管、抑制炎症反应等作用。

（二）水果类

1. 水果类的营养价值　新鲜水果的水分含量高，营养价值与蔬菜相似，蛋白质和脂肪含量很低，是微量营养素、膳食纤维和植物化学物的重要食物来源。成熟的水果所含的营养成分比未成熟的水果高。

（1）碳水化合物　含量在 6%～28%，主要为葡萄糖、果糖和蔗糖，还富含纤维素、半纤维素和果胶。

（2）蛋白质　含量低，多在 0.5%～1.0%，还含有少量含氮物质。

（3）脂类　含量很低，多在 0.1%～0.5%。牛油果、榴莲、余甘子等部分水果中脂肪含量较高，如牛油果脂肪含量达 10%以上。

（4）矿物质　含量在 0.4%，含有人体所需的多种矿物质，但与蔬菜相比含量较低，特别是钙、铁、锌等。水果中钾钠比明显高于蔬菜。

（5）维生素　除不含维生素 D 和维生素 B_{12}，新鲜水果中几乎含有其他各种维生素，其中维生素 C 和胡萝卜素含量丰富，B 族维生素含量远低于绿叶蔬菜（不含维生素 B_{12}）。在各类水果中，鲜枣、草莓、橘、猕猴桃中维生素 C 含量较多，芒果、柑橘、杏等含胡萝卜素较多。

2. 水果中的特殊成分　有机酸含量为 0.2%～3.0%，主要以柠檬酸、苹果酸、酒石酸和抗坏血酸为主，一些水果还含有少量草酸、水杨酸、琥珀酸等。有机酸对钙、镁、铁等元素可起到螯合和还原作用，影响多种矿物质的吸收。另外，水果富含植物化学物，包括酚酸类、黄酮类、花青素类、原花青素、儿茶素和单宁类等。膳食中类黄酮物质约 10%来源于水果，槲皮素、杨梅素、柚皮素等是水果中比较重要的黄酮类物质。葡萄、草莓、桑葚等含有丰富的花青素类。香蕉皮、柿子、石榴中的单宁含量高，特别是未成熟的水果，是导致水果类食品苦涩的原因。

第 2 节　动物性食物的营养与保健价值

一、畜禽肉类

（一）畜肉类的营养价值

畜肉类主要包括猪、牛、羊、兔、驴、犬等牲畜的肌肉、内脏及其制品，也被称为“红肉”，主要提供优质蛋白质、脂肪、矿物质和维生素。

1. 蛋白质 主要存在于肌肉组织中，含量为 10%～20%。牲畜种类、年龄、肥瘦程度及畜肉的部位不同，蛋白质含量差异大，如猪肉蛋白质平均为 13.2%，猪里脊为 20.2%，猪五花肉为 7.7%，内脏蛋白质含量较高。畜肉类蛋白质必需氨基酸充足且在种类和比例上接近人体需要，属于优质蛋白质。皮肤和筋腱主要是胶原蛋白和弹性蛋白，蛋白质利用率低，营养价值低。此外，畜肉中含有能溶于水的肌凝蛋白原、肌酸、肌苷、嘌呤和氨基酸等含氮浸出物，使肉汤具有鲜味。

2. 脂肪 一般畜肉的脂肪含量为 10%～36%，肥肉高达 90%，以饱和脂肪酸为主。脂肪含量与畜类的品种、年龄、肥瘦程度及畜肉的部位等有密切关系，如猪里脊肉脂肪含量约 7.9%，猪五花肉为 35.3%，牛五花肉为 5.4%。在畜肉中，猪肉脂肪含量最高，其次为羊肉，牛肉中含量最低。胆固醇含量从高到低依次为：脑花＞内脏＞肥肉＞瘦肉。

3. 碳水化合物 以糖原形式存在于肌肉和肝脏中，且含量极少。在屠宰后的动物肉尸保存过程中，由于酶的分解作用糖原含量会逐渐下降。

4. 矿物质 含量为 1%～2%，瘦肉中含量高于肥肉，内脏高于瘦肉。其中，铁、锌、铜、硒等微量元素含量丰富，钙含量低，吸收利用率比植物性食物高。肝脏是铁的储藏器官，是最佳的补铁食品之一。牛肾和猪肾中硒的含量较高。

5. 维生素 B 族维生素含量较多，维生素 C 的含量极微。猪肉中维生素 B_1 含量达 0.54mg/100g，是牛肉的 8 倍、羊肉的 4 倍。内脏中维生素含量高于肌肉，肝脏中各种维生素含量均高，特别是维生素 A、维生素 D、叶酸和维生素 B_{12}，明显高于肌肉。维生素 A 的含量在牛肝、羊肝中最高，维生素 B_2 在猪肝中含量最丰富。

（二）禽肉类的营养价值

禽肉包括鸡、鸭、鹅、鸽、鹌鹑等的肌肉、内脏及其制品，也被称为“白肉”。禽肉营养价值与畜肉相似，但脂肪含量相对较小且熔点较低，含有 20%的亚油酸，易于消化吸收。禽肉蛋白质含量约为 20%，质地较畜肉细嫩且含氮浸出物多，故禽肉炖汤的味道较畜肉更鲜美。禽肉富含钾、钠、钙、镁、铁等多种矿物质，总含量为 1%～2%，其中钾的含量最高，其次是磷。与畜肉相同，禽肉中铁、锌、硒等含量较高，其中硒的含量高于畜肉。禽肉内维生素分布特点与畜肉类似，除维生素 C 外，水溶性维生含量较高，尤其是 B 族维生素，其中烟酸、泛酸的含量高于一般肉类，而脂溶性维生素含量较低。

二、水产品类

水产品包括鱼类、软体动物类（毛蚶、扇贝、牡蛎、墨鱼、鱿鱼、章鱼等）、棘皮动物类（海参、海胆等）、甲壳动物类（虾、蟹等）、藻类等。鱼类是膳食蛋白质和脂肪的重要来源，其可食部含量为 55%～65%，水分含量为 70%～80%。

1. 蛋白质 含量一般为 15%～25%，营养价值与畜禽肉类似，但氨基酸组成更优于畜禽肉类，尤其富含亮氨酸和赖氨酸，属于优质蛋白质。鱼类肌肉纤维细短，间质蛋白少，水分含量高，组织软细嫩，较畜禽肉类更容易消化。鱼类结缔组织和软骨中的蛋白质主要为胶原蛋白和黏蛋白，煮沸后成为溶胶，是鱼汤冷却后形成凝胶状的主要物质。另外，鱼类还含有游离氨基酸、肽、胺类、嘌呤等含氮物质，是鱼汤的呈味物质。河蟹、对虾、章鱼的蛋白质含量约为 17%，软体动物的蛋白质含量约为 15%，酪氨酸和色氨酸含量比牛肉和鱼肉高。

2. 脂肪 含量低于畜禽肉类，为 1%～10%，主要分布在皮下和内脏周围。鱼类脂肪中 ω-3 多不饱和脂肪酸占总脂肪酸含量的 9%～45%，一些深海鱼类中二十碳五烯酸（EPA）和二十二碳六烯酸（DHA）含量较高，具有降低血脂、防治动脉粥样硬化作用。鱼类胆固醇含量一般约为 100mg/100g，鱼子胆固醇含量较高，如鲳鱼子胆固醇含量为 1070mg/100g，虾子为 896mg/100g。

3. 碳水化合物 鱼类中碳水化合物含量较低，主要形式是糖原，约为1.5%。除糖原外，鱼体内还有糖胺聚糖类。其他水产品中海蜇、牡蛎等碳水化合物含量高，可达6%～7%。

4. 矿物质 含量占1%～2%，磷含量占总灰分的40%，钙、钠、氯、钾、镁含量丰富。钙含量高于畜禽肉类，铁含量与畜禽肉类相当或略低。海产鱼类含碘丰富。此外，鱼类中锌、硒等含量较丰富，沙丁鱼、鳗鱼、鲤鱼等锌含量均超过2.0mg/100mg。软体动物中矿物质的含量为1.0%～1.5%。生蚝中锌的含量高达71.2mg/100g，海蜇、牡蛎等硒含量超过50μg/100g。鲍鱼、河蚌、田螺等铁的含量较高。

5. 维生素 维生素B_2的良好来源，如黄鳝含维生素B_2为2.08mg/100g。鱼类肝脏含丰富的维生素A和维生素D、维生素E、维生素B_1、烟酸等，但几乎不含维生素C。软体动物中维生素的含量与鱼类类似，但维生素B_1含量较低，贝类食物中维生素E含量较高。

三、蛋类及其制品类

（一）蛋类的营养价值

蛋类包括鸡蛋、鸭蛋、鹅蛋、鹌鹑蛋、鸽子蛋等，营养价值基本相似。蛋类都是由蛋壳、蛋清、蛋黄三部分构成，不同品种禽蛋的各组成部分所占的比重不同。蛋类在我国居民膳食构成中所占比例为1.4%，鸡蛋食用最普遍、销量最大。

1. 蛋白质 含量一般为10%以上，主要为卵清蛋白和卵黄磷蛋白。卵清蛋白在蛋清中，卵黄磷蛋白在蛋黄中，都是优质蛋白。鸡蛋蛋白氨基酸模式与人体最为接近，是蛋白质生物学价值最高的食物，常被作为参考蛋白用于评价其他食物中蛋白质的营养价值。

2. 脂肪 几乎全部与蛋白质结合，呈乳化状，消化吸收率高，98%的脂肪集中在蛋黄中。蛋黄中62%～65%的脂肪为甘油三酯，30%～33%为磷脂，4%～5%为固醇，还有微量脑苷脂类。蛋黄是磷脂（包括卵磷脂、脑磷脂）、神经鞘磷脂的良好来源。胆固醇主要集中在蛋黄，且含量高。尽管蛋黄胆固醇含量高，但适量摄入不会影响血清胆固醇水平，故吃鸡蛋的时候不要丢弃蛋黄。

3. 碳水化合物 含量低，蛋清中以甘露糖和半乳糖为主，蛋黄中以葡萄糖为主，多与蛋白质结合存在。

4. 维生素 多集中在蛋黄，其中以维生素A、维生素E、维生素B_2、维生素B_6、泛酸为主，还含有一定量的维生素D、维生素K等。

5. 矿物质 主要集中在蛋黄中，其中钙、磷、钾、钠含量较多。此外，铁、镁、锌、硒等微量营养素含量较丰富。蛋类中铁主要以与卵磷蛋白结合形式存在，属于非血红素铁，生物利用度不高。

（二）蛋制品的营养价值

蛋制品包括皮蛋、咸蛋、卤蛋、鸡蛋干、干蛋白质、干蛋黄粉、蛋黄酱等。总的来说，新鲜蛋类经特殊加工制成风味特异的蛋制品，宏量营养素含量变化不大，维生素和矿物质含量受加工方法影响大。皮蛋（又称松花蛋等）在加工的过程中加碱和盐，水分和脂肪含量相对减少，矿物质含量增加，B族维生素被破坏，脂溶性维生素影响不大，而且会增加铅的含量；咸蛋（又称盐蛋、腌蛋等）主要是钠的含量大幅度增加，维生素E略有增加，其余维生素略有损失，故高血压、心血管疾病和肾病患者应谨慎食用。

四、奶类及其制品

（一）奶类的营养价值

奶类包括牛奶、羊奶、骆驼奶、马奶等，牛奶占奶制品消费的95%左右。奶类是一种营养成分齐全、组成比例适宜、易消化吸收、营养价值高的天然食品，是各年龄组健康人群及特殊人群的理想食品。

奶类的营养成分类似，主要由水分（占82%～88%）、蛋白质、脂肪、乳糖、矿物质和非脂乳固体组成，只是某些营养素的含量和比例略有差异。

1. 蛋白质 牛奶蛋白质含量为2.8%～3.3%，其中含79.6%酪蛋白、11.5%乳清蛋白及3.3%乳球蛋白。奶类蛋白质消化吸收率高，其必需氨基酸含量及构成与鸡蛋近似，属优质蛋白。人奶蛋白质含量低于牛奶，且酪蛋白比例低于牛奶，以乳清蛋白为主。

2. 脂肪 含量为3.0%～5.0%，以极小的微粒均匀分散于奶中，呈高度乳化状态，有利于消化吸收。主要为甘油三酯、少量磷脂和胆固醇，是脂溶性维生素的载体，对奶类的风味和口感也起着重要的作用。

3. 碳水化合物 主要为乳糖，其含量为3.4%～7.4%，牛奶中为4.6%，人奶中为6.3%。乳糖对婴幼儿的神经系统发育有重要的作用，还能促进钙、磷、镁等矿物质的吸收，同时对肠道健康具有重要意义。乳糖须经乳糖酶分解为葡萄糖和半乳糖后才能被吸收，如果消化道缺乏乳糖酶，进食奶类及其制品后则易出现呕吐、腹胀、腹泻等症状，称为乳糖不耐受症或乳糖不适应证。

4. 矿物质 富含钙、磷、钾、镁、钠、锌等，其中钙、磷比例合适（人奶为1∶1，牛奶为1.2∶1），故钙的生物利用度高，为膳食中最好的天然钙来源。奶类中铁含量很低，故喂养婴儿时应该注意铁的补充。

5. 维生素 含有人体所需的各种维生素，如维生素A、维生素D、维生素E、维生素K、各种B族维生素和维生素C。总体来讲，牛奶、羊奶是B族维生素的良好来源，尤其是维生素B_2。

（二）奶制品的营养价值

1. 消毒鲜奶、灭菌乳、调制乳 这三种产品是目前我国市场上流通量最大的液态乳。消毒鲜奶也称巴氏杀菌乳，是生牛（羊）乳等经巴氏杀菌等工序制得的液体产品，需冷藏且保质期短；灭菌乳是新鲜生牛（羊）乳，添加或不添加复原乳，经不同杀菌等工序制得的液体产品，无需冷藏且保质期较长；调制乳是以不低于80%生牛（羊）乳或复原乳为原料，添加其他原料或食品添加剂或营养强化剂，采用适当的灭菌或杀菌工艺制作而成的液体产品。除水溶性维生素有损失外，营养价值与新鲜生乳差别不大，但调制乳中因添加营养强化剂不同而差异较大。

2. 乳粉 是以牛（羊）乳为原料，经消毒、脱水并干燥等工序制作而成的粉状产品，除水溶性维生素有部分损失外，其他营养成分损失不大。脱脂乳粉的脂肪含量仅为1.3%，脂溶性维生素损失较大，其他营养成分变化不大，更适合于腹泻及需低脂膳食的患者食用。

3. 发酵乳和风味发酵乳 发酵乳是以生牛（羊）乳或乳粉为原料，经杀菌、发酵等工序制成的产品；风味发酵乳是以80%以上的生牛（羊）乳或乳粉为原料制成的发酵乳产品。发酵过程中，蛋白质被凝固、游离氨基酸和肽类增加，脂肪不同程度地被水解，乳糖被转化为乳酸，形成独特的风味。发酵乳更易于消化吸收，还可刺激胃酸分泌，同时可避免乳糖不耐受。

第3节　营养强化食品、保健食品、特殊医学用途配方食品的营养与保健价值

一、营养强化食品

（一）营养强化食品的作用和意义

除母乳以外，几乎没有任何一种天然食品能完全满足人体所需各种营养素的需要，而且食品在烹调、

加工、贮存等过程中往往有部分营养素损失。因此，为了弥补天然食品的营养缺陷，以及补充食品在烹调、加工、贮存过程中营养素的损失，满足不同人群对营养素的需要，有必要对有关食品进行营养强化。

根据不同人群的营养需要，将一种或多种营养素添加到食品中，用以提高食品营养价值，从而提高食用人群相应营养素摄入的方法，称食品营养强化，这种经过强化处理的食品称为营养强化食品，所添加的营养素（包括天然的和合成的）称为营养强化剂。营养强化剂都是公认的营养素，常用的营养强化剂主要包括维生素类（如维生素 A、B 族维生素、维生素 C 及维生素 E 等）、矿物质类（如碘、铁、钙、锌等）、必需氨基酸类（如牛磺酸、赖氨酸、甲硫氨酸等）和功能因子（如 DHA、EPA、乳铁蛋白、酪蛋白磷酸肽、低聚果糖等）四类。

（二）营养强化食品的合理选择

强化食品不是保健食品，是在现代营养科学的指导下，根据居民营养状况，针对不同区域、不同工作、不同生长发育期人群的营养缺乏水平和营养需要，以人群广泛消费的食品作为载体，加入特定营养素生产的食品，用以补充人群所缺乏的营养素且不改变人群的饮食习惯。我国从 20 世纪 90 年代起就实行了食盐加碘的强化，在市场上见到的还有许多添加了钙、铁、锌及维生素 A 或维生素 D 的食品也都属于营养强化食品。

选购营养强化食品时，应注意以下几个方面。

1. 有针对性地选择营养强化食品，避免盲目选用 选购营养强化食品时应该首先了解食用者的健康状况，最好通过医学检测确认对某种营养素缺乏后，再选用相应的营养强化食品。如果同时存在多种营养素缺乏，则先强化补充缺乏最严重的那一种营养素。

2. 购买选用经国家批准、卫生部门验收合格且在保质期内的营养强化食品 普通人最好选择国家营养改善项目推广的强化食品。要仔细阅读食品标签，不要重复选择强化同一种营养素的不同食品。

3. 不能以营养强化食品代替日常普通食品 人体所需的各种营养素的主要来源和最佳来源还是日常合理的膳食，故营养强化食品食用是有时间限制的，不适合长期当作普通食品来吃，不能以营养强化食品代替日常普通食品，否则会造成某种营养素过多而导致不良后果。在强化补充某种营养素的同时，还应该注意与其他营养素之间的平衡，避免造成体内各营养素失衡。

二、保健食品

（一）保健食品的作用和意义

保健食品是指声称并具有特定保健功能或者以补充维生素、矿物质为目的的食品，即适宜特定人群食用，具有调节机体功能，不以治疗疾病为目的，并且对人体不产生任何急性、亚急性或者慢性危害的食品，包括特定保健功能食品和营养素补充剂。

2022 年 1 月，国家市场监督管理总局会同国家卫生健康委员会、国家中医药管理局制定了《允许保健食品声称的保健功能目录 非营养素补充剂（2022 年版）（征求意见稿）》（以下简称《功能目录》）及配套文件，并予以发布。该《功能目录》中，非营养素补充剂允许保健食品声称的保健功能为 24 项，即有助于增强免疫力，有助于抗氧化，辅助改善记忆，缓解视觉疲劳，清咽润喉，有助于改善睡眠，缓解体力疲劳，耐缺氧，有助于控制体内脂肪，有助于改善骨密度，改善缺铁性贫血，有助于改善痤疮，有助于改善黄褐斑，有助于改善皮肤水分状况，有助于调节肠道菌群，有助于消化，有助于润肠通便，辅助保护胃黏膜，有助于维持血脂（胆固醇/甘油三酯）健康水平，有助于维持血糖健康水平，有助于维持血压健康水平，对化学性肝损伤有辅助保护作用，对电离辐射危害有辅助保护作用，有助于排铅。同时取消了与保健功能定位不符的促进泌乳、改善生长发育、改善皮肤油分 3 项保健功能，并对功能声称表述进行了一定的调整。

保健食品与普通食品的区别在于其特定的保健功能，能调节人体的功能，适用于特定人群食用，而且只有食用者存在某种功能异常时，保健功能才能体现。另外，保健食品虽然有保健功能，但其营养价值并不一定很高，人体所需的各种营养素还必须要从一日三餐中获得。保健食品与药品有严格的区分，其不是为治疗疾病而设计的，不能直接用于治疗疾病，只是人体机能调节剂、营养补充剂，且不允许有副作用。也就是说，保健食品是食品，但不含全面的营养素，不能代替其他食品，要坚持正常饮食；也不是药物，不能代替药物治疗疾病。

（二）保健食品的合理选择

保健食品按食用对象不同分为两大类：一类以健康人群为对象，主要为了补充营养素，满足生命周期不同阶段的需求；另一类主要供给某些生理功能异常的人食用，强调其在预防疾病和促进康复方面的调节功能。保健食品应有与功能作用相对应的功能因子（也称功效成分）及其最低含量。功能因子主要包括：①功能性碳水化合物，如植物多糖、藻类多糖、膳食纤维、功能性低聚糖等；②蛋白质、活性肽和氨基酸，如牛磺酸、精氨酸等；③功能性脂类，如亚油酸、α-亚麻酸、EPA、DHA、磷脂类等；④其他植物成分，如酚类、黄酮类化合物、生物碱类、类胡萝卜素等；⑤益生菌类，如嗜酸乳杆菌、保加利亚乳杆菌、双歧杆菌等；⑥微量营养素，如硒、维生素E、维生素D、钙、锌等。

选购保健食品的时候应注意：①认准产品包装上的保健食品标志（蓝帽子）及保健食品批准文号，依据其功能有针对性地选择，并按推荐剂量服用，切忌超剂量服用。②通过正规的渠道购买，切忌通过非法传销和会议销售等途径购买。网上选购时，要通过正规的电商平台，仔细核对其食品经营许可证和保健食品注册证书或备案凭证信息。③检查保健食品包装上是否注明生产企业名称及其生产许可证号。正规进口保健品一样也须有国产保健品标准要求。

三、特殊医学用途配方食品

（一）特殊医学用途配方食品的作用和意义

特殊医学用途配方食品是为了满足进食受限、消化吸收障碍、代谢紊乱或特定疾病状态人群对营养素或膳食的特殊需要，专门加工配制而成的配方食品，包括适用于0～12月龄的特殊医学用途婴儿配方食品和适用于1岁以上人群的特殊医学用途配方食品。我国对特殊医学用途配方食品实行严格的注册审批管理，该类产品必须在医生或临床营养医（技）师指导下，单独食用或与其他食品配合食用。

特殊医学用途配方食品作为一种为患者或者特殊医学状况人群提供营养支持治疗的食品，在改善患者营养状况，纠正代谢失衡，增强机体抵抗力，促进患者康复，缩短住院时间，降低住院患者死亡率，减少再入院率，节省医疗费用等方面发挥了巨大作用。

（二）特殊医学用途配方食品的合理选择

根据不同临床需求和适用人群，《特殊医学用途配方食品通则》（GB 29922—2013）将特殊医学用途配方食品分为三类，即全营养配方食品、特定全营养配方食品和非全营养配方食品。患者应严格按照医生或临床营养师的指导意见选购特殊医学用途配方食品，不能自行决定购买使用。购买产品后要重点阅读掌握标签上标示的食用方法和使用说明，了解如果配制和使用不当可能引起的健康危害警示说明。使用过程中如出现不适症状，或未达到预期效果，应及时向医生或者临床营养医（技）师咨询。

1. 全营养配方食品 该类产品中包含了人体所需的全部必需营养素，包括氨基酸/短肽型、整蛋白型全营养配方食品，可以作为口服或者管饲患者的饮食替代或者营养补充。

2. 特定全营养配方食品 该类产品是在全营养配方食品的基础上，依据特定疾病的病理生理变化而对部分营养素进行适当调整，可作为单一营养来源满足目标人群的营养需要，如糖尿病全营养配方食品、肾病全营养配方食品、难治性癫痫全营养配方食品等。

3. 非全营养配方食品 该类产品可满足目标人群部分营养需求，需与其他特殊医学用途配方食品或普通食品配合使用。包括蛋白组件（乳清蛋白、酪蛋白、大豆蛋白等）、脂肪酸组件（长链脂肪酸、中链脂肪酸等）、碳水化合物组件（麦芽糊精、低聚糖、果糖、乳糖等）、电解质配方、增稠组件、流质配方、氨基酸代谢障碍配方等。

第4节 其他食品的营养与保健价值

一、食用油和调味品

（一）食用油

食用油主要包括植物油和动物油。植物油包括玉米油、花生油、橄榄油、菜籽油、豆油等，动物油包括猪油、牛油等。除鱼油外，动物油以饱和脂肪酸为主，占40%～60%，单不饱和脂肪酸占30%～50%，多不饱和脂肪酸含量很低，常温下一般呈固态；而植物油以不饱和脂肪酸为主，占80%～90%（椰子油、可可籽油、棕榈油除外），饱和脂肪酸占10%～20%，常温下呈液态，消化吸收率高于动物油。大多数的植物油都以多不饱和脂肪酸为主，少数植物油单不饱和脂肪酸含量高，如橄榄油和茶油中油酸含量高达79%～83%，红花油中亚油酸含量为75%。一般食用油中α-亚麻酸的含量较低。

食用油不仅为人体提供能量，还提供必需脂肪酸，并有助于脂溶性维生素的吸收。植物油中不饱和脂肪酸与空气接触后易被氧化，因此购买食用植物油时最好选择小包装，或者将食用油分装在小油壶中，尽量减少与空气的接触。不同食用油脂肪酸的构成比例不同，定期更换食用油的品种更能保证人体的营养均衡。需注意的是，动物油脂肪组成以饱和脂肪酸为主，长期大量食用，可以使血脂升高，增加心血管疾病的风险。另外，虽然植物油含有对人体健康有利的不饱和脂肪酸，但若长期过量地摄入导致能量摄入过多，也会增加患糖尿病、高血脂、高血压等疾病的风险。《中国居民膳食指南（2022）》建议，成年人每天烹调油摄入量为25～30g。

（二）调味品

调味品是人类用来增味的一类食品，指以粮食、蔬菜等为原料，经发酵、腌制、水解、混合等工艺制成的各种用于烹调调味、食品加工的产品及各种食品添加剂。

1. 酱油 是用大豆或脱脂大豆或黑豆、小麦或麸皮，加入水、食盐酿造等经发酵而制成，含氯化钠12%～14%，是膳食钠的重要食物来源。氨基酸是酱油中最重要的营养成分，一般来说氨基酸态氮含量越高，酱油的等级就越高，也就是说品质越好。目前市场上酱油品牌繁多，其质量亦有较大差异，消费者在选购时应认准信誉较好的厂家及品牌。不同等级的酱油，其含盐量不一样。减盐酱油和铁强化酱油属于营养酱油。减盐酱油的氯化钠含量低于一般酱油，为5%～9%，高血压、心血管疾病的人可适当选用；铁强化酱油是在酱油中添加一定量的乙二胺四乙酸铁钠制成，用于预防和控制铁缺乏和缺铁性贫血。

2. 食盐 主要成分是氯化钠，按照来源可分为海盐、井盐、矿盐和池盐等；按加工精度，可以分为粗盐（原盐）、洗涤盐和精盐（再制盐）。粗盐含有少量的碘、镁、钙、钾等，具苦味；精盐氯化钠的含量达90%以上，海盐尚含较多的碘。《中国居民膳食指南（2022）》建议，成年人每天摄入食盐不超过5g。摄入食盐过量，与原发性高血压的发生具有相关性，因此在日常生活中应当注意控制盐的摄入量。加碘盐是将氯化钠与碘化钾（或碘酸钾）按一定比例配制而成，具有防止人体缺碘的作用。值得注意的是因为碘遇热易挥发，所以碘盐应放入密闭容器，且存放于阴凉、通风、避光处；炒菜或做汤时，应在菜或食物快做好时放入碘盐。

3. 味精和鸡精 味精是以大米、玉米、小麦、甘薯（红薯）等粮食作物经微生物发酵后再提取、精制而成，主要成分是谷氨酸的钠盐。鸡精是一种复合调味品，其主要的成分就是味精（含量 40%）和盐。此外，鸡精中还添加了助鲜剂核苷酸、鸡肉提取物、香精、色素等成分。谷氨酸单钠在碱性条件下加热可发生外消旋化，失去鲜味；核苷酸类物质易被磷酸酯酶分解，因而烹调时最好在菜肴加热结束时再放入味精或者鸡精。

二、酒类和饮料

（一）饮料

广义的饮料一般分为含酒精饮料和无酒精饮料。酒精饮料又称酒类，系指供人们饮用且乙醇（酒精）含量在 0.5%～65%（*V*/*V*）的饮料，无酒精饮料是指酒精含量<0.5%（*V*/*V*）的饮料。

1. 碳酸饮料 是将 CO_2 气体和各种不同的香料、水分、糖浆、色素等混合在一起而形成的气泡式饮料。不宜长期大量饮用，否则会增加肥胖、骨质疏松、龋齿等发病风险。

2. 果蔬汁饮料 以果蔬汁为基料，加水、糖、酸或香料调配而成的饮料，包括果蔬汁、浓缩果蔬汁和果蔬汁类饮料。

3. 特殊用途饮料 是指通过调整饮料中天然营养素的成分和含量比例，或者加入特殊成分，以适应所有或者某些特殊人群需要的饮品，包括营养素饮料、运动饮料和其他特殊用途饮料三类，主要作用为抗疲劳和补充能量。不适合普通人群长期饮用，特别是处于生长发育期的婴幼儿、儿童、青少年，否则会损害健康。

4. 蛋白饮料 以乳或乳制品，或其他动物来源的可食用蛋白，或含有一定量蛋白质的植物果实、种子或种仁等原料，添加或不添加其他食品原辅料和（或）食品添加剂，经加工或发酵制成的液体，包括含乳饮料、植物蛋白饮料、复合蛋白饮料和其他蛋白饮料。

5. 咖啡饮料 以咖啡豆和（或）咖啡制品为原料，添加或不添加糖、乳和（或）乳制品、植脂末等食品原辅料和（或）食品添加剂，经加工制成的液体饮料。

（二）酒类

按酿造方法分为发酵酒、蒸馏酒和配制酒；按酒精度数分为低度酒、中度酒和高度酒；按原料分为白酒、黄酒和果酒；按香型分为茅香型、泸香型、汾香型（又称清香型）等。

乙醇是酒类的主要成分，白酒的乙醇含量为 50%～60%（*V*/*V*），黄酒为 10%～20%（*V*/*V*），啤酒为 3%～6%（*V*/*V*）。酒类提供的能量主要取决于酒中乙醇的含量。蒸馏酒的能量主要由乙醇提供，能量密度为 230～400kcal/100ml；发酵酒的能量除由乙醇提供外，还由酒中的碳水化合物及其他成分提供。啤酒的能量密度约为 40kcal/100ml，而甜葡萄酒和黄酒的能量密度达啤酒的 15 倍以上。

酒类的蛋白质主要以氨基酸和短肽的形式存在。酒类的品种不同，所含氨基酸和短肽的量相差较大。氨基酸和短肽在黄酒、啤酒等发酵酒类中含量较高，在果酒中含量较少，蒸馏酒类则几乎不含氨基酸。酒中的碳水化合物主要有葡萄糖、麦芽糖、麦芽三糖、麦芽四糖、糊精等。

过量饮酒会导致多种营养素缺乏、急慢性酒精中毒、酒精性脂肪肝、酒精性肝硬化、高血压、脑卒中、某些癌症等，并可导致事故及暴力事件的增加。《中国居民膳食指南（2022）》建议，儿童青少年、孕妇、乳母以及慢性疾病患者不应饮酒，成年人如饮酒，一天饮酒的酒精量不超过 15g。

自 测 题

A_1/A_2型题

1. 动物性食物中几乎不含有的营养素是
   A. 维生素 A　B. 维生素 D
   C. 维生素 C　D. 维生素 B_1
   E. 维生素 B_2
2. 含维生素 C 较多的蔬菜是
   A. 黄瓜　B. 冬瓜
   C. 丝瓜　D. 甘薯
   E. 菠菜
3. 影响谷类中矿物质吸收利用的是
   A. 磷酸　B. 支链淀粉
   C. 蛋白质　D. 果糖
   E. 植酸
4. 大豆中的第一限制性氨基酸是
   A. 甲硫氨酸　B. 赖氨酸
   C. 酪氨酸　D. 色氨酸
   E. 亮氨酸
5. 我国居民能量和蛋白质的主要来源是
   A. 谷类　B. 肉类
   C. 蔬菜水果类　D. 豆类及其制品
   E. 奶类及其制品
6. 中国居民膳食纤维的主要来源是
   A. 奶制品　B. 谷类
   C. 蔬菜水果类　D. 大豆类
   E. 蛋类
7. 海鱼中具有预防心血管疾病作用的主要成分是
   A. 多不饱和脂肪酸　B. 碘
   C. 优质蛋白质　D. 维生素 A
   E. 抗坏血酸
8. 关于谷粒中营养素分布特点，描述正确的是
   A. 维生素 E 在糊粉层含量丰富
   B. 谷皮中含有丰富的蛋白质
   C. 主要集中在胚乳中
   D. 脂肪只存在于胚芽中
   E. 胚乳中纤维素含量较多
9. 不属于优质蛋白质的食物是
   A. 小米　B. 豆腐
   C. 羊奶　D. 羊肉
   E. 鸭蛋
10. 铁吸收率低的食品是
    A. 蛋黄　B. 血旺
    C. 牛肉　D. 猪肝
    E. 里脊肉
11. 饮牛奶后，常引起胃部不适、胀气痉挛、腹泻等不良反应，其主要原因就是消化液中缺少以下哪种物质
    A. 淀粉酶　B. 麦芽糖酶
    C. 凝乳酶　D. 盐酸
    E. 乳糖酶
12. 大豆油中高达 50%以上的不饱和脂肪酸为
    A. 亚油酸　B. DHA
    C. 花生四烯酸　D. α-亚麻酸
    E. EPA
13. 下列有关豆类说法中不正确的是
    A. 大豆中有抗胰蛋白酶因子可影响蛋白质消化
    B. 豆类中第一限制性氨基酸为甲硫氨酸
    C. 多食豆类有利于防止动脉粥样硬化发生
    D. 大豆中的不饱和脂肪酸以 α-亚麻酸含量最多
    E. 大豆食后易引起肠胀气
14. 下列食物中含多不饱和脂肪酸较多的食物是
    A. 鸡肉　B. 猪肉
    C. 牛肉　D. 羊肉
    E. 鱼肉
15. 有关牛奶说法正确的是
    A. 牛奶蛋白质为优质蛋白质
    B. 牛奶为钙的良好来源
    C. 牛奶属于贫铁食品
    D. 牛奶中含有人体需要的多种维生素
    E. 以上均是

（周　永）

第4章

老年人食物的烹饪

案例4-1

张大爷，男，82岁，身高161cm，体重40kg。他牙齿不好，进食少，既不喜欢吃瘦肉，也不喜欢吃蔬菜和水果，只喜欢吃稀饭、肥肉和喝汤。近一年来，张大爷体重减少了5kg，经常出现疲劳、牙龈出血，且长期便秘。

问题： 1. 请分析导致张大爷消瘦、便秘、牙龈出血的可能原因。

2. 针对目前状况，如何改善张大爷饮食？

一、烹饪对食物营养价值的影响

合理科学的烹饪加工方法可改善食物的感官性状，增加风味，去除或破坏食物中的抗营养因子，提高其消化吸收率，但同时也会使食物中的部分营养素不同程度地流失或破坏，降低食物的营养价值。

（一）食物前处理对食物营养价值的影响

食物原料在烹饪之前都需要进行前处理，包括清洗、胀发、切配等。不同的前处理方法对食物原料中的营养素含量和营养价值有不同的影响。

1. 清洗 清洗可去除食物原料中寄生虫卵、泥沙等杂物，对食物中的宏量营养素影响不大，但对维生素和矿物质影响较大，特别是水溶性维生素。因此，在确保食品安全的前提下，应减少洗涤、浸泡的时间。例如，大米经淘洗后，维生素 B_1 可损失30%～60%，维生素 B_2 和维生素PP可损失20%～25%，矿物质可损失70%。淘米时水温越高，搓洗次数越多，浸泡时间越长，营养素损失就越大。故淘米时，应尽量减少淘米次数，2～3次为宜，也不要用力搓洗。蔬菜一定要先洗后切，切勿长时间浸泡，这样可以减少蔬菜中的维生素C和矿物质的损失。

2. 胀发 干制原料在烹饪前需要胀发，包括水发、碱发、油发、盐发等方法。原料在干制的过程中，食物中水分和部分维生素丢失，胀发后食物原料中的营养素组成和结构都有所改变。木耳、银耳、黄花菜、海参、虾米、干贝等食物原料一般采用水发，胀发后重量和体积增加，矿物质会有一定的损失。墨鱼、鱿鱼等食物多采用碱发，大部分B族维生素及维生素C被破坏，且碱发后食物中会残留少许氢氧化钠或碳酸氢钠，形成特殊的碱味。蹄筋、鱼肚等多采用油发，油发可导致食物中脂肪含量增加。

3. 切配 根据食材本身特点及烹饪需要，将原料切配为大小一致、薄厚均匀，既有利于食材煮熟、保持鲜嫩，也有利于减少食材中的营养素被破坏。食材要避免切得太碎、太细，也要尽量缩短放置和贮存时间，应现洗现切、现炒现吃，减少营养素被氧化破坏。

4. 上浆、挂糊 上浆和挂糊可在食物表面形成一层保护膜，使食物在加工过程中不直接接触高温，避免因骤热失去水分而导致的发干、老韧等现象，还可以减少烹调过程中蛋白质、脂肪、维生素、无机盐等营养成分的外溢流失或破坏。另外，上浆、挂糊过程中使用的糊浆一般由鸡蛋、淀粉、面粉等原料组成，本身也具有丰富的营养成分，可以增加菜肴的营养价值。

5. 焯水 适当焯水可去除蔬菜中的部分草酸及残留农药，清除肉中多余的血水及异味等。但是，焯水处理也会使食物某些营养素损失，特别是水溶性的营养素。如果焯水时间过长，会导致食物老化，且营养素流失更多，所以应根据食物自身的特点，合理掌握焯水时间。通常情况下，大火沸水是较为普遍的焯水方式，既可缩短食物加热时间，又可保留住食物的新鲜感和色泽口感。

（二）不同烹饪方法对食物营养价值的影响

蒸、煮、炒、炖、焖、煎炸、熏烤等是常见的烹饪手段。不同的烹饪方式，以及同一种烹饪工艺采用的温度、时间不一样，营养素的损失也不一样。日常生活中，应该根据食物的特性，选择最佳烹饪方式才能确保菜肴的美味和营养价值。

1. 蒸 由于与水接触较少，可溶性营养物质流失量小，此法能最大限度地保留食物的营养成分，但由于需在高温下较长时间烹饪，不耐热的水溶性维生素仍大量被破坏，矿物质几乎不损失。

2. 煮与炖 在煮、炖过程中，B 族维生素、维生素 C 及无机盐如钙、磷等水溶性营养成分、碳水化合物、胶原物质、氨基酸、脂肪等容易水解到汤汁中，导致食物中的营养成分流失。因此，日常生活中既要吃肉、菜，也要喝汤。另外，加热时间越长，不耐热的营养素被大量破坏，所以一定要控制好炖煮时间，避免造成营养成分大量破坏。

3. 煎炸 煎炸会直接破坏食物中的碳水化合物、不耐热的维生素等营养物质，且食物中油脂含量大大增加，特别是高温油炸。例如，油条因加碱及高温油炸会使维生素 B_1 全部损失，维生素 B_2 和维生素 PP 仅保留 50%。为减少营养成分的破坏，煎炸烹饪时，可采用挂浆法在食物表面形成一层保护层。但要注意的是，糨糊主要成分一般是淀粉，淀粉在高温油炸过程中可形成丙烯酰胺，这类物质具有致癌性，会对人体健康造成负面影响。另外，食用油本身在反复高温加热过程中也会产生一些致癌物质。油炸食物应尽可能少吃。

4. 炒 由于炒的烹饪方法加热时间较短、操作迅速，食材中的水分和营养物质不容易快速流失。炒法烹饪过程应重视对火候的管理，若火候过旺或烹饪时间太长，会严重破坏食物中的营养成分。例如，蔬菜油炒 3min，维生素 C 损失 5%左右，炒 10min 损失则达 30%。因此，宜采用大火急炒的方式烹炒菜肴，缩短加热时间，尽量减少食物中营养成分的损失。

5. 熏烤 熏烤食物需长时间高温，导致不耐热的营养素大量破坏，如面包、松饼、蛋糕等食物在烘焙后，约 40%的 B 族维生素被破坏。特别要注意的是，食物在熏烤过程中会产生一些影响人体健康的有害物质，如肉类在熏烤过程中会产生多环芳烃，这是肉类食品的脂肪滴在发热的锅体表面产生的致癌物质。所以，熏烤时，食物不宜直接与火接触，熏烤时间也不建议过长，尤其不能烤焦。考虑到熏烤类食物的致癌性，不建议经常、大量食用。

二、老年人烹饪方法选择

随着年龄的增长，老年人机体的各项功能出现不同程度的衰退，如基础代谢率下降，牙齿松动、脱落导致咀嚼能力下降，消化液、胃酸等分泌减少、胃肠蠕动及排空速度减慢，机体合成和分解代谢失衡，酶活性和激素水平减低，视觉、嗅觉、味觉等器官反应迟钝，肌肉萎缩、瘦体组织减少等。这些变化影响老年人的食物摄取、消化和吸收能力。然而，老年人除了能量需要量降低以外，其他营养素的需要量与中青年时期基本相同，有些营养素的需要量甚至更高。因此，老年人更应该合理选择食物，并科学地烹调加工，才能保持良好的营养状况，延缓机体衰老和预防各种慢性疾病的发生，提高生活质量。

老年人膳食提倡食物品种粗细搭配，但烹调处理一定要细软，易于消化吸收，特别是年事已高或胃肠功能欠佳的老年人。烹饪方法选择的原则是因人而异，与老年人的牙齿和胃肠情况相适应。

1. 烹调方式应以烧、炖、蒸、煮为主，避免煎炸、熏烤、腌制等。根据需要，烹调过程中适当选择加醋、上浆挂糊、酵母发酵、勾芡等方法，减少烹调时营养素的损失。吃新鲜的食物，现做现吃，温度适宜。

2. 蔬菜类食物宜切碎，或延长烹调时间，但也不是越碎越好、越烂越好。因为蔬菜切得越碎、煮得时间越长，则营养素破坏越多。建议蔬菜多食用南瓜、胡萝卜、西红柿、丝瓜、茄子，嫩叶的菠菜、油菜、落葵（俗称木耳菜）、油麦菜等，以及嫩茎的茼蒿、菜薹（菜心）等，既营养丰富，又易于消化。质地较硬或者纤维素较多的蔬菜和水果，可以加工成蔬菜汁、果汁食用。

3. 肉类食物宜切成肉丝或肉片后烹调，也可做成肉糜、肉馅、肉丸、肉酱，然后包饺子、包包子、下面条、蒸蛋羹、拌饭、煮粥、炒菜、汆丸子等；鱼虾类可做成鱼片、鱼丸、鱼羹、虾仁等，尽量避免大块煎烤、油炸、粗炒等。

4. 坚果、杂粮等坚硬食物可碾磨成粉或者加工成细小的颗粒后食用，如五谷杂粮粉、藕粉、芝麻粉、核桃粉、玉米粉等。

高龄和咀嚼能力严重下降的老年人，饭菜则应该煮软烧烂，如软饭、稠粥、细软的面食等；对于咀嚼吞咽功能障碍的老年人可选择软食、半流质或糊状食物，液体食物应增稠。不同膳食烹调制作方法和要求详见表 4-1。

表 4-1　咀嚼吞咽功能障碍的老年人食物加工制作方法和建议

膳食分类	适合人群	描述	适宜食物	不适宜食物
软食	轻度咀嚼障碍的老年人	食物应细软、不散、不黏；食物颗粒≤1.5cm×1.5cm；容易咀嚼或容易用牙龈咀嚼	蒸煮烤软烂的米面食及其制品；易煮软的叶菜、薯芋类、茄果类食物；质地松软的新鲜水果；去刺和骨的鱼虾畜禽肉类；碎软的坚果和豆类及其制品；各类乳制品	煎、炸、烤的食物；坚硬、圆形及黏性大、易引起窒息危险的食物；富含粗纤维的蔬菜；带骨带刺的动物性食物；未经碎软处理的豆类和坚果
半流质	中度咀嚼障碍或轻度吞咽困难的老年人	食物应湿润有形状，即使没有牙齿也可以用舌头压碎，且容易形成食团，在咽部不会分散开，容易吞咽	蒸煮烤松软的半固体米面食品及其制品；易煮软的叶菜、薯芋类、茄果类食物；柔软切碎、食物颗粒≤0.6cm×0.6cm 的水果；去刺去骨切碎鱼虾肉蛋类；各类乳制品	同软食
糊状食物	明显吞咽障碍的老年人	食物应粉碎成泥状、无须咀嚼、易吞咽；通过咽部和食管时易变形且很少在口腔残留	各类食物蒸煮后经机械粉碎加工成泥状；质地细腻均匀，稠度适中；不易松散、不分层、不粘牙、能在勺子上保持形状	有颗粒的米面食物和制品；未经粉碎鱼虾肉蛋类、蔬菜、水果、豆类及其制品；含有颗粒的酸奶

自　测　题

A_1/A_2型题

1. 蔬菜在烹调过程中损失最多的营养素是
   A. 蛋白质　B. 脂肪
   C. 维生素 C　D. B 族维生素
   E. 矿物质
2. 谷类在烹调加工过程中损失较多的营养素是
   A. 蛋白质　B. 脂肪
   C. 矿物质　D. 脂溶性维生素
   E. B 族维生素
3. 在制作面食时，B 族维生素损失最多的烹调方法是
   A. 焖　B. 煮
   C. 烙　D. 油炸
   E. 蒸
4. 烹调加工蔬菜的合理方法是
   A. 先切后洗　B. 长时间浸泡
   C. 大火快炒　D. 大火快煮
   E. 大火烧烤
5. 谷类加工过程中损失较少的营养素是
   A. 淀粉　B. 蛋白质
   C. 脂肪　D. B 族维生素
   E. 矿物质

（周　永）

第5章

老年人营养状况评估与监测

案例5-1

刘大爷，71岁，退休在家，身高175cm，体重80kg，患冠心病23年，拟用称重法对刘大爷进行膳食营养调查。

问题： 1. 对刘大爷的体重做出评价。

2. 用称重法对刘大爷进行膳食营养调查时要注意什么？

3. 刘大爷的饮食要注意什么？

一个地区或国家居民的健康水平与人群的营养状况密切相关，而老年人又是构成人群的重要组成部分，故老年人作为人群中健康状况相对较差的群体，他们的营养状况直接关系到人群的健康水平。为了更好地了解我国居民的营养状况，我国会定期开展全国居民营养状况调查，并对调查结果及时统计分析，据此来修改或制定人群的营养政策、方针和指南。

第1节 营养调查

一、营养调查的内容及方法

（一）营养调查概述

随着我国经济的发展和时代的进步，居民的饮食结构也在发生变化，这既体现了经济的发展，也体现了人们对营养认知的提高。

1. 营养调查与营养监测的概念 营养调查与营养监测是用来了解居民营养状况的两种主要方法。营养调查是指对人群的营养状况进行调查，是研究人群营养状况的重要方法，包括膳食调查、营养缺乏病的临床检查、体格测量和营养状况实验室检查等。全国营养调查是指在全国范围内随机抽取一部分人群作为样本，对他们的膳食和营养状况进行调查，以此推断出全国居民的营养状况。营养监测是指长期动态监测人群的营养状况，同时收集影响人群营养状况的有关社会经济方面的资料，探讨从政策上、社会措施上改善营养状况的途径。

2. 营养调查与营养监测的意义 营养调查可得出每人每日营养素摄入量后，将它与供给量比较，并计算能量及蛋白质主要来自哪些食物、优质蛋白质（豆类、动物性食品）所占比例等，就可对膳食做出评价。膳食调查可了解目标人群的营养状况，其结果可为全面营养状况调查提供背景材料。营养监测是为了长期了解某地区或某人群的营养状况的动态变化趋势，可确定营养高危人群如严重营养不良和营养过剩的人群，同时可了解营养干预后的效果等，为制订合理的干预措施提供依据。

3. 我国营养调查与营养监测现状 中华人民共和国成立以来，我国分别于1959年、1982年和1992

年进行了全国性的营养调查；2002年，在全国范围内开展了中国居民营养与健康状况调查；2010～2012年，我国开展了中国居民营养与健康状况监测；2015～2019年，我国开展了新一轮中国居民慢性病与营养监测。这些调查对于了解我国城乡居民膳食结构和营养水平及其变化，为我国评价城乡居民营养与健康水平提供依据。因为营养状况与慢性病有直接关系，因此对于相关慢性病的流行病学特点及变化规律的调查为疾病防治发挥了积极的作用。随着我国社会经济快速发展，居民膳食结构和生活方式也发生了较大变化，慢性病的发病率呈上升趋势，且目前仍未得到遏制。因此，营养调查与监测可揭示社会经济发展对居民营养和健康状况的影响，为制定出相应的营养政策、方针和指南提供依据。

2015～2019年在全国31个省、自治区、直辖市完成了中国居民慢性病与营养监测，根据监测结果编写形成《中国居民营养与慢性病状况报告（2020年）》。报告结果显示：我国居民体格发育与营养不足问题持续改善，城乡差异逐步缩小；居民膳食能量和宏量营养素摄入充足，优质蛋白摄入不断增加；成人平均身高继续增长，儿童青少年生长发育水平持续改善，居民贫血问题持续改善；居民健康意识逐步增强，部分慢性病行为危险因素流行水平呈现下降趋势；居民吸烟率、二手烟暴露率、经常饮酒率均有所下降；家庭减盐取得成效，人均每日烹调用盐9.3g，与2015年相比下降了1.2g；居民对自己健康的关注程度也在不断提高，定期测量体重、血压、血糖、血脂等健康指标的人群比例显著增加；重大慢性病过早死亡率逐年下降，因慢性病导致的劳动力损失明显减少。2019年，我国居民因心脑血管疾病、癌症、慢性呼吸系统疾病和糖尿病等四类重大慢性病导致的过早死亡率为16.5%，与2015年的18.5%相比下降了2个百分点，降幅达10.8%。但是，我国慢性病防控工作仍面临巨大的挑战，2019年我国因慢性病导致的死亡人数占总死亡人数的88.5%，其中心脑血管病、癌症、慢性呼吸系统疾病死亡比例为80.7%。面对当前仍然严峻的慢性病防控形势，党中央、国务院高度重视，将实施慢性病综合防控战略纳入《"健康中国2030"规划纲要》，将合理膳食和重大慢性病防治纳入了健康中国行动。

通过监测，研究人员发现我国居民突出的营养问题主要体现在以下三个方面：①膳食结构不合理的问题突出，膳食脂肪供能比持续上升，食用油、食用盐摄入量远高于推荐值，而水果、豆类及豆制品、奶类消费量不足。②我国居民超重肥胖的形势严峻，城乡各年龄段居民超重肥胖率持续上升。③部分重点地区、重点人群，如婴幼儿、育龄妇女和高龄老年人面临的重要微量营养素缺乏等问题仍需要引起关注。

（二）营养调查的内容

1. 膳食调查 是营养调查中最基本的组成部分，是营养状况评估的第一步，是指通过不同的调查方法，了解被调查对象一定时间内通过膳食所摄取的各种营养素的数量和质量，计算出能量和各种营养素的摄取量，与参考摄入量比较，评价该调查对象的营养需要得到满足的程度。

膳食调查方法有多种，通常采用的方法有询问法、记账法、称重法、食物频率法和化学分析法。

（1）询问法 是由调查者通过询问的方式获得被调查者前一段时间，如前一日至数日的食物消耗量。询问法包括24h膳食回顾法和膳食史法，两种方法也可以结合使用。

1）24h膳食回顾法：询问调查前一天24h内的食物消耗情况，称为24h膳食回顾法。为了提高该调查结果的代表性，一般选用3d连续调查方法，即连续三个24h回顾所得结果。食物量通常用家用量具、食物模型或食物图谱进行估计。

24h膳食回顾法要求调查对象回顾和描述24h内所摄入的所有食物的种类和数量，对于加工食品要提供原料的种类和数量，然后对食物摄入量进行计算和评价。询问的方式有面对面、电话或自动询问等，用开放式调查表进行面对面询问时，调查时间应控制在15～40min。调查员询问前应经过统一培训，这样可最大程度减少因调查员不同而产生的偏倚。

24h膳食回顾法可用于家庭中个体的食物消耗状况调查。近年来我国全国性的住户调查中个体食物摄入状况的调查均采用此方法。在实际工作中，一般选用3d（通常选用两个工作日和一个休息日）连续调查的方法，即采用24h膳食回顾法对所有家庭成员进行连续3d个人食物摄入量调查，记录消耗的所有食物量（包括在外用餐和零食），计算每人营养素的摄入量。24h 回顾法调查表如表 5-1 所示。

表 5-1 24h 膳食回顾调查表

姓名：	性别：	电话：	住址：		
食物名称	原料名称	原料编码	原料重量	进餐时间	进餐地点

调查日期：

调查员：

此调查方法对调查员要求较高，调查员需要掌握一定的调查技巧和专业知识，如食物生熟比值和食物体积与重量之间的关系，能通过估算熟食重量得出其生重；对于家庭成员之间食物消费量的分配估计等。

24h 膳食回顾法是目前最常用的一种膳食调查方法，其优点主要是食物的摄入能够量化，不会因调查而改变被调查对象的饮食习惯，该方法简便易操作、省时省力、费用低等。由于该调查主要依赖被调查对象的记忆来回忆、描述他们的膳食，因此，24h 膳食回顾法不适合年龄在 7 岁以下的儿童和年龄在 75 岁以上的老年人及记忆力较差的人群。

2）膳食史法：是通过询问的方式获得被调查对象长时期（一个月、几个月甚至是一年以上或更长时间）的饮食习惯和日常膳食模式。如果膳食有季节性变化，可以分别询问，这样可获得不同季节的膳食数据。

膳食史法中膳食模式和食物核对是最关键的，但不适合饮食中每天有较大差异的个体。膳食史法已被广泛应用于营养流行病学调查研究中，当食物消耗种类多、随季节变化大时，采用膳食史法可更全面了解居民膳食摄入情况。对于许多慢性疾病（如心血管疾病、肿瘤、糖尿病等），研究过去的膳食状况比现在更有意义，如过去长期喜吃肥肉的个体，更容易出现肥胖和心血管疾病。

膳食史法的优点是可以进行具有代表性的膳食模式方面的调查，并且样本量大、费用低、使用人力少，不会影响被调查对象的膳食习惯和进餐方式。缺点是该方法比较抽象，对于非营养专家进行该调查比较困难。

（2）记账法　又称查账法，是指根据伙食账目单位的记录来查阅在一定时期内调查对象消耗的各种食物的总量，并根据同期内的进餐人日数，计算出每人每日各种食物的平均摄入量，再计算出每人每日能从食物中获得的能量和营养素的总量的一种方法。调查时间根据研究项目的需求而定，可以是一个月、三个月、半年、一年甚至更长时间。该方法适合于家庭调查，更适合年龄相仿、劳动强度相近的集体单位如学校、部队及养老院等。记账法一般只能获得调查对象能量和营养素摄入量的平均值。该法的优点在于操作简单、费用低、使用人力少，可用于大样本人群，如各类集体单位。缺点是无法统计调查期间膳食的浪费情况，调查结果只能得到家庭或集体人均的摄入量，难以分析个人的膳食摄入状况。

记账法调查的具体步骤如下。

1）食物消耗量的记录：开始调查前获得家庭或集体单位食堂剩余的食物种类和重量，然后详细记录在调查期间购入的所有食物种类和重量，调查结束后获得剩余食物的种类和重量。将调查前剩余食物的量加上调查期间购入的量，减去调查结束后剩余食物的量和废弃量，即为调查期间所消耗的食物总量。

2）进餐人数登记：对调查期间每日每餐的进餐人数、年龄、性别、劳动强度进行统计，计算总人日数。将各年龄组人日数或折合人日数相加即得总人日数。不能以人数的平均值计算每人每日营养素摄入水平，必须用混合系数的折算方法计算出“标准人”的每人每日营养素摄入量，再做比较和评价。人日数的计算详见本章营养调查结果的分析与评价。

链接　标准人和混合系数

一般将各类人都折合成标准人后进行比较。即以成年男子轻体力劳动者为标准人，其能量供给量 9.41MJ（2250kcal）作为标准人系数 1.0，其他各类人员按其能量供给量与标准人的能量供给量之比即为各类人的折合系数（又称标准人系数）。再结合人日数就可计算出混合系数。公式如下。

$$混合系数=\frac{\left(\sum 某类人群的折合标准人系数\times 人日数\right)}{总人日数}$$

标准人平均每日某种食物的摄入量=平均每人每日某种食物摄入量/混合系数。

（3）称重法　是通过对个人或家庭、集体食堂一日三餐中每餐各种食物量进行称重，再计算出每人每日消耗各种食物的量，然后利用食物成分表计算出每人每日摄入能量和各种营养素的量进行评价的一种方法。

称重法调查时间不宜过长，一般 3～7d 即可，规模不宜太大。不同季节的人群膳食营养状况往往有较大差异，为了使调查结果具有良好的代表性和真实性，最好在不同季节分次调查，保证每个季节有一次调查。调查期间调查对象所有摄入的食物均在调查范围内，如零食、水果、加餐等。称重法精确可靠，是前面三种调查方法中最准确的一种，但费时费力，还需要被调查对象的配合，所以一般只用于有特殊营养需要的人群，如老年人、特殊疾病患者等。

称重法的优点主要有能测定食物份额的大小和重量，能准确可靠地获得食物摄入量，能准确计算和分析每人每日营养素摄入量，是个体膳食摄入调查较理想的方法。缺点是费人力、物力，工作量大，不适合大规模调查。

（4）食物频率法　是以问卷形式调查在指定的时期内摄入某些食物频率的膳食调查方法。通常调查个体经常性的食物摄入种类，根据每日、每周、每月甚至每年所摄入各种食物的次数或食物的种类来评价膳食营养状况。可分为定性、定量和半定量的食物频率法。近年来被应用于了解一定时间内的日常摄入量，以研究既往膳食习惯和某些慢性疾病的关系。

食物频率法的问卷主要收集食物的种类和摄入食物的频率，即在一定时期内所食某种食物的次数。食物频率法对调查员与调查对象的负担较轻，工作量小，应答率高，调查易实现自动化，而且费用低。调查表是标准化的，因此大大减少了不同调查员之间出现的调查偏倚。该法可由调查员进行，也可由调查对象自己进行。

食物频率法的优点是能够迅速得到平时食物摄入的种类和摄入量，反映长期营养素摄取模式，可以作为研究慢性病和膳食模式关系的依据，其结果可作为在人群中进行膳食指导、宣传教育的参考，对调查人员要求不高，方法简单，费用低，应答率高。缺点是不能提供每天之间的变异信息，回答有关食物频率问题比较复杂，当前的食物模式可能影响过去膳食的回顾，准确性差。

（5）化学分析法　是利用实验室精密仪器对调查期间所有食物进行化学分析，准确地获得各种营养素和能量的摄入量的分析方法。

化学分析法要求高、复杂，更适合于科学研究和临床诊断用，一般人群营养调查中很少用。如分析某种食物中各种营养素的种类和含量等。

化学分析法的优点是容易收集样品，能够最可靠地得出食物中各种营养素的实际摄入量。缺点是操作复杂，需要专业技术人员才能完成，在实际生活中，一般不需要如此精确地测定，也没有必要，故在营养调查中很少使用该法。

2. 人体体格测量　机体的营养状况与体格发育有密切的关系，故通过人体体格测量可评价机体膳食营养状况。可以反映人体营养状况的指标有很多，不同年龄、性别、种族的体格测量指标和标准也有所不同，而且指标的测定方法也存在较大差异。例如，婴儿的身长与成年人的身高，其测量工具、测量方法均不同。

体格测量指数可分为三类，包括纵向测量指标、横向测量指标和重量测量指标。纵向测量指标有身高、坐高等；横向测量指标有腰围、臀围、上臂围等；重量测量指标有体重等。成年人最常用的体格测量指标是身高、体重、上臂围、腰围、臀围和皮褶厚度等，其中身高和体重最重要，因为它综合反映了蛋白质、能量以及其他一些营养素的摄入、利用和储备情况，反映了机体、肌肉、内脏的发育和潜在能力。

（1）体重　是除去衣物、鞋帽、排泄物后人体各部分的重量之和。体重会随着进食、运动和排泄而波动，一般在清晨空腹时测量较为适宜。体重增长与骨骼、肌肉、脂肪的增长有关，在生长期常作为评价能量和蛋白质营养状况的重要指标；成年期，身高已基本无变化，体重的增加主要与体内脂肪组织增多有关。老年人体重改变过快往往预示不良健康结局，因此，体重是反映老年人健康的重要指标。

测量方法：①选择杠杆秤作为测量工具，使用前需要校正，并检验准确度和灵敏度，准确度要求误差不超过 0.1%；②测试时杠杆秤应放在平坦地面上，调整零点至刻度尺呈水平位；③被测者身着短裤短袖衫，站立秤台中央；④测试人员放置适当砝码并移动游码至刻度尺平衡；⑤读数以 kg 为单位，精确到小数点后一位，并记录。

对于无法行走或站立的老年人，需要借助轮椅或床称总重，然后再减去轮椅或床的重量即为体重。

$$\text{标准体重（kg）}=\text{身高（cm）}-105$$

$$\text{标准体重指数}=[\text{实测体重（kg）}-\text{标准体重（kg）}]\div\text{标准体重（kg）}\times100\%$$

成人标准体重指数分级见表 5-2。

表 5-2　成人标准体重指数分级

评价	标准体重指数	评价	标准体重指数
正常	±10%	超重	＞10%
瘦弱	＜-10%	肥胖	＞20%
重度瘦弱	＜-20%		

超重和肥胖是 2 型糖尿病、冠心病、血脂异常、脂肪肝、高血压、肿瘤等慢性病的重要危险因素；但长期体重过轻也会导致脱发、厌食症、不孕不育、月经不调等；年老时还易出现骨质疏松症。

（2）身高　是指站立位时从头顶点至足底的垂直高度。影响身高的因素很多，其中遗传因素和营养状况的影响最大。身高受重力作用一天之内存在变化，波动幅度在 1～2cm。早晨起床时最高，晚上睡觉前最矮，故身高最佳的测量时间是早上 10 点左右，此时身高为全天的中间值。

测量方法：①选择身高坐高计作为测量工具，使用前应校对零点，误差不得大于 0.1cm；②上肢自然下垂，足跟并拢，足尖分开成 60°，足跟、骶骨部及两肩胛间与立柱相接触，躯干自然挺直，头部正直，耳廓上缘与眼眶下缘呈水平位；③测试人员站在被测者右侧，将水平压板轻轻沿立柱下滑，轻压于被测者头顶；④测试人员双眼与压板平面等高读数，以厘米（cm）为单位，精确到小数点后一位（0.1cm）。

中老年人的身高在一定程度上可用于评定衰老程度。身高随年龄增长而降低，正常以 20～30 岁为最高峰，从 40 岁开始，年龄每增加 10 岁，身高就降低 1～2cm。男性老年人的身高较最高峰平均要降低 2.25%，女性平均要降低 2.5%。

体重指数，又称体质指数（body mass index，BMI），是评价 18 岁以上成人群体营养状况的常用指标。它不仅对反映体型胖瘦程度较为敏感，而且与皮褶厚度、上臂围等营养状况指标的相关性也较高。是目前国际上常用的衡量人体体重是否健康的一个标准。BMI 的计算公式为：

$$BMI=体重（kg）/［身高（m）］^2$$

我国成年人 BMI 标准见表 5-3。老年人的 BMI 在 20.0～26.9kg/m^2 为正常。

表 5-3　中国成年人 BMI 值诊断肥胖的标准

BMI 分类	参考标准（kg/m^2）
体重过低	BMI＜18.5
体重正常	18.5≤BMI＜24
超重	24≤BMI＜28
肥胖	BMI≥28

（3）上臂围、小腿围

1）上臂围：是指上臂横截面周长，应测量上臂最丰满部位，上臂围反映机体的营养状况，与体重密切相关。一般使用无伸缩性材料制成的卷尺量取上臂自肩峰至鹰嘴连线中点的臂围长，上臂围的正常值标准为相当于大腿围的一半。包括上臂紧张围和上臂松弛围。

上臂紧张围指上臂肱二头肌最大限度收缩时的围度。测量方法是被测者上臂斜平举 45°，手掌向上握拳并用力屈肘；将卷尺在上臂肱二头肌最粗处绕一周进行测量，测量误差不超过 0.5cm。

上臂松弛围指上臂肱二头肌最大限度松弛时的围度。测量方法是在测量上臂紧张围后，将卷尺保持原来的位置不动，令被测者将上臂缓慢伸直，将卷尺在上臂肱二头肌最粗处绕一周进行测量，测量误差不超过 0.5cm。

利用上臂紧张围与上臂松弛围二者之差，表示肌肉的发育状况。一般此差值越大说明肌肉发育状况越好，反之说明脂肪发育状况良好。

2）小腿围：反映人体腿部肌肉发育水平及发达程度，作为人体脂肪总量丢失的一个很敏感指标，也常用于老年人的营养状况评估，我国 2018 年 2 月实施的《老年人营养不良风险评估》（WS/T552—2017）标准中，也将小腿围纳入评估指标。

测量方法：被测者两腿开立并同肩宽，测试人员将卷尺在被测者小腿最粗壮处以水平位绕其一周。测量单位为厘米（cm），精确到小数点后一位，测量误差不超过 0.5cm。小腿围的标准为 30～40cm。男性小腿围比女性小腿围大约 5cm。

（4）皮褶厚度　是衡量个体营养状况和肥胖程度较好的指标。可通过皮褶厚度的测量值估计人体体脂含量的百分比，是推断全身脂肪含量、判断皮下脂肪发育情况的一项重要指标。随着年龄的变化，体脂也会出现规律性的变化。体脂分布及其占体重百分比受遗传素质、生活环境、饮食习惯等影响。

皮褶厚度可用 X 线、超声波、皮褶厚度计等方法测量，用皮褶厚度计测量皮褶厚度是最常用且简单、经济的方法。测定部位有上臂肱三头肌部、肩胛下角部和腹部等。可分别代表个体肢体、躯干、腰腹等部分的皮下脂肪堆积情况，对判断肥胖和营养不良有重要价值。

1）肱三头肌部皮褶厚度测量方法：①被测者自然站立，被测部位充分裸露；②测试人员找到肩峰、尺骨鹰嘴部位，并用油笔标记出右臂后面从肩峰到尺骨鹰嘴连线中点处；③用左手拇指和食指、中指将被测部位皮肤和皮下组织夹提起来；④在该皮褶提起点的下方用皮褶厚度计测量其厚度，右手拇指松开皮褶厚度计卡钳钳柄，使钳尖部充分夹住皮褶；⑤在皮褶厚度计指针快速回落后立即读数，连续测量 3 次，记录以毫米（mm）为单位，精确到 0.1mm。肱三头肌皮褶厚度的标准值：男性为 12.5mm，女性为 16.5mm。如在相当于标准值的 80%～90%为轻度营养不良，60%～80%为中度营养不良，<60%为重度营养不良。

2）肩胛下角部皮褶厚度测量方法：①被测者自然站立，被测部位充分裸露；②测试人员用油笔标出右肩胛下角位置；③在右肩胛骨下角下方 1cm 处，顺自然皮褶方向（即皮褶走向与脊柱呈 45°角），用左手拇指和食指、中指将被测皮肤和皮下组织夹提起来；④同肱三头肌部皮褶厚度测量方法④⑤。肩胛下皮褶厚度标准：男性 10～40mm，女性 25～50mm。

3）腹部皮褶厚度测量方法：①被测者自然站立，被测部位充分裸露；②测试人员找到肚脐右侧约 1cm 处，用油笔标出测量点；③测试人员用左手拇指和食指、中指将被测皮肤和皮下组织顺着平行正中线夹提起来；④同前肱三头肌皮褶厚度测量方法。腹部皮褶厚度：正常成年男性 5～15mm，正常成年女性 12～20mm。

（5）腰围、臀围与腰臀比

1）腰围：是指经脐点的腰部水平围长，是反映脂肪总量和脂肪分布的综合指标。腰围监测对早期预防肥胖症、糖尿病、心血管疾病等具有积极作用。测量工具为无伸缩性材料制成的卷尺，刻度需读至 0.1cm。

测量方法：①被测者自然站立，平视前方；②要两名测试人员配合。测试人员甲选肋下缘最底部和髂前上棘最高点，连线中点，以此中点将卷尺水平围绕腰一周，在被测者呼气末，吸气未开始时读数。测试人员乙要充分协助，观察卷尺绕腰的水平面是否与身体垂直，并记录读数。腰围的标准：男性≤85cm，女性≤80cm。男性≥90cm，女性≥85cm 为中心型肥胖。

2）臀围：是臀部向后最突出部位的水平围长。臀围反映髋部骨骼和肌肉的发育情况。测量工具为无伸缩性材料制成的卷尺，刻度需精确至 0.1cm。

测量方法：①被测者自然站立，臀部放松；②要两名测试人员配合。测试人员甲将卷尺置于臀部向后最突出部位，以水平围绕臀一周测量，测试人员乙要充分协助，观察卷尺围绕臀部的水平面是否与身体垂直，并记录读数。

3）腰臀比：是腰围和臀围的比值，是判定中心型肥胖的重要指标，比值越小，说明越健康。正常成年男性腰臀比<0.9，女性<0.8，超过此值为中心型肥胖，中心型肥胖是糖尿病发病的重要诱因。

3. 人体营养水平实验室检测 人体营养水平实验室检测是指借助生化、生理实验手段，发现人体临床营养不足症、营养储备水平低下或营养过多，以便早期掌握营养失调征兆和变化动态，及时采取必要的常用的预防措施。有时为研究某些有关因素对人体营养状态的影响，也对营养水平进行研究测定。人体营养水平实验室检测与膳食调查、人体体格测定、临床检查资料结合进行综合分析，对进行营养评价以营养素缺乏病的正确诊断和制订防治措施等均有重要意义。

营养缺乏病在出现症状前即所谓亚临床状态时，往往先有生理和生化改变。正确选择相应的实验室检测方法，可以尽早发现人体营养储备低下的状况。评价营养状况的实验室测定方法基本上可分为：①测定血液中的营养成分或其标志物水平；②测定尿中营养成分排出或其代谢产物；③测定与营养素有关的血液成分或酶活性的改变；④测定血、尿中因营养素不足而出现的异常代谢产物；⑤进行负荷、饱和及同位素试验。营养状况的实验室检测目前常常测定的样品为血液、尿样等。

（1）血液

1）标本采集：①人体营养水平实验室检测的血液标本通常采用静脉血，血量根据具体检测目的确定；②检测结果可受饮食、药物的影响，故应在早晨空腹或禁食 6 h 以上再采取血液，其结果才具有真实的代表性；③常用化学或生化方法，大多数用血清进行检测，故采血后应立即分离血清和血浆。

2）检测目的：①测定血液中的营养成分或标志物水平；②测定与营养素相关的血液成分或酶活性的改变；③测定营养成分或其代谢产物排出速率；④测定血液中因营养素不足而出现的异常代谢产物。

3）注意事项：①采血操作中应防止溶血，抽血后应将针头取出，将血样沿管壁慢慢注入该管，不可注入气泡，不能用力摇动；②血清或血浆的分离，离心速度不应过高；③如需保存，应放于温度 4℃的冰箱，且存放时间不能超过 72h，–30℃以下可放置几周到几个月。

（2）尿液

1）标本采集：根据检测目的，准确留取尿液标本。常用于评价营养状况的尿样收集方法有晨尿、24h 尿、餐后尿、负荷尿。常见尿液标本及采集方法见表 5-4。

表 5-4　常见尿液标本及采集方法

标本	采集方法
晨尿	清晨起床后的第一次尿液标本。其化学成分较恒定，受前一天膳食影响较小，且留取方便
24h 尿	在某一指定时间，令受试者排尿并弃去，立即准确记录排尿时间，然后收集 24h 内全部尿液，包括次日到达计时点的最后一次尿。主要用于尿液中的溶质（如肌酐、蛋白质、钙等）定量
餐后尿	一般在午餐后 2h 收集尿液。对病理性糖尿和蛋白尿检出更敏感
负荷尿	一般在早饭后开始，先嘱受试者排尿并弃去，然后口服要测定的营养素，收集服药后 4h 内所排出的全部尿液（包括到达计时点的最后一次尿）。常用于水溶性维生素的负荷试验

2）检测目的：①测定人体蛋白质的需要量和氨基酸代谢试验；②测定水溶性维生素的耐受试验和研究水溶性维生素的需要量；③评价矿物质代谢；④评价机体水溶性维生素的营养状况；⑤研究人体矿物质的需要量。

3）注意事项：①收集容器要符合标本采集要求；②留取足够的标本，任意一次尿标本至少留取 12ml，其余项目最好超过 50ml，24h 尿要收集 24h 内全部尿液；③标本及时送检，如需保存则应冷藏于 4℃冰箱，必要时选择加入适当的化学防腐剂；④注意留尿时间的准确性，如果发现丢尿或留尿时间不准确，应丢弃作废，重新留取。

（3）粪便

1）样本采集：①常规粪便标本，采用自然排出的粪便，一般约拇指大小的一块，放在纸盒内迅速送检；②水样便标本，如为腹泻患者应采取脓血或黏液部分送检，或 5～6 汤匙的水样便；③浓缩粪便标本，应将 24h 排出的所有粪便收集于同一容器中送检，多用于寻找寄生虫虫体及作虫卵计数；④营养代谢试验所用粪便标本，收集时间较长，至少需要 3d，将每天的样品称重记录，做好标记，冰箱保存，最后将所有样品混匀，称总重量，根据需要取部分或全部送检。

2）检测目的：①用于测定人体蛋白质的需要量；②用于评价食物蛋白质的营养价值；③用于监测体内矿物质随粪便的排泄情况；④用于计算矿物质的吸收率及研究影响矿物质吸收的因素；⑤用于研究人体矿物质的需要量。

3）注意事项：①不得混有尿液，不可有消毒剂及污水的污染；②化学法隐血试验前三天禁食肉类及含动物血食物，并禁食铁剂及维生素 C；③做细菌学检验应收集标本于灭菌且有盖的容器之内送检；④氮平衡或矿物质平衡试验应使用粪便标志物，以区分不同代谢期间的粪便；⑤寄生虫及虫卵检测，应做固定保存，可在聚乙烯醇、硫柳汞、碘-甲醇或其他固定液中保存数周；⑥用于致病菌检测，应立即送检或置于培养基中保存。

4. 营养相关疾病临床症状及体征检查　营养缺乏病是指由于机体长期缺乏某一种或数种营养素引起的一系列临床症状。发病原因大致可分为：①营养素摄入不足；②消化道对某些营养素吸收障碍；③机体代谢障碍；④机体需要量增加；⑤某些疾病对物质代谢的影响。

营养缺乏病的发病过程历经储存不足、生理生化改变、功能异常和组织形态改变 4 个阶段。在功能异常阶段以前，患者主诉或体检不易发现明显的异常，属于亚临床缺乏，如果没有得到及时补充，可发展为临床症状型（即显性发病）。营养缺乏病的临床表现与人体对营养素需要量的适应性有关。长期处于低营养供给水平对营养缺乏更耐受，而长期处于高营养水平则对营养缺乏更敏感。

在体检中发现的许多症状和体征的病因并不是专一的。同时，营养缺乏往往为多发性，发现一种营养素缺乏的表现时，常提示亦伴有其他营养素不足的可能。常见营养缺乏病的临床体征见表 5-5。

表 5-5 常见营养缺乏病的临床体征

营养缺乏病	临床体征
蛋白质-能量营养不良	幼儿：消瘦，生长发育迟缓或停止，皮下脂肪少，皮肤干燥、无弹性、色素沉着、水肿，肝脾肿大，头发稀少等 儿童和成人：皮下脂肪减少或消失，体重降低，颧骨突起，水肿等
维生素 A 缺乏病	结膜、角膜干燥，夜盲症，比托斑，皮肤干燥、毛囊角化等
维生素 B_1 缺乏病	外周神经炎，皮肤感觉异常或迟钝，体弱、疲倦、失眠、胃肠道症状、心动过速、甚至出现心力衰竭和水肿等
维生素 B_2 缺乏病	口腔-生殖系综合征。口角炎，唇炎、舌炎，口腔黏膜溃疡，脂溢性皮炎，阴囊皮炎及会阴皮炎等
烟酸缺乏病	皮炎、腹泻、痴呆等 3D 症状。舌炎，舌裂，胃肠道症状、失眠、头痛、精神不集中、肌肉震颤、有些患者甚至出现精神失常等
维生素 C 缺乏病	齿龈炎，齿龈出血；全身点状出血，皮下、黏膜出血，重者皮下、肌肉和关节出血、血肿出现等
维生素 D 缺乏病	幼儿佝偻病：骨骺肿大，串珠肋，前囟未闭，颅骨软化，肌张力过低等 儿童：前额突出，“O”或“X”形腿，胸骨变形（肋膈沟，又称哈里森沟；鸡胸；漏斗胸等） 成人：骨质软化、骨痛、肌无力和骨压痛、骨质疏松等
碘缺乏病	地方性甲状腺肿：甲状腺增生肥大，巨大肿块压迫气管可有呼吸困难；克汀病：有智力低下和精神发育不全
锌缺乏病	生长迟缓、食欲不振、皮肤创伤不易愈合。性成熟延迟、第二性征发育障碍、性功能减退、精子产生过少等
硒缺乏与克山病	心脏扩大、急性心源性休克及严重心律失常，可引起死亡

二、营养调查结果的分析与评价

（一）膳食调查分析与评价

膳食调查收集到的资料通过各种不同的方法对膳食摄入量进行评估，从而了解某个体或群体在一定时期内个体或群体膳食摄入状况及人们的膳食结构、饮食习惯，借此来评定营养需要得到满足的程度。膳食调查是营养调查中的一个基本组成部分，它本身又是相对独立和营养调查中最基本的内容。膳食调查分析与评价的步骤是：①求出平均每日食物摄入量；②计算平均每日营养素摄入量；③膳食模式分析；④与 DRI 比较评价；⑤做出总结评价。

膳食调查的结果是国家政府机构制定政策的依据，是学术界从事科研工作的依据及企业研发新产品的数据基础；营养教育部门可根据膳食调查的结果有针对性地对居民进行正确的膳食指导。

（二）能量和营养素摄入情况的分析与评价

1. 计算就餐人日数 人日数代表被调查者用餐的天数。一个人吃早、中、晚三餐为 1 个人日。在膳食调查中不一定能收集到整个调查期间被调查者的全部进餐次数，应根据餐次比（早、中、晚三餐所摄入的食物量和能量占全天摄入量的百分比）来折算。若规定餐次比是早餐占 20%，午餐、晚餐各占 40%，如家庭中某一成员仅询问到早午两餐，其当日人日数为 1×20%+1×40%=0.6 人日。若对某养老机构进行集体膳食调查时，如果三餐能量比为早餐 25%、午餐为 40%、晚餐为 35%，三餐进餐人数分别为早餐 30 名、午餐 40 名、晚餐 35 名，则总人日数=30×25%+40×40%+35×35%≈36 人日。

2. 平均每人每日食物摄入量的计算 将调查对象在调查期间所消耗的各种食物除以人日数所得的

平均食物摄入量，要求算成克数，以便用食物成分表计算平均能量及营养素的摄入量。

首先计算全家食物实际消耗量：全家食物实际消耗量=食物结存量+每日购进食物量-每日废弃食物总量-剩余总量。

平均每人每日各种食物摄入量=全家食物实际消耗量（kg）÷家庭总人日数

3. 计算各类食物的消耗量　首先将每日摄入的食物按表 5-6 进行归类，再统计各类食物的摄入总量。在进行食物归类时应注意有些食物要折算后才能相加，如计算豆类摄入量时，不能将干黄豆与豆腐的消费量直接相加，应按蛋白质含量将豆腐量折算成干黄豆量后再相加。奶类也同样需要折算成鲜奶量后才能相加。

奶类和豆类的品种多，在《中国食物成分表》（第 6 版）中可能不会全部包括，需进行折算。在从黄豆到豆浆，从奶粉到鲜奶进行折算时，可以用该产品质量的 100g，乘以其蛋白质含量，再除以大豆（鲜奶）蛋白质的含量。举例如下。

（1）豆制品转换大豆　大豆的量=豆制品摄入量×蛋白质含量÷35.1%

（2）奶制品转换鲜奶　鲜奶量=奶制品摄入量×蛋白质含量÷3%

表 5-6　常用的食物分类

食物类别	米及其制品	面及其制品	其他谷类	干豆类	豆制品	蔬菜	腌菜	水果	干果	猪肉	其他畜肉	动物内脏	禽肉	奶及其制品	蛋及其制品	鱼虾	植物油	动物油	淀粉及糖	食盐	酱油
重量（g）																					

4. 膳食结构评价　将各类食物的摄入总量与中国老年人平衡膳食宝塔建议的各类食物参考摄入量进行比较，分析判断各类食物摄入量是否满足人体需要。一方面评价食物的种类是否齐全，是否做到了食物种类多样化；另一方面评价各类食物的消费量是否充足，从摄取食物的种类和数量上来看膳食结构是否合理。详见实训 5。

5. 评价平均每人每日能量及营养素的摄入量　平均每人每日营养素的摄入量是根据《中国食物成分表》（第 6 版）中各种食物的营养素的含量来计算的，计算时要注意调查的食物是净重还是毛重。《中国食物成分表》（第 6 版）中查不到的食物可用近似食物的营养成分代替，但要注明。计算出每日各种营养素的摄入量后，可与中国营养学会制订的《中国居民膳食营养素参考摄入量》（附录 1）进行比较。

（1）计算

1）食物摄入量的计算：食物摄入量=食物量（毛重）×可食部分比例-剩余熟食量×生熟比。生熟比指生食物的重量除以熟食的重量得出的值，如 50g 大米，加水煮成米饭后重为 125g，那么生熟比就是 50g÷125g=0.4。同理，如果知道生熟比和熟食的重量，就可以求出生食物的重量，如上面，如果知道米饭（熟食）为 125g，大米的生熟比为 0.4 的话，那么就需要消耗大米（生食）的量=125g×0.4=50g，也就是说要加工成 125g 的米饭需要大米 50g。

2）食物中营养素的计算：食物中某营养素含量=食物摄入量×食物中营养素含量÷100g。将摄入的所有食物中的同种营养素的量累加得到每人每日的某营养素的总摄入量。

（2）营养素的评价　参照 DRI 评价个体或群体膳食摄入状况。

1）个体评价：根据《中国居民膳食营养素参考摄入量》中的推荐摄入量（RNI）或者平均摄入量（EAR）进行个体营养素摄入量是否充足的评价，相差在 10%以内，可以认为满足。

2）群体评价：主要是评估人群中摄入不足或摄入过多的流行情况，以及亚人群间摄入量的差别。

6. 评价能量来源与蛋白质、脂肪和碳水化合物的比例

（1）能量的食物来源　食物中的能量均来自食物中的蛋白质、脂类和碳水化合物三大供能物质，淀粉含量高的食物如谷类、薯类等主要是由碳水化合物提供能量，含脂肪和蛋白质高的食物如肉类、油脂等食物则主要是通过脂肪和（或）蛋白质提供能量。而蛋白质、脂类和碳水化合物含量均较低的食物如有些蔬菜和水果等则属于低能量食物，过量摄入也不会引起能量摄入过量，故还可作为减肥食品。

（2）能量的营养素来源

1）计算：根据蛋白质、脂肪、碳水化合物的能量系数，分别计算出三大供能物质所提供的能量，把三大供能物质所提供的能量相加即得到总能量，把每种供能物质所提供的能量除以总能量即得到该营养素所提供的能量占总能量的比例。

蛋白质供能比（%）=蛋白质摄入量（g）×4（kcal/g）÷总能量（kcal）×100%

脂肪供能比（%）=脂肪摄入量（g）×9（kcal/g）÷总能量（kcal）×100%

碳水化合物供能比（%）=碳水化合物摄入量（g）×4（kcal/g）÷总能量×100%

2）评价依据：人体的能量主要来源于蛋白质、脂肪和碳水化合物，三大能量营养素占总能量的合理比例为：蛋白质应占10%～15%；脂肪应占20%～30%；碳水化合物应占50%～65%。

（3）蛋白质的计算与评价　膳食蛋白质因食物来源不同，其营养价值差别很大，对机体健康影响也很大，所以需要区别对待，在进行营养调查时，膳食蛋白质来源也是重要的评价内容。

1）计算：①将膳食中的食物分为谷类、豆类、动物性食物和其他四大类；②按照四类食物分别计算各类食物中所能提供的蛋白质总和；③计算各类食物提供的蛋白质占总蛋白质的百分比，尤其是动物性及豆类蛋白质占总蛋白质的比例。

2）评价依据：动物性蛋白质和豆类蛋白质为优质蛋白质，所含的必需氨基酸种类齐全、比例适当、人体利用率高。因此，应在膳食中保证一定量的动物性蛋白质和豆类蛋白质。目前认为老年人合理的蛋白质来源比例是：动物性蛋白质和豆类蛋白质加起来应占总蛋白质的50%以上，其他食物蛋白质占50%以下。

（4）脂肪供能的计算与评价

1）计算：①将食物分为动物性食物和植物性食物；②分别计算动物性食物和植物性食物提供的脂肪摄入量和脂肪总量；③计算各类食物提供的脂肪占总脂肪的百分比。

2）评价依据：一般认为，脂肪提供的能量占总能量的30%以内，饱和脂肪酸提供的能量小于总能量的8%，单不饱和脂肪酸所提供的能量占总能量的10%以内，剩余的能量由多不饱和脂肪酸提供为宜。

7. 食用油和调味品的评价

1）计算：食用油和调味品的摄入量需要通过记账法或称重法调查获得，然后按照每个家庭成员日均来自食用油和调味品以外所有食物能量摄入量的比例分配到每个人。

2）评价依据：《中国老年人膳食指南（2022）》建议老年人每天油脂摄入量为20～25g，盐每天不超过5g为宜。

8. 三餐能量的评价

1）计算：分别把早、中、晚三餐摄入的食物所提供的能量除以一天总摄入的能量乘以100%，就得到三餐提供能量的比例。

2）评价依据：老年人三餐能量分配一般认为以一日中每餐所含热量占全日总热量符合早餐25%～

30%、午餐 30%～40%、晚餐 30%～35%的比例为合理。

9. 案例分析　李大爷，65 岁，退休在家，一日膳食情况见表 5-7，请进行分析。

表 5-7　李大爷一日食谱

餐次	食物名称	原材料和用量
早餐	馒头	面粉 50g
	牛奶	牛奶 250ml
午餐	青椒肉丝	青椒 100g，猪瘦肉 30g，花生油 15g
	清炒小白菜	小白菜 200g
	米饭	大米 100g
晚餐	蒸蛋	鸡蛋 50g
	宫保鸡丁	鸡肉 30g，大葱 50g，胡萝卜 50g，白糖 10g，花生油 15g
	米饭	大米 80g

（1）计算摄入食物中各种营养素的含量，见表 5-8。

表 5-8　摄入食物中各种营养素含量

食物名称	毛重（g）	净重（g）	蛋白质（g）	脂肪（g）	碳水化合物（g）	钙（mg）	铁（mg）	维生素 A（μgRE）	维生素 C（mg）
面粉	50	50×100%=50	5.6	0.8	36.8	16	1.8	—	—
牛奶	250	250×100%=250	7.5	8.0	8.5	260	0.8	60	2.5
早餐			13.1	8.8	45.3				
青椒	100	100×84%=84	84×1.4%=1.2	84×0.3%=0.3	84×0.58%=0.5	84×15%=13	84×0.7%=0.6	84×57%=48	84×62%=52
猪瘦肉	30	30×100%=30	6.1	1.9	0.5	2	0.9	13	—
小白菜	200	200×81%=162	2.4	0.5	4.4	146	3.1	454	45.4
花生油	15	15×100%=15	—	15.0	—	2	0.4	—	—
大米	100	100×100%=100	7.7	0.6	77.9	11	1.1	—	—
午餐			17.4	18.3	83.3				
鸡蛋	50	50×88%=44	5.9	3.9	1.2	25	0.9	103	—
鸡肉	30	30×66%=20	3.9	1.9	0.3	2	0.3	10	—
大葱	50	50×82%=41	0.7	0.1	2.7	12	0.3	4	7.0
胡萝卜	50	50×97%=49	0.7	0.1	5.0	16	0.2	327	7.8
白糖	10	10×100%=10	—	—	10	—	—	—	—
花生油	15	15×100%=15	—	15.0	—	2	0.4	—	—
大米	80	80×100%=80	6.2	0.5	62.3	9	0.9	—	—
晚餐			17.4	21.5	81.5				
合计			47.9	48.6	210.1	516	14.4	1019	114.7

（2）与 DRI 比较，评价摄入食物中各种营养素含量是否达标，见表 5-9。

表 5-9 摄入各种食物中营养素含量与 DRI 比较							
摄入量	蛋白质（g）	脂肪（g）	碳水化合物（g）	钙（mg）	铁（mg）	维生素 A（μgRE）	维生素 C（mg）
实际摄入量	47.9	48.6	210.1	516	14.4	1019	114.7
参考摄入量	65	［2050－（65×4）］×22%÷9=43.8	［2050－（65×4）－（43.8×9）］÷4=349.0	1000	12	560	100
百分比（%）	73.7	111.0	60.2	51.6	120.0	182.0	114.7

实际摄入量占参考摄入量%=（实际摄入量÷参考摄入量）×100%

评价方法：能量摄入量占参考值 90%～110%为合理，营养素在 80%以上为充足。

从表 5-9 中可以看出蛋白质、碳水化合物和钙摄入不足，而脂肪摄入过量，铁、维生素 A 和维生素 C 摄入过量。

（3）计算三大能量物质的供能比，见表 5-10。

表 5-10 三大能量物质的供能比			
能量物质	摄入量（g）	提供的能量（kcal）	供能比（%）
蛋白质	47.9	47.9×4=191.6	191.6÷1469.4=13.0%
脂肪	48.6	48.6×9=437.4	437.4÷1469.4=29.8%
碳水化合物	210.1	210.1×4=840.4	840.4÷1469.4=57.2%
能量合计		1469.4	1469.4÷2050=71.7%

评价方法：蛋白质供能比应为 10%～15%，脂肪供能比应为 20%～30%，碳水化合物供能比应为 50%～65%，从表 5-10 可以得出，三大供能物质中脂肪供能比在合理范围的上限值附近，需要下调，蛋白质和碳水化合物供能比比较合理。但是查《中国居民膳食营养素参考摄入量》知该对象能量需要量为 2050kcal，但其一日的总摄入能量只有标准的 71.7%，可见其总能量摄入是不足的。

（4）计算三餐能量分配比例，见表 5-11。

表 5-11 三餐能量分配比例			
餐次	能量（kcal）	占总能量百分比	标准
早餐	13.1×4+8.8×9+45.3×4=312.8	312.8÷1469.4×100%=21.3%	25%～30%
午餐	17.4×4+18.3×9+83.3×4=567.5	567.5÷1469.4×100%=38.6%	30%～40%
晚餐	17.4×4+21.5×9+81.5×4=589.1	589.1÷1469.4×100%=40.1%	30%～35%

与标准比较，可以看出晚餐供能比例过高，早餐供能比例偏低，中餐供能比例较合理。

（5）评价优质蛋白质所占比例。

评价方法：成人优质蛋白质应占总量 1/3 以上。儿童青少年，老年人，孕妇、乳母应占 1/2 以上。

计算方法：

优质蛋白质所占比例=（动物蛋白+豆类蛋白）÷总蛋白质=（7.5+6.1+5.9+3.9）÷48.1×100%=48.6%，故优质蛋白质摄入量基本充足。

（6）与膳食宝塔推荐量进行比较，评价各类食品摄入量是否达标（表 5-12），不同能量推荐水平的平衡膳食模式和推荐摄入量见表 2-7。

表 5-12 各类食物的摄入量与膳食宝塔推荐标准比较

食物种类	标准（g）	实际摄入量（g）	两者相比达标（√）与不达标（×）
油脂	20～25	30	√
奶类及奶制品	350	250	×
大豆类	15	0	×
坚果类	适量	0	×
畜、禽肉类	40	50	√
鱼虾类	40	0	×
蛋类	25	44	√
蔬菜类	300	336	√
水果类	150	0	×
谷类	150	230	√
薯类	适量	0	×
杂豆类	适量	0	×

从表 2-7 可以看出奶类及奶制品、大豆类、坚果类、鱼虾类、水果类、薯类及杂豆类均不达标。

10. 根据上述评价结果提出膳食建议 应增加一天中总能量的摄入，增加大豆类及坚果类、鱼虾类、水果类、奶类及奶制品、薯类及杂豆类的摄入，使一天食物种类达到 12 种以上，减少炒菜食用油的用量，增加早餐能量的摄入，减少晚餐能量的摄入。

第2节 老年人营养状况评价与监测

一、概述

由于老年人特殊的生理特点，因此老年人营养不良的风险和发生率增加。营养不良是指由能量、蛋白质及其他营养素摄入不足或过剩造成的组织、形体和功能改变及相应的临床表现。营养不良风险是指现有的或潜在的因素导致出现营养不良结果的概率及强度。营养不良或营养不良风险可能引起多种健康问题，增加了老年人衰弱与失能的发生率，导致老年患者疾病并发症发生率和再住院率升高，以及不良临床结局，严重影响老年人的生活质量，造成巨大的家庭和社会负担，要实现成功、健康的老龄化，就需要有动态持续的营养评估和个体化的营养指导与支持。

2017 年 6 月 30 日，国务院办公厅发布了《国民营养计划（2017—2030 年）》。其中，针对老年人的营养改善，提出了开展老年人群营养状况监测和评价，基本掌握老年人群营养健康状况；建立满足不同老年人群需求的营养改善措施，建立老年人群营养健康管理与照护制度，促进“健康老龄化”。要实现《国民营养计划（2017—2030 年）》中营养监测与评价覆盖全国 80%以上老年人群、基本掌握我国老年人群营养健康状况的目标，需要从养老机构做起，建立营养评估和动态性营养监测制度，才有可能根据不同老年人群需求，进行有针对性的营养支持与改善措施。2018 年国家卫生健康委员会发布了《老年人营养不良风险评估》（WS/T 552—2017），该标准适用于专业医务人员，对评估者的资质要求高，专业性强。2021 年 12 月 30 日，民政部发布了《养老机构老年人营养状况评价和监测服务规范》（MZ/T 184—2021），该规范是一个使用简单、有效、实用的评估工具。

二、老年人营养状况评价

营养状况评价是指通过膳食调查、体格检查、营养缺乏病检查和生物化学检查等方法，了解有关的指标参数，并与相应的正常值或参考值进行比较，得到有关人体营养状况的科学认识。营养监测是指在一定范围内，对选定的人群营养指标进行定期观测、分析和评价。

营养状况评价与监测包括营养状况简易评价和人体形态测量与力量测量两部分，共 16 个指标。

（一）营养状况简易评价

1. 评价方法 营养状况简易评价包括与进食、饮酒、牙齿或口腔问题、经济情况、服药、体重变化相关的 10 个指标。评价人员按表 5-13 进行逐项评价，共计 10 个条目，每个条目以“是”和“否”回答，满足老年人情况的记录“是”，获得此项相应的分数，不符合当前情况的记录为“否”，该项不得分。

表 5-13 老年人营养状况简易评价指标

营养状况简易评价	是/否	计分标准	得分
1. 身体不适影响本人进食的食物种类和数量		2	
2. 我每天进食少于两餐		3	
3. 我很少吃蔬菜、水果和奶制品		2	
4. 我每天至少喝三次啤酒、烈酒或红酒		2	
5. 我有牙齿或口腔问题使我进食困难		2	
6. 我没有足够的钱购买必须吃的食物		4	
7. 我经常一个人吃饭		1	
8. 我每天必须服用 3 种以上的药物		1	
9. 在过去 6 个月内体重下降/增加 4.5kg 以上		2	
10. 我难以自己去购买、烹调和（或）选择吃入食物		2	
合计			

2. 结果判定 10 个条目相加总分为 21 分，分数越高，说明营养状况越差。

（1）营养状况简易评价总分为 0～2 分，为营养状况良好。

（2）营养状况简易评价总分为 3～5 分，为存在营养不良风险。

（3）营养状况简易评价总分为 6～9 分，为存在中度营养不良。

（4）营养状况简易评价总分≥10 分，为存在高度营养不良。

（二）人体形态测量与力量测量评估

1. 评估方法 评价人员应按照表 5-14 进行逐项评价，人体形态测量包括身高、体重、近三个月体重变化、小腿围 4 个指标；力量测量包括握力、六米步行时间 2 个指标。

（1）人体形态测量 身高的测量应测量站立位足底到头部最高点的垂直距离，不能站立的老年人可取平卧位，测量头顶到足跟的长度代替身高。体重的测量应在晨起，排空大、小便后测量裸重。小腿围的测量应将被测者取坐位或卧位，小腿与膝关节、踝关节成 90°，用软尺水平地绕过健侧小腿部最突出部位测得的最大围长。

（2）力量测量 握力的测量应用利手，持经校准的电子握力计，上臂紧贴体侧，前臂屈曲与上臂成 90°，用力握手柄测量握力。放松后读取读数并记录，连续测量两次，取平均值。六米步行时间的测量应在平整无障碍的地面量取 6m 距离，做好标记作为测量场地。用秒表记录被测量者通过两个端点所耗费的时间。

表 5-14 人体形态测量与力量测量评价指标

人体形态测量与力量测量	
1. 身高	________cm
2. 体重	________kg
3. 六米步行时间	________s □无法下地行走
4. 小腿围	________cm
5. 握力（利手）	________kg
6. 近三个月体重变化	□不知道 □减少，________kg □增加，________kg

2. 评估结果判定

（1）体质指数=体重（kg）/［身高（m）］^{2}，体质指数小于 20kg/m^2 为存在风险。

（2）小腿围小于 31cm 为存在风险。

（3）握力男性小于 25kg 为存在风险，女性小于 16kg 为存在风险。

（4）六米步行时间大于 4.8s 为存在风险。

（5）近三个月体重减少大于 5%为存在风险。

三、老年人饮食习惯及营养风险因素评估

营养状况风险因素评价是营养状况评价后，制订营养干预方案的相关因素，针对饮食习惯及营养风险因素进行评价，包括 16 个指标。评价人员应按照表 5-15 逐项进行饮食习惯及营养风险因素评价。

表 5-15 老年人饮食习惯及营养风险因素评价表

1. 牙齿缺失情况（多选）	□无缺损 □牙体缺损（如龋齿、楔状缺损） □牙列缺损：○非对位牙缺失 ○单侧对位牙缺失 ○双侧对位牙缺失* □牙列缺失：○上颌牙缺失* ○下颌牙缺失* ○全口牙缺失*
2. 义齿佩戴情况（多选）	□无义齿 □固定义齿 □可摘局部义齿* □可摘全/半口义齿*
3. 口腔疾病情况（多选）	□牙体牙髓病（如龋齿）* □口腔黏膜病（如口腔溃疡）* □牙周病（如牙周炎、牙龈炎）* □干燥综合征* □无口腔疾病
4. 唾液分泌情况	□无口腔干燥或偶尔口腔干燥，但不影响进食 □常口腔干燥，进食干燥食物困难* □持续口腔干燥并伴有异物感、烧灼感，进食固体食物困难*
5. 吞咽功能情况	□没有吞咽障碍，无口腔食物残留，无呛咳 □轻度吞咽障碍，存在咀嚼不充分但口腔内残留食物少，偶呛咳（≤3 次/日）* □中度吞咽障碍，进食时间延长，口腔内残留食物增多，常呛咳（>3 次/日）* □严重吞咽障碍或无吞咽能力，须管饲*
6. 进食途径	□经口 □鼻饲管*□胃/空肠造瘘口*

续表

7. 膳食类型	□普通膳食 □软食 □半流质膳食* □流质膳食* □匀浆膳* □特殊膳食* ________________
8. 每日吃几餐完整餐食	□1 餐* □2 餐* □3 餐 □4 餐及以上
9. 各类食物摄入情况	
（1）奶类及奶制品	□＜每天 300g* □≥每天 300g
（2）大豆制品（折合成原大豆的量）	□＜每天 15g 或每周 105g* □≥每天 15g 或每周 105g
（3）鱼/肉/禽/蛋类食物	□＜每天 120g* □≥每天 120g
（4）蔬菜和水果	□＜每天 500g* □≥每天 500g
10. 每日饮水量	□＜1000ml* □1000～1500ml □＞1500ml
11. 每日就餐时间是否固定	□不固定* □基本固定 □固定
12. 进食能力	□喂食* □自行进食稍困难* □独立进食
13. 每日户外独立活动时间	□＜1h* □≥1 h
14. 患慢性疾病种数	□＞3 种* □1～3 种
15. 神经精神疾病（明确诊断）	□无认知障碍或抑郁 □轻度认知障碍或抑郁* □重度认知障碍或抑郁*
16. 服治疗药物种数（服药时间超过 1 个月）	□＞3 种* □1～3 种

注：标“*”提示饮食习惯及营养风险因素，需给予特殊关注，在养老服务计划中增加相关措施

四、营养状况评价结果的处理及营养状况监测方法

1. 营养状况良好者，定期复评（应 6 个月后再次进行营养状况评价），持续监测营养状况。

2. 存在营养不良风险者，宜由评价人员根据人体形态测量与力量测量结果，结合营养状况风险因素，制订营养改善计划和措施，在营养改善计划和措施实施 3 个月后再次评价营养状况，评价干预措施的效果。

3. 存在中度营养不良者，宜转由专业人员进行营养状况的专业检查，听取专业人员意见，制订针对性营养干预计划和措施。

4. 存在高度营养不良者，宜转由营养医生进行膳食调查、体格检查、营养缺乏病检查和生物化学检查后得出营养不良程度的诊断，遵医嘱给予营养治疗或转诊至医疗机构。

5. 存在中度营养不良者和高度营养不良者，宜根据专业人员的建议，确定营养状况再次评价的时间和评价内容，或转诊至医疗机构进行专业检查和治疗。

五、营养状况评价与监测的服务要求

1. 养老机构应建立营养状况评价与监测的工作制度，对入住老年人定期开展营养状况定期的评价与监测工作，频度不低于每 6 个月一次，当老年人生病住院 1 周以上时，应在出院后 1 周内进行营养状况的再次评价。

2. 养老机构宜建立专门的营养评价小组，小组成员相对固定，包括但不限于三级及以上养老护理员、医护等专业人员，小组成员应接受过营养相关知识培训，培训内容包括但不限于营养状况评价与监测内容、评价与监测的方法、结果判定、改善计划与措施制订。小组成员能独立阅读营养膳食指南，使用营养状况评价相关的测量工具。

3. 养老机构宜根据老年人情况选取适合的营养状况评价场所，环境应安静。配有评估室时，应配有安全防护设备、无障碍设施，评价物品包括但不限于评价使用的身高计、体重计、握力计、皮尺、秒表。

4. 养老机构应确保开展营养状况评价时老年人的安全，评价人员应时刻关注老年人身体状况，当出现突发病情时，应立即中止评价，并联系相关照护人员。

5. 养老机构应根据老年人营养状况的评价结果，对存在营养不良风险或中、重度营养不良的老年人，结合饮食习惯及营养风险因素评价，找到营养风险因素，为老年人制订营养改善或干预计划，开展有针对性的个性化的养老服务。

6. 营养状况评价与监测结果告知相关照护人员，评价报告应收入老年人的健康档案，同时宜告知家属评价结果。养老服务机构应妥善保存老年人营养状况评价与监测结果，评价与动态监测信息应统一管理，纳入老年人健康信息档案。

7. 养老机构应根据老年人营养状况评价结果进行定期的再评价，动态、持续监测老年人营养状况的变化，并调整营养改善或干预计划。老年人营养状况的监测信息可用于评价老年人营养状况，以及老年人能力维护或变化的效果。

自　测　题

一、A_1/A_2型题

1. 中华人民共和国成立以来，我国共开展了几次全国性营养调查
   A. 3　　B. 4
   C. 5　　D. 6
   E. 8
2. 我国最近的这次全国性营养调查于哪一年完成
   A. 2015　　B. 2016　　C. 2018
   D. 2021　　E. 2019
3. 24h 膳食回顾法的优点中，不对的是
   A. 适合所有的调查对象
   B. 食物的摄入能够量化
   C. 省时省力
   D. 简便易操作
   E. 费用低
4. 生熟比是指
   A. 生食物体积÷熟食物体积
   B. 熟食物体积÷生食物体积
   C. 生食物重量÷熟食物重量
   D. 熟食物重量÷生食物重量
   E. （熟食物重量－生食物重量）÷熟食物重量
5. 某一种食物中某一种营养素含量的计算公式是
   A. 食物量（g）×可食部（%）×食物中某种营养素含量/100g
   B. 食物量（g）×可食部（%）×食物中某种营养素含量
   C. 食物量（g）×食物中某种营养素含量/100g
   D. 食物量（g）×食物中某种营养素含量
   E. 以上公式都不对
6. 称重法调查时间不宜过长，一般几天即可
   A. 3～7　　B. 4～10
   C. 10～15　　D. 15～30
   E. 30
7. 《中国食物成分表》（第 6 版）中是以食物原料为基础的，在使用称重法记录食物重量时，应该考虑食物的
   A. 能量　　B. 食物名称
   C. 生熟比　　D. 标准份
   E. 可食部
8. 老年人营养风险评价，小腿围存在风险的标准是
   A. 大于 31cm　　B. 小于 31cm
   C. 大于 30cm　　D. 小于 50cm
   E. 小于 40cm
9. 米饭的生熟重量比为 0.4，如果有 120g 大米，能做出多少克米饭
   A. 30　　B. 48
   C. 300　　D. 350
   E. 480
10. 某大爷，身高 170cm，体重 75kg，他的体重属于
   A. 正常　　B. 超重
   C. 肥胖　　D. 瘦弱
   E. 重度瘦弱
11. 以下哪项不是老年人饮食习惯及营养风险因素评估的内容
   A. 近三个月体重变化　　B. 口腔疾病情况
   C. 进食途径　　D. 每日饮水量
   E. 服治疗药物种数

12. 养老机构应建立营养状况评价与监测的工作制度，对入住老年人定期开展营养状况评价与监测工作，频度是

A. 不低于每1个月一次

B. 不低于每2个月一次

C. 不低于每3个月一次

D. 不低于每5个月一次

E. 不低于每6个月一次

二、A_3/A_4型题

（13、14题共用题干）

对文大爷的膳食调查结果显示，其全天总蛋白的摄入量为60g，其中来源于粮谷类的为48g，奶类及奶制品为5g，豆类及豆制品为6g，蛋类为1g。

13. 文大爷膳食中优质蛋白的比例是

A. 20%　　B. 45%

C. 15%　　D. 52%

E. 30%

14. 根据以上调查结果，对照中国居民膳食宝塔的推荐，为了使蛋白质来源比例合理，提示文大爷的膳食应该增加哪类食物的摄入，减少哪类食物的摄入

A. 蔬菜水果，奶类及奶制品

B. 畜禽肉类、水产品、粮谷类

C. 豆类及豆制品，粮谷类

D. 奶类及奶制品，豆类及豆制品

E. 蛋类及蛋制品，粮谷类

（15、16题共用题干）

某社区准备对该社区所有老年人进行一次人体营养状况测定。

15. 对老年人进行人体营养状况测定常用的指标不包括

A. 身高　　B. 体重

C. 头围　　D. 腰围

E. 臀围

16. 王大妈测得身高165cm，体重70kg，王大妈的体重属于

A. 正常　　B. 超重

C. 体重过低　　D. 中度肥胖

E. 重度肥胖

（刘　峰　赵　琼）

第 6 章
健康老年人合理膳食指导

第 1 节　膳食结构及老年人膳食指南

案例6-1

张某，75 岁，男性，牙齿松动，近两个月疲乏无力，提重物有困难。自述日常户外活动时间很少，不喜参加体育锻炼。为了防止“三高”的出现，近三年坚持素食，不摄入肉、蛋，喜食面食和蔬菜水果。

问题： 1. 这位老年人存在什么健康问题？

2. 如何通过膳食指导提高该老年人健康程度？

一、膳食结构

膳食结构又称膳食模式，是对膳食中各类食物的数量和比例的概括性表述。膳食结构的形成受国家或地区农业生产、人口状况、食品加工、食品消费、食品流通、传统文化、科学知识等多种因素影响。通过衡量膳食中各类营养素及能量满足人体需求的程度，判断其是否合理。

（一）膳食结构

1. 动物性食物为主型　多数欧美发达国家属于此种膳食结构，在该膳食结构中动物性食物和食糖占比较大，植物性食物占比较小，因此出现了高能量、高脂肪、高蛋白、低膳食纤维的“三高一低”的特点。谷物人均摄入 50～70kg/年，畜肉人均摄入 100kg/年，奶类及奶制品人均摄入 100～150kg/年。这种膳食结构的优点是优质蛋白质在膳食中占比较高，脂溶性维生素和 B 族维生素含量较高，矿物质如铁、锌等利用率高。缺点是能量过剩、食糖摄入过多，增加肥胖、高血压、冠心病、糖尿病等慢性病的发生风险。

2. 植物性食物为主型　常见于亚洲和部分非洲国家。在该膳食结构中以植物性食物为主，动物性食物为辅。粮食人均消费 140～200kg/年，动物性食物人均消费仅 20～30kg/年。植物性食物约提供近 90%的蛋白质，动物性食物提供 10%～20%的蛋白质。该膳食结构的特点是能基本满足人体的能量需求，蛋白质、脂肪摄入量较低，某些优质蛋白质、矿物质和维生素摄入量不足，易增加营养缺乏病的患病风险。

3. 动植物性食物平衡型　该模式又称营养模式，动物性食物与植物性食物比例适宜。能量、蛋白质、脂肪、碳水化合物摄入量基本符合营养要求。膳食纤维和矿物质供给量充足，动物脂肪供给量不会过高，该类型膳食结构既可满足人体对各种营养素的需要，又可预防慢性病。

4. 地中海膳食模式　该模式为以希腊为代表的地中海沿岸国家所特有，是以高膳食纤维、高维生素、低饱和脂肪酸为特点的膳食结构。食用橄榄油为主，动物蛋白多来源于海产品，其次为鸡肉、少量牛肉和乳制品等，豆类摄入量较高，大量摄入新鲜水果及蔬菜。食用当地当季产食物，加工程度低，新鲜度高。饮用适量红葡萄酒，有降脂、降血糖、强化心功能、抗衰老的功效。脂肪所提供能量占总能量 25%～35%，饱和脂肪酸仅占 7%～8%。这类地区心、脑血管疾病发病率低、死亡率低、平均寿命高。

5. 得舒（DASH）饮食 该膳食模式是防治高血压饮食法的简称，提倡大量摄入蔬菜、水果、低脂（或脱脂）奶及奶制品，摄入全谷类的食物，减少红肉、油脂、精制糖及含糖饮料的摄入，适当摄入坚果、豆类。该膳食模式提供了丰富的钾、镁、钙等矿物质及膳食纤维，提供了足量的优质蛋白质，减少了脂肪尤其是饱和脂肪酸及胆固醇的摄入，增加了不饱和脂肪酸等的摄入。

6. 东方健康膳食模式 该膳食模式以我国浙江、上海、江苏、福建等地区为主要代表，膳食特点以食物多样、清淡少油为主，尤其以丰富蔬菜水果、多鱼虾海产品、多奶类和豆类为主要特征。该地区的慢性病发病率和死亡率较低，预期寿命较高。

（二）我国居民膳食结构

我国传统膳食模式为以植物性食物为主，膳食纤维摄入量相对较高、脂肪摄入量相对较低。《中国居民营养与慢性病状况报告（2020 年）》主要内容说明，居民体格发育与营养不足问题持续改善，城乡差异逐步缩小。居民膳食能量和宏量营养素摄入充足，优质蛋白摄入量不断增加。成人平均身高继续增长，儿童青少年生长发育水平持续改善。但居民不健康生活方式仍然普遍存在，膳食脂肪供能比持续上升。高能量、高脂肪、低碳水化合物的膳食结构成为我国膳食结构的变迁趋势。随着我国经济社会发展和卫生健康服务水平的不断提高，居民人均预期寿命不断增长，随着慢性病患者生存期的不断延长，加之人口老龄化、城镇化、工业化进程加快和行为危险因素流行对慢性病发病的影响，我国慢性病患者基数仍将不断扩大。居民超重肥胖问题不断凸显，慢性病患病及发病仍呈上升趋势。

二、中国居民膳食指南与平衡膳食宝塔

（一）一般人群膳食指南

1. 准则一 食物多样，合理搭配 平衡膳食模式是最大程度上保障人体营养需要和健康的基础，食物多样是平衡膳食模式的基本原则。多样的食物应包括谷薯类、蔬菜水果类、畜禽鱼蛋奶类、大豆坚果类等食物。建议平均每天摄入 12 种以上的食物，每周 25 种以上。谷类为主是平衡膳食模式的重要特征，每天摄入谷类食物 200～300g，其中包含全谷物和杂豆类 50～150g；薯类 50～100g。每天的膳食应合理组合和搭配，平衡膳食模式中碳水化合物供能占膳食总能量的 50%～65%，蛋白质占 10%～15%，脂肪占 20%～30%。

2. 准则二 吃动平衡，健康体重 体重是评价人体营养和健康状况的重要指标，运动和膳食是保持健康体重的关键。各个年龄段人群都应该坚持天天运动、维持能量平衡、保持健康体重。体重过低和过高均易增加疾病的发生风险。推荐每周应至少进行 5 天中等强度身体活动，累计 150min 以上；坚持日常身体活动，平均每天主动身体活动 6000 步；尽量减少久坐时间，每小时起来动一动，动则有益。

3. 准则三 多吃蔬果、奶类、全谷、大豆 蔬菜水果、全谷物、奶类、大豆及豆制品是平衡膳食的重要组成部分，坚果是膳食的有益补充。蔬菜和水果是维生素、矿物质、膳食纤维和植物化学物的重要来源，全谷物食物是膳食纤维和 B 族维生素的重要来源，奶类富含钙和优质蛋白质，大豆、坚果富含蛋白质、必需脂肪酸的含量及多种植物化学物，对降低慢性病的发病风险具有重要作用。推荐餐餐有蔬菜，保证每天摄入 300g 新鲜蔬菜，深色蔬菜应占 1/2。推荐天天吃水果，保证每天摄入 200～350g 的新鲜水果，果汁不能代替鲜果。吃各种奶制品，摄入量相当于每天液态奶 300ml。经常吃全谷物、大豆制品，适量吃坚果。

4. 准则四 适量吃鱼、禽、蛋、瘦肉 鱼、禽、蛋和瘦肉可提供人体所需要的优质蛋白质、维生素 A、B 族维生素等，有些也含有较高的脂肪和胆固醇。目前我国畜肉消费量高，过多摄入对健康不利，应当适量食用。动物性食物优选鱼和禽类，鱼和禽类脂肪含量相对较低，鱼类含有较多的不饱和脂肪酸；蛋类各种营养成分齐全；吃畜肉应选择瘦肉，瘦肉脂肪含量较低。过多食用烟熏和腌制肉类可增加肿瘤的发生风险，应当少吃。鱼、禽、蛋类和瘦肉摄入要适量，平均每天 120～200g。每周最好吃鱼 2 次或 300～500g，蛋类 300～350g，畜禽肉 300～500g。

5. 准则五　少盐少油，控糖限酒　我国多数居民目前食盐、烹调油和脂肪摄入过多，是目前肥胖和心脑血管疾病等慢性病发病率居高不下的重要因素，因此应当培养清淡饮食习惯，推荐成人每天食盐不超过 5g，每天烹调油 25～30g，避免过多动物性油脂和饱和脂肪酸的摄入。过多摄入添加糖可增加龋齿和超重发生的风险，建议不喝或少喝含糖饮料，推荐每天摄入糖不超过 50g，最好控制在 25g 以下。儿童少年、孕妇、乳母、慢性病患者等特殊人群不应饮酒，成人如饮酒，一天饮用的酒精量不超过 15g。

6. 准则六　规律进餐，足量饮水　规律进餐是实现平衡膳食、合理营养的前提。应合理安排一日三餐，定时定量，饮食有度，不暴饮暴食。早餐提供的能量应占全天总能量的 25%～30%，午餐占 30%～40%，晚餐占 30%～35%。水是构成人体成分的重要物质并发挥着重要的生理作用。水摄入和排出的平衡可以维护机体适宜水合状态和健康。建议低身体活动水平的成年人每天饮 7～8 杯水，相当于男性每天喝水 1700ml，女性每天喝水 1500ml。每天主动、足量饮水，推荐喝白水或茶水，少喝或不喝含糖饮料。

7. 准则七　会烹会选，会看标签　食物是人类获取营养、赖以生存和发展的物质基础，在生命的各个阶段都应该规划好膳食。了解各类食物营养特点，挑选不新鲜的、营养素密度高的食物，学会通过食品标签的比较，选择购买较健康的包装食品。烹饪是合理膳食的重要组成部分，学习烹饪和掌握新工具，传承当地美味佳肴，做好一日三餐，家家实践平衡膳食，享受营养与美味。在外就餐或选择外卖食品，按需购买，注意适宜份量和荤素搭配，并主动提出健康诉求。

8. 准则八　公筷分餐，杜绝浪费　日常饮食卫生应首先注意选择当地的、新鲜卫生的食物，不食用野生动物。食物制备生熟分开，储存得当。多人同桌，应使用公筷公勺、采用分餐或份餐等卫生措施。勤俭节约是中华民族的传统文化，人人都应珍惜食物，在家在外按需备餐，不铺张不浪费。从每个家庭做起，传承健康生活方式，树饮食文明新风。社会餐饮应多措并举，倡导文明用餐方式，促进公众健康和食物系统可持续发展。

（二）中国居民平衡膳食宝塔

中国居民平衡膳食宝塔形象化的组合，遵循了合理膳食的原则（图 6-1）。平衡膳食宝塔共分五层，通过宝塔各层面积体现五类食物每日所需数量。五类食物分别是谷薯类、蔬菜水果、畜禽鱼蛋类、奶类、大豆和坚果类及烹饪用油盐，宝塔旁边文字注释标明了能量在 1600～2400kcal 时，一段时间内成人每人每日各类食物摄入量的平均范围。

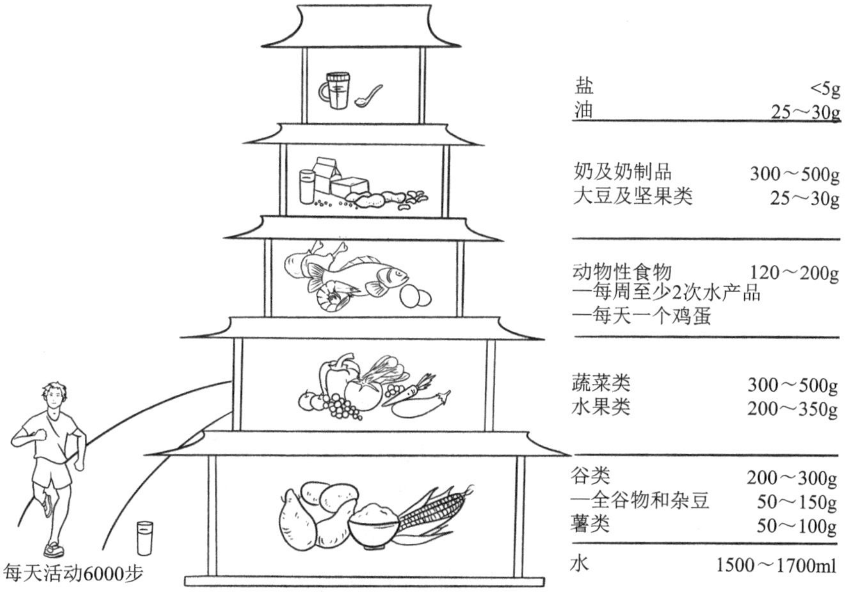

图 6-1　中国居民平衡膳食宝塔（2022）

三、中国老年人膳食指南与食物摄入量

（一）中国老年人膳食指南

老年人膳食指南适用于年龄在65岁及以上的老年人，分为65～79岁的一般老年人和80岁及以上的高龄老年人两部分。

1. 一般老年人膳食指南

（1）食物品种丰富，动物性食物充足，常吃大豆制品　随着年龄增加，老年人尤其是超过65岁，衰老的特征比较明显地表现出来。老年人对能量需求减少，但对大多数营养素的需求并没有减少，对蛋白质和钙等某些营养素的需求反而增多。在一般成年人平衡膳食的基础上，应为老年人提供更加丰富的食物，特别是易于消化、吸收、利用，且富含优质蛋白的动物性食物和大豆制品。做到品种多样化，餐餐有蔬菜，尽可能选择不同种类的水果，吃不同种类的奶类和豆类食物。

（2）鼓励共同进餐，保持良好食欲，享受食物美味　进食不仅是满足生理需求的行为，制备餐食、进餐也是一项重要的社会交往活动。生活中应当营造良好氛围，鼓励共同制作和分享食物。老年人应积极主动参与家庭和社会活动，积极与人交流；尽可能多地与家人或朋友一起进餐，享受食物美味，体验快乐生活。备餐时，应努力增进老年人食欲，重视老年人食欲降低的不良影响，分析原因、积极改善。除参加群体活动，保持乐观情绪增进食欲外，还应采取不同的烹调方式，丰富食物的风味、色泽。避免把食物当药物，让美食成为健康生活的一部分。

（3）积极户外活动，延缓肌肉衰减，保持适宜体重　肌肉衰减综合征是与年龄增加相关的骨骼肌减少并伴有肌肉力量和（或）肌肉功能减退的综合征。骨骼肌是身体的重要组成部分，延缓肌肉衰减对维持老年人活动能力和健康状况极为重要。老年人应积极进行身体活动，特别是户外活动，更多地呼吸新鲜空气，接受阳光照射，促进体内维生素D的合成，延缓骨质疏松和肌肉衰减的进程。老年人应维持体重正常稳定，不应过度苛求减重，BMI在20.0～26.9kg/m^{2}更为适宜。无论进入老年期后是过胖还是过瘦，都不应采取极端措施让体重在短时间内产生大幅度变化。应分析原因，进行适度综合调理。

（4）定期健康体检，测评营养状况，预防营养缺乏　健康体检是以健康为中心的身体检查，旨在身体尚未出现明显疾病时，对身体进行全面的检查评估，及时发现、分析危险因素，依据实际情况，尽可能早地提供相应的预防和控制措施。老年人应定期到正规的医疗机构进行体检，做营养状况测评，及时发现存在的营养问题和相关危险因素，并由专业人员提出相应的改善措施。多种营养素缺乏是老年人的主要营养不良问题，需要特别关注并采取措施预防营养缺乏。

2. 高龄老年人膳食指南

（1）食物多样，鼓励多种方式进食　食物种类每天达到12种，每周达到25种，荤素搭配、粗细搭配、粮豆搭配、奶蛋搭配、适量蔬菜配水果。鼓励老年人和家人一起进食、力所能及地参与食物制作，融入家庭活动，有助于增进食欲和增加进食量。对于不能自己进食的老年人，陪护人员应辅助老年人进餐，注意观察老年人进食状况和用餐安全，预防和减少误吸的发生。

（2）选择质地细软、能量和营养素密度高的食物　高龄、衰弱老年人的咀嚼能力、消化功能减退更为明显，在食物选择上受到一定限制。因此食物不宜太粗糙、生硬、块大、油腻，应尽量选择质地松软、易消化的食品。应精细烹制，注重口感，选择能量和营养素密度高的食物。可选择细软的米面制品，选择糜状的各种畜禽肉类制品，不宜太多粗粮或杂粮，尽量不吃油炸、烧烤、质硬的食品，减少带刺、带骨的食物。

（3）多吃鱼禽肉蛋奶和豆类，适量蔬菜配水果　高龄、衰弱老年人往往存在进食受限，其味觉、嗅觉、消化吸收能力降低，营养摄入不足。因此，需要品种多样的食物，多吃鱼、畜禽肉、蛋类、奶制品及大豆等营养价值和生物利用率高的食物，同时配以适量的蔬菜和水果。

（4）关注体重丢失，定期营养筛查评估，预防营养不良　老年人应经常监测体重，BMI最好保持

在20.0～26.9kg/m^{2}范围内。对于体重过轻（BMI＜20kg/m^2）或近期体重明显下降的老年人，应进行医学营养评估，及早查明原因，从膳食上采取干预措施。

（5）适时合理补充营养，提高生活质量　如膳食摄入不足目标量的80%，应在医生和临床营养师的指导下，适时合理补充营养，如特医食品、强化食品和营养素补充剂，以改善营养状况，提高生活质量。

（6）坚持健身与益智活动，促进身心健康　高龄、衰弱老年人需要坚持身体和益智活动，动则有益，维护身心健康，延缓身体功能的衰退。

（二）中国老年人食物摄入量

老年人食物摄入量是否合适，主要根据体重是否适宜来判定。对于一般老年人，要摄入足够量的动物性食物和大豆类食品，动物性食物摄入总量应争取达到平均每日120～150g，其中鱼40～50g，畜禽肉40～50g，蛋类40～50g。推荐每日饮用300～400ml牛奶或蛋白质含量相当的奶制品。保证摄入充足的大豆类制品，达到平均每天吃相当于15g大豆的推荐水平。老年人每日蛋白质摄入量在1.0～1.2g/kg体重，日常进行抗阻训练的老年人每日蛋白质摄入量为每日≥1.2～1.5g/kg体重。对于高龄老年人，要保证每日摄入足量的鱼禽肉蛋类食物，畜禽肉40～50g，水产品40～50g，蛋类40～50g。建议每天饮用300～500ml液态奶，也可以选用酸奶、奶粉或其他奶制品。每天烹调油20～25g，食盐不超过5g为宜。

四、素食人群膳食指南

素食人群是指以不食畜禽肉、水产品等动物性食物为饮食方式的人群。按照所戒食物种类不同，可分为全素和蛋奶素人群。完全戒食动物性食物及其产品的为全素人群；不戒食蛋奶类及其相关产品的为蛋奶素人群。

素食是一种饮食习惯或饮食文化，目前我国素食人群的数量约为5000万人，一部分老年人便属于素食人群。为了满足营养的需要，素食人群需要认真对待和设计膳食。如果膳食组成不合理，将会增加蛋白质、维生素B_{12}、n-3多不饱和脂肪酸、铁、锌等营养素缺乏的风险。因此对素食人群特别是老年素食人群的膳食提出科学指导是很必要的。

（一）食物多样，谷类为主；适量增加全谷物

谷类食物含有丰富的碳水化合物等多种营养成分，是提供人体能量、B族维生素和矿物质、膳食纤维等的重要来源。为了弥补因戒动物性食物带来的某些营养素不足，素食人群应食物多样化，适量增加谷类食物摄入量。全谷物保留了天然谷类的全部成分，提倡多吃全谷物食物。建议全素人群每天摄入谷类250～400g，其中全谷物和杂豆类为120～200g；蛋奶素人群每天摄入谷类225～350g，其中全谷物和杂豆类为100～150g。

（二）增加大豆及其制品的摄入；选用发酵豆制品

大豆含有丰富的优质蛋白质、不饱和脂肪酸和B族维生素及其他多种有益健康的物质，如大豆甾醇、大豆异黄酮、大豆卵磷脂等；发酵豆制品中含有维生素B_{12}。因此，素食人群应增加大豆及其制品的摄入，选用发酵豆制品。建议全素成年人每天摄入大豆及其制品50～80g或等量的豆制品，其中包括5～10g发酵豆制品；蛋奶素成年人每天摄入大豆及其制品25～60g或等量的豆制品。

（三）常吃坚果、海藻和菌菇

坚果类富含不饱和脂肪酸、蛋白质、维生素和矿物质等，常吃坚果有助于心脏的健康；海藻含有n-3多不饱和脂肪酸及多种矿物质。菌菇富含矿物质和真菌多糖类，因此素食人群应常吃坚果、海藻和菌菇。建议全素成年人每天摄入坚果20～30g，菌藻类5～10g；蛋奶素成年人每天摄入坚果15～25g，

菌藻类 5～10g。

（四）蔬菜、水果应充足

蔬菜、水果中富含丰富的维生素、矿物质等营养素。蔬菜、水果摄入应充足，食用量同一般人群一致。

（五）合理选择烹调油

应经常变更不同种类的植物油，以满足必需脂肪酸的需要；α-亚麻酸在亚麻籽油、紫苏籽油、核桃油、菜籽油和豆油中含量丰富，是素食人群膳食 n-3 多不饱和脂肪酸的主要来源，建议用菜籽油或大豆油烹炒，用亚麻籽油、紫苏籽油和核桃油凉拌。

（六）定期监测营养状况

素食人群应更加注意饮食安排，并定期进行营养状况监测，以尽早发现潜在的营养问题从而及时调整饮食结构。

第 2 节　健康老年人平衡膳食

案例6-2

李某，男，68 岁，到医院体检，身高 170cm，体重 81kg，血压 110/80mmHg。针对饮食方面的问卷显示，他平时喜爱吃肉、油炸食品，很少吃蔬菜。

问题： 1. 李某饮食习惯是否健康？

2. 为李某提出合理膳食指导。

一、平衡膳食的概念

平衡膳食是指选择多种食物，经过适当搭配制作出的饮食，是能满足人们对能量及各种营养素的需求的膳食。平衡膳食模式是根据营养科学原理、我国居民膳食营养素参考摄入量及科学研究成果而设计，指一段时间内，膳食组成中的食物种类和比例可以最大限度地满足不同年龄、不同能量水平的健康人群的营养和健康需求。不同食物中含有的营养素各有特点，只有通过合理搭配膳食中的食物种类和比例，才能满足个体的营养需要。合理膳食是在平衡膳食的基础上，考虑到健康状况、地域资源、生活习惯、信仰等情况而调整的膳食，能较好地满足不同生理状况、不同信仰及不同健康状况等某个阶段的营养与健康需要。

二、平衡膳食的基本卫生要求

1. 摄入的能量和各种营养素的种类、数量应与人体的实际需要相符合。摄入的能量和营养素的数量、种类应该能够维持机体的新陈代谢、组织修复、生长发育等基本生命活动，并能满足人体从事各种劳动和活动的能量消耗所需。

2. 各种营养素之间的比例要适当。三大供能营养素供能比例合适；蛋白质中各种必需氨基酸的比例适宜；饱和脂肪酸、单不饱和脂肪酸、多不饱和脂肪酸的比例合适；膳食钙与磷的摄入要平衡等。

3. 合理加工和烹调，可以提高食物的消化吸收率，减少营养素的损失，同时还能杀灭病原微生物，保证食用安全。例如，为了减少蔬菜中维生素的流失，可先洗后切、急火快炒、开汤下菜、炒好即食；淘洗米的次数不宜过多，以免维生素、矿物质等丢失过多。

4. 养成良好的饮食习惯，建立合理的膳食制度。人们应根据自己不同的生理需要和工作、学习与劳动性质，合理安排餐次及食物的质和量，注意三餐要定时定量，不偏食、不挑食、不暴饮暴食。此外，还要有一个良好的用餐环境和愉快的进餐情绪。

5. 保证食用安全。食物必须新鲜、干净，不应有微生物污染及腐败变质；农药残留、食品添加剂等应符合我国食品安全国家标准的规定。

三、老年人平衡膳食搭配原则

1. 食物多样 即每日食物不单调，由多种食物组成，老年人平均每天应摄入 12 种以上的食物或每周 25 种食物，且要尽量达到推荐的食物量。

2. 粮豆搭配 即在坚持食用主食的同时，经常食用豆类及豆制品，通过粮食与豆类中蛋白质及其他成分的互补，来达到合理营养的目的。此外，豆类中还含有许多生物活性物质，有益于老年人的保健。

3. 粗细搭配 每日除食用主食外，老年人还要注意适当摄取一些粗粮，如荞麦、玉米、杂豆、燕麦等。为了便于老年人摄取，可将粗粮细作，加工成各种粗粮粉，掺入各种食品中，以增加膳食纤维、B 族维生素的摄取。

4. 荤素搭配 除有特殊情况外，每日膳食中要有适量的动物性食物，鱼、虾、禽肉、猪牛羊肉等动物性食物都含有消化吸收率高的优质蛋白及多种微量营养素。适量的动物性食物可提高主食中蛋白质的利用率，也可为老年人机体蛋白质的代谢提供必要的保障。

5. 颜色搭配 注意多备一些木耳、香菇、海带、彩椒、杂豆、粗粮、芝麻、玉米等，适当在饮食中少量添加，即可达到此目的。每日力争中餐、晚餐的副食不相同。

6. 干湿搭配 食物应细软，切碎煮烂，不宜选择过硬、大块、过脆、骨刺多的食物。通过烹调和加工改变食物的质地和性状，易于咀嚼吞咽。

7. 正零搭配 老年人由于消化功能差，摄入食物的量较少，为了满足机体对能量的需要，必要时可以适当补充零食，但应注意与正餐配合，零食只能补充老年人易缺乏的营养物质和少量的能量。

第 3 节 健康老年人食谱编制

案例6-3

王大妈，62 岁，南方人，身高 165cm，体重 60kg，精神状态良好，血糖血压目前正常，退休在家。

问题： 1. 请用营养成分计算法为王大妈编制一日的营养食谱。

2. 请用食物交换份法为王大妈编制一周的营养食谱。

一、健康老年人食谱编制原则

《中国居民膳食指南科学研究报告（2021）》显示，近年来，老年人膳食和营养状况得到了明显改善，但老年人群存在的营养与健康问题也不容乐观。一方面，一部分老年人存在能量或蛋白质摄入不足，维生素 B_1、维生素 B_2、叶酸、钙摄入不足的比例均高于 80%，80 岁以上高龄老年人低体重率为 8.3%，贫血率达 10%，农村老年人营养不足问题更为突出。另一方面，由于膳食不平衡造成老年人肥胖及营养相关慢性疾病问题依然严峻，老年人肥胖率为 13.0%，高血压患病率近 60%，糖尿病患病率近 15%。因此，亟须重视老年人的健康状况，为老年人科学合理地安排膳食，制订食谱，实施老年营养支持策略，增强老年人体质和抵御疾病的能力，避免一些疾病的发生，提高老年人的生存质量。

无论是针对老年人的个体食谱还是群体食谱，编制食谱总的原则是需要满足健康老年人平衡膳食和合理营养的需求，并根据当地的食物供应种类，选择食物，分配至各餐中。编制时建议遵循以下原则。

（一）满足老年人每日膳食能量和各种营养素的需求量

要根据老年人的年龄、性别、劳动强度、经济状况和饮食习惯及老年人健康需要状况等要求，确定合理的三大产能营养素比例和摄入量，使食物中提供的能量和三大营养素达到老年人膳食供给量标准，既能满足其生理需要，又能有益于健康。

（二）各营养素之间比例适宜

除了能量和营养素需要达到老年人特殊生理需要量以外，还要考虑各种营养素之间的比例适宜，充分利用不同食物的营养价值，达到营养素互补作用；老年人要特别注意维生素和矿物质等营养素的需求，多选择全谷物、深色菜、奶类等，满足对微量营养素和膳食纤维的需要。注意老年人特殊营养素的供给，在一些与营养素有关的地方性疾病高发地，食物选择时要特别注意，如碘缺乏；或者一些老年人高发的营养性疾病，如缺铁性贫血、骨质疏松等，必要时选择营养强化剂或营养补充剂。

（三）食物多样，营养均衡

自然界没有任何一种单一食物能满足老年人对营养素的全部需要。中国居民老年人平衡膳食宝塔将食物分为五大类，制订食谱时，要考虑每类食物中至少选择 2～3 个品种，以满足平衡膳食的需要。搭配食物时，尽量做到干湿搭配、荤素搭配、主副食搭配和颜色搭配。

（四）餐次合理分配，少食多餐

老年人应根据自身情况确定餐次和每餐进食量，加餐内容与正餐相互弥补，以满足营养素需求，并与自己消化功能相适应为准。一般建议，一次正餐提供的能量占一天总能量的 20%～25%，一次加餐能量占一天总能量的 5%～10%，用餐时间要做到相对固定。

（五）合理烹饪，食品安全无害

根据老年人生理特点和食物营养价值特点，选择健康的烹调方法，使食物具有一定的色、香、味、形，增加老年人食欲，促进消化吸收；选择新鲜、清洁、卫生的食物及科学的加工方法，尽量减少营养素的损失，避免在食物的烹调加工过程中产生对健康有害的物质，注意防止食品污染。

（六）及时调整食谱，考虑成本效益

依据同类互换原则，尽可能做到每天食谱不重复；食谱执行一段时间后应对其效果进行评价，不断调整食谱。同时，编制食谱时，还需要考虑老年人的膳食习惯、当地食物供应情况、经济承受能力等，编制价格合理、切实可行的食谱。

二、食谱编制理论依据

营养食谱编制是实现平衡膳食的一种措施，是一项实践性很强的工作，与老年人的日常饮食和健康状况密切相关，需要一定的营养理论为指导。

（一）中国居民膳食指南和膳食宝塔

《中国居民膳食指南（2022）》和《中国居民平衡膳食宝塔（2022）》是制订营养食谱的指导性依据。

包括了 2 岁以上健康人群的基本要求和膳食构成原则，以及特殊人群膳食指南，如孕妇、乳母、儿童和老年人群的关键性推荐。平衡膳食宝塔是膳食指南可视化和形象化的表达，如老年人平衡膳食宝塔建议的食物摄入量既以满足老年人能量需求为基础，又兼顾食物生产和供给，对编制营养食谱具有一定的实际指导意义。

（二）中国居民膳食营养素参考摄入量（DRI）

《中国居民膳食营养素参考摄入量》包括不同年龄、性别、劳动强度和生理状态下能量、宏量营养素、维生素、矿物质等营养素摄入量的一组参考值，是居民个体或群体进行营养配餐的重要标准及依据。编制食谱时，首先需要以各种营养素的 RNI 为依据确定需要量，编制出食谱后，还需要以各种营养素的 RNI 为参考评价食谱编制是否合理并加以调整。

（三）特定人群的营养配餐标准

国家卫生健康委员会发布的《老年人膳食指导》（WS/T 556—2017）规定了老年人全天即一日三餐能量和营养素供给量、食物的种类和数量及配餐原则等，新颁布的其他标准还包括《健康食堂建设管理规范》等。

（四）中国食物成分表

食物成分表是记录食物的营养成分和含量的表格，是营养配餐的基本工具和科学根据。通常用的权威数据库是中国疾病预防控制中心出版的《中国食物成分表》（第 6 版），食物中所有的营养素含量均以“每 100g 可食部食物”表达。在编制食谱时，通过食物成分表，可以将营养素需要量转换成食物需要量，从而确定食物品种和数量。在评价食谱中各种食物所提供的能量和营养素是否满足人体需要时，也需要参考食物成分表中各种食物营养成分数据。

三、健康老年人食谱编制方法

营养食谱编制的主要方法有营养成分计算法和食品交换份法，对于养老机构等集体单位，还可以使用计算机食谱编制软件等。

（一）营养成分计算法编制食谱

营养成分计算法是编制营养食谱最基本的方法，需要熟悉并掌握食物成分表的使用、能量与营养素之间的换算等内容。

1. 食谱编制的方法与步骤 营养成分计算法编制食谱包括确定一日所需能量、计算三大产能营养素一日所提供的能量、计算三大产能营养素每日需要量、计算三大产能营养素每餐需要量、主副食品种和数量的确定及确定纯能量食物的量六个步骤。

（1）确定一日所需能量 老年人以维持理想体重为宜，因此编制食谱时应首先考虑适宜的能量摄入。能量确定的方法有两种：

第一种方法是参照《中国居民膳食营养素参考摄入量》中能量供给量标准（见附录 1），结合老年人年龄、性别和劳动强度等确定。例如，一位 65 岁轻体力劳动老年男性，其能量供给量为 8.58MJ（2050kcal）；如果是养老机构集体用餐的群体，可以根据用餐老年人群的平均年龄和平均体重数值，计算平均能量供给量标准。

第二种方法是根据老年人的体型和体力活动水平确定能量的供给量，通常使用标准体重计算法，可参照中国营养学会推荐的每日能量供给量估算表（表 6-1）。而能量供给量估算表只提供了一个参考目标，实际应用中还应该根据老年进餐者的机体条件、工作性质和饮食习惯等加以调整。

表 6-1 成人每日能量供给量估算表（kcal/kg 标准体重）

体型	体力活动水平			
	极轻	轻度	中度	重度
消瘦	35	40	45	45～55
正常	25～30	35	40	45
超重	20～25	30	35	40
肥胖	15～20	20～25	30	35

以案例 6-3 为例，王大妈，62 岁，南方人，身高 165cm，体重 60kg，退休在家。计算其一天的能量供给量。

第一步：根据王大妈的身高，计算其标准体重：

标准体重=身高（cm）−105=165−105=60（kg）

或者计算其体质指数：

体质指数=实际体重（kg）/［身高（m）］^{2}=60÷1.65^2=20.2（kg/m^2）

第二步：根据标准体重或者体质指数判断其体型。

标准体重判断标准见第 5 章，王大妈实际体重在±10%范围内，属于体重正常。体质指数判断标准见第 5 章，一般成年人体制指数在 18.5～23.9 kg/m^2 为正常，建议老年人适宜体质指数为 20.0～26.9 kg/m^2，王大妈基本正常。

第三步：根据表 6-1 确定其一日能量供给量。

王大妈退休在家，属于轻体力活动水平，体型为正常，其每日所需的能量供给量为 25～30kcal/kg。根据能量计算公式，能量=标准体重×标准体重能量需求量（kcal/kg）

因此，王大妈每日的能量供给量为：60×（25～30）=1500～1800（kcal）

（2）计算三大产能营养素一日所提供的能量　三大产能来源主要为蛋白质、脂肪和碳水化合物，中国营养学会推荐，老年人能量供能比分别为蛋白质占 10%～15%，脂肪占 20%～30%，碳水化合物占 50%～65%，由此可计算出分别由三大产能营养素所提供的能量供给量。

如在王大妈每日能量范围内，选取所需能量为 1600kcal，三大产能营养素一日所提供的能量分别是：

蛋白质提供能量=1600×15%=240（kcal）

脂肪提供能量=1600×25%=400（kcal）

碳水化合物提供能量=1600×60%=960（kcal）

（3）计算三大产能营养素每日需要量　第 1 章能量学习已知三大产能营养素的能量系数分别是 4kcal、9kcal 和 4kcal。因此王大妈一日所需的产能营养素需要量分别是：

蛋白质需要量=240÷4=60（g）

脂肪需要量=400÷9≈45（g）

碳水化合物需要量=960÷4=240（g）

（4）计算三大产能营养素每餐需要量　计算出三大产能营养素一日所需量后，还需要根据一日三餐能量的适宜分配比例计算出每餐的需要量，早中晚三餐能量比例按以下比例计算：早餐 30%，午餐 40%，晚餐 30%。由此计算出三大产能营养素每餐需要量。

早餐：蛋白质 60×30%=18（g）

脂肪 45×30%=13.5（g）

碳水化合物 240×30%=72（g）

中餐：蛋白质 60×40%=24（g）

脂肪 45×40%=18（g）

碳水化合物 240g×40%=96（g）

晚餐：蛋白质 60×30%=18（g）

脂肪 45×30%=13.5（g）

碳水化合物 240×30%=72（g）

（5）主副食品种和数量的确定　根据以上三大产能营养素每餐需要量计算结果，对应食物成分表，就可以确定主食和副食的品种和数量了。

1）主食品种和数量的确定：碳水化合物的主要食物来源是粮谷类，因此主食的品种、数量主要根据各类主食原料中碳水化合物的含量确定。同时在选择品种的时候还应考虑老年用餐者的饮食习惯来确定，如北方习惯以面食为主，南方则以大米为主食较多。需要注意，在实际工作中，计算碳水化合物进食量时，还应考虑蔬菜、水果、菌藻类和各种动物性食物也含有一定量的碳水化合物，如藕、山药、黑木耳（干）等碳水化合物含量较高，因此，在计算主食需要量时需减去其所提供的碳水化合物的量。

如王大妈一日早餐中应提供碳水化合物 72g，若以小米粥和花卷为主食，并分别提供 20%和 80%的碳水化合物。查食物成分表得知，每 100g 小米粥含碳水化合物 8.4g，每 100g 花卷含碳水化合物 45.6g，则：

所需小米粥重量=72×20%÷（8.4÷100）≈171（g）

所需花卷重量=72×80%÷（45.6÷100）≈126（g）

2）副食品种和数量的确定：根据三大产能营养素的需要量，还需要确定副食的品种和数量，主要考虑蛋白质的食物来源。蛋白质广泛存在于动植物性食物中，除了主食提供的非优质蛋白以外，各类动物性食物和大豆及其制品是优质蛋白质的主要来源。因此，副食品种和数量的确定应在已确定主食用量的基础上，依据副食应提供的蛋白质数量确定。

计算步骤如下。

第一步：计算主食中含有的蛋白质重量。

第二步：用应摄入蛋白质重量减去主食中蛋白质重量，即为副食应提供的蛋白质重量。

第三步：副食提供的主要为优质蛋白质；设定其优质蛋白质的 2/3 由动物性食物供给，1/3 由大豆及豆制品供给，据此可求出各自的蛋白质供给量。

第四步：查食物成分表并计算各类动物性食物和大豆及豆制品的供给量。

第五步：设计蔬菜的品种和数量。

如王大妈一日中餐中应提供蛋白质 24g，碳水化合物 96g。若中餐以米饭（大米）为主食，由食物成分表得知，每 100g 米饭含碳水化合物为 25.9g。

所需大米重量=96÷（25.9÷100）≈370（g）

进一步查食物成分表得知，100g 米饭含蛋白质 2.6g，则：

主食中蛋白质含量=370×（2.6÷100）≈9.6（g）

副食中蛋白质含量=24−9.6=14.4（g）

根据设定副食中蛋白质的 2/3 由动物性食物供给，1/3 由大豆及豆制品供给，因此：

动物性食物应提供蛋白质重量=14.4×66.7%≈9.6（g）

大豆及豆制品应含蛋白质重量=14.4×33.3%≈4.8（g）

若选择的动物性食物和大豆及豆制品分别为鸡胸脯肉和南豆腐，由食物成分表可知，每100g鸡胸脯肉中蛋白质含量为24.6g，每100g南豆腐中蛋白质含量为5.7g，则：

鸡胸脯肉重量=9.6÷（24.6÷100）≈39（g）

南豆腐重量=4.8÷（5.7÷100）≈84（g）

早餐和晚餐的摄入量可依据同样方法计算得出副食供给量。

最后一步是选择蔬菜的品种和数量。蔬菜的品种可根据不同季节市场的蔬菜供应情况，以及考虑与动物性食物和豆制品配菜的需要来确定。根据老年人平衡膳食宝塔的推荐，蔬菜的数量每日摄入在300～500g，可依据老年人饮食习惯分配到一日三餐中。

（6）确定纯能量食物的量　油脂属于纯能量食物，老年人油脂的摄入应以植物油为主，有一定量动物脂肪摄入。由食物成分表可知每日摄入各类食物提供的脂肪含量，将需要的脂肪总含量减去食物提供的脂肪量即为每日植物油供给量。

如上一步，王大妈中餐脂肪需要量为18.0g，查食物成分表知每100g米饭含脂肪0.3g，每100g鸡胸脯肉中脂肪含量为1.9g，每100g南豆腐中脂肪含量为5.8g，则：

主食中脂肪含量=370×（0.3÷100）≈1.1（g）

副食中脂肪含量=39×（1.9÷100）+84g×（5.8÷100）≈5.6（g）

中餐植物油供给量=18.0−（1.1+5.6）=11.3（g）

早餐和晚餐的摄入量可依据同样方法计算得出植物油供给量。

2. 调整一日三餐的食物搭配　根据当地、当时的食物供应情况及计算出的各种营养素需要量，可分别选择谷类、蔬菜类、鱼肉蛋类作为一日三餐的食物；奶类、水果作为加餐品种；食物选择时，要根据《中国居民膳食指南（2022）》和《中国老年人膳食指南（2022）》核心推荐的内容，食物多样化，主食多选全谷物，深色蔬菜占蔬菜总量一半左右；早餐宜有1～2种主食、1个鸡蛋、1杯奶，最好能有蔬菜和水果；中餐和晚餐宜各有1～2种主食、1～2个荤菜、1～2种蔬菜、1种豆制品；每天食物种类在12种以上，制订每周食谱时，食物种类要达25种以上。可参照老年人不同能量推荐水平的平衡膳食模式和推荐摄入量进行搭配（表2-7）。

3. 选择合理的烹饪方法　根据所选择食物原料的营养素组成特点，选择适合老年人合理健康的烹饪方法，食物要松软，易于消化吸收。主食烹调时，选用煮、蒸的烹饪方法，煮粥不加碱，用鲜酵母发酵；动物性食物的烹调方法尽量避免用油炸、熏烤，可采用上浆、挂糊、勾芡等方法减少营养素的损失；蔬菜烹饪时尽量旺火急炒等。

4. 营养食谱的评价和调整　根据以上步骤设计出营养食谱后，还应该对食谱进行评价，确定编制的食谱是否科学合理。需要从以下几方面进行评价。

（1）食物来源与膳食模式分析　将食谱中的食物进行归类，与“中国居民平衡膳食宝塔”推荐的食物种类和数量比较，评价其膳食结构和食物来源是否合理；并分别计算来自动物性和植物性食物的能量分布，植物性食物提供的能量来源应占主要来源，继承我国传统的以植物性食物为主，动物性食物为辅的膳食结构。

（2）能量与营养素供给量　根据食谱中各种食物的种类和数量，查阅食物成分表，计算其能量和营养素的供给量，并与DRI进行比较，一般而言，膳食营养素供给量与目标值相差在±10%以内，可视为合格；超出此范围，需要调整食品的种类或数量。作为长期观察和评价进餐对象的体重是否在正常范围也是重要的食谱编制评价指标，如超重或体重降低，需要按标准适当降低调整。

（3）产能营养素的供能比例　按食谱中蛋白质、脂肪、碳水化合物的供给量，计算其所占的供能比，根据《中国居民膳食营养素参考摄入量》的要求，老年人碳水化合物的供给量应占全天能量供给的50%～65%，脂肪应占20%～30%，蛋白质应占10%～15%。

（4）营养素来源分析 分析食物中蛋白质、脂肪及铁、钙等营养素的来源，老年人中由动物和大豆提供的优质蛋白质应占蛋白质供给量的50%；饱和脂肪酸和添加糖都应不超过总能量的10%；来自动物性食物中的钙、铁等矿物质要占有一定比例。

（5）控盐膳食分析 分析食谱中盐的来源，老年人盐的摄取不但要注意用盐量，更要注意腌制品、食物成品如火腿肠、调味品如味精等使用时对盐摄入量的影响。

（6）三餐热量比 早、中、晚餐三餐的能量比最好维持在25%～30%、30%～40%、30%～35%，三餐尽量均衡。对于正餐摄入量有限，高龄老年人和身体虚弱及出现体重明显下降的老年人，可以少量多餐，保证充足食物的摄入，进餐次数可采用三餐两点或三餐三点制。

（7）其他 根据食谱中食物种类、季节、配餐对象等因素分析烹调方法是否合理，提供的膳食是否具有一定的色、香、味、形，是否能满足人体心理的需要。

5. 养老机构团体营养配餐的食谱编制 根据以上个体老年人食谱编制原则，依据用餐老年人群的平均能量和营养素供给量标准，参照个体食谱编制的具体方法和步骤来编制团体食谱。团体供餐的食物在一段时间内品种不重复，如周食谱的制订，可在一日食谱基础上，进行同类食物互换，以达到平衡膳食的要求。

6. 团体营养配餐的膳食评价 团体营养配餐的膳食评价主要内容与个体营养配餐相同，主要包括食物来源与膳食模式分析、能量与营养素供给量、产能营养素的供能比例、三餐热量分配、控盐控糖控油措施分析等。另一方面，必须重视加强对老年就餐者人群营养监测，及时发现问题，调整食谱并进行营养宣教，提高老年人营养素养。

（二）食物交换份法编制食谱

1. 食物交换份法原理 食物交换份是指将进餐者可选择食物分成四大组：谷薯组（谷类和薯类）、蔬果组（蔬菜类和水果类）、肉蛋组（肉蛋类、大豆类和奶类）、能量组（油脂类和坚果类）。每个食物交换份为334.4～376.2kJ（80～90kcal）能量。根据能量一致原则，交换原理是同类食物之间可以互换，不同类食物之间不能互换。例如，一份提供90kcal能量的25g大米可以与一份提供90kcal能量的35g馒头进行互换，但不能与一份提供90kcal的500g白菜互换。

食物交换份法比营养成分计算法简单、方便和快捷，更多地用于日常膳食指导，如首次已经进行了膳食设计，当再次指导和膳食调整，可以利用同类食物互换的基本原则，确定食物种类和数量。从20世纪50年代开始，美国将食物交换份法用于糖尿病患者的营养治疗，目前该方法已被很多国家广泛采用，除糖尿病外，食物交换份法也适用于其他疾病患者的营养治疗。

2. 食物交换份法设计营养餐的方法与步骤 下面继续以案例6-3为例介绍食物交换份法编制食谱的方法与步骤。

（1）确定一日能量供给量 根据王大妈的身高、体重和体力活动等具体情况，计算出其每日应该摄取能量总量。方法同营养成分计算法。

（2）确定一日所需食物交换份数 根据一日供能总量，参照不同能量膳食食物份数分配表（表6-2），制订出相应的食物交换的总份数和不同食物的交换份数。例如，选取王大妈一日所需能量的上限为1800kcal，则：

一日所需食物总份数=1800÷90=20（份）

根据表6-2，其中，谷薯类12份、蔬菜水果类2份、肉蛋乳豆类4份、油脂坚果2份。

（3）确定三餐份数 将不同食物的交换总份数，根据营养成分计算法中早、中、晚三餐分配适宜比例，分配到早、中、晚三餐，则：

早餐：20×30%=6（份）

中餐：20×40%=8（份）

晚餐：20×30%=6（份）

（4）根据不同类别食物的交换份数　参照表 6-3～表 6-9 选择相应食物，并换算成具体的食物重量。

3. 食谱的评价与调整　食物交换份法是较粗略的方法，实际应用中，可将营养成分计算法和食物交换份法结合使用，可在确定食物需要量基础上，用食物交换份法确定食物种类及数量。并可根据同类互换原则，在编制一日食谱基础上设计出一周或一个月食谱。

表 6-2　不同能量膳食食物份数分配表

总能量（kcal）	总交换（份）	谷薯组（份）	果蔬组（份）	肉蛋组（份）	能量组（份）
1200	13. 5	6	2	4	1.5
1400	16	8	2	4	2
1600	18	10	2	4	2
1800	20	12	2	4	2
2000	22	13.5	2	4	2.5
2200	24.5	15.5	2	4.5	2.5
2400	27	17	2. 5	4.5	3

表 6-3　谷薯类食物等值交换表

食品名称	重量（g/份）	食品名称	重量（g/份）
大米、小米、糯米、薏米	25	油条、油饼、苏打饼干	25
面粉、米粉、高粱面、玉米糁	25	烧饼、烙饼、馒头	35
玉米面、混合面、燕麦面	25	咸面包、窝窝头	35
各种挂面、龙须面	25	生面条、魔芋生面条	35
莜麦面、苦荞面、荞麦面	25	马铃薯	100
通心粉、干粉条、干莲子	25	湿粉皮	150
绿豆、红豆、芸豆	25	鲜玉米	200

注：谷薯类每交换份提供碳水化合物 20g，蛋白质 2g，脂肪 0.5g，能量 377kJ（90kcal）

表 6-4　蔬菜类食物等值交换表

食品名称	重量（g/份）	食品名称	重量（g/份）
大白菜、圆白菜、菠菜、油菜	500	南瓜、花椰菜、南瓜	350
韭菜、茴香、茼蒿	500	鲜豇豆、扁豆、洋葱、蒜苗	250
芹菜、莴笋、油菜苔、西葫芦	500	胡萝卜	200
西红柿、冬瓜、苦瓜、黄瓜	500	山药、藕、豆薯（凉薯）、荸荠	150
茄子、丝瓜、芥蓝、苋菜	500	百合、芋头、慈菇	100
龙须菜、绿豆芽、鲜蘑	500	毛豆	70
白萝卜、青椒、茭白、冬笋	400	鲜豌豆	70

注：蔬菜类每交换份提供碳水化合物 17g，蛋白质 2g，能量 377kJ（90kcal）

表 6-5　肉蛋水产品类食物等值交换表

食品名称	重量（g/份）	食品名称	重量（g/份）
熟火腿、香肠	20	鸡蛋、鸭蛋、松花蛋、鹌鹑蛋	60
肥瘦猪肉	25	带鱼、草鱼、鲤鱼、甲鱼、比目鱼	80
午餐肉、熟酱牛肉、熟酱鸭、大肉肠	35	大黄鱼、鳝鱼、黑鲢、鲫鱼	80
瘦猪肉、牛肉、羊肉、排骨	50	对虾、青虾、鲜贝	80
鸭肉、鹅肉	50	水浸鱿鱼、蟹肉	100
鸡蛋清	150	水浸海参	350

注：肉蛋类每交换份提供蛋白质 9g，脂肪 6g，能量 377kJ（90kcal）

表 6-6　大豆类食物等值交换表

食品名称	重量（g/份）	食品名称	重量（g/份）
腐竹	20	北豆腐	100
大豆、大豆粉	25	南豆腐（嫩豆腐）	150
豆腐丝、豆腐干	50	豆浆	400

注：大豆类每交换份提供蛋白质 9g，脂肪 4g，碳水化合物 4g，能量 377kJ（90kcal）

表 6-7　奶类食物等值交换表

食品名称	重量（g/份）	食品名称	重量（g/份）
奶粉	20	牛奶、羊奶	160
脱脂奶粉、奶酪	25	无糖酸奶	130

注：奶类每交换份提供蛋白质 5g，脂肪 5g，碳水化合物 6g，能量 377kJ （90kcal）

表 6-8　水果类食物等值交换表

食品名称	重量（g/份）	食品名称	重量（g/份）
柿、香蕉、鲜荔枝	150	李子、杏子、葡萄	200
橘子、橙子、柚子	200	草莓	300
梨、桃、苹果、猕猴桃	200	西瓜	500

注：水果类每交换份提供蛋白质 1g，碳水化合物 21g，能量 377kJ（90kcal）

表 6-9　油脂类食物等值交换表

食品名称	重量（g/份）	食品名称	重量（g/份）
花生油、香油	10	猪油、牛油、羊油	10
玉米油、油菜籽油	10	核桃、花生米、杏仁、葵花籽	25
豆油	10	西瓜子	40

注：油脂类每交换份提供脂肪 10g，能量 377kJ（90kcal）

（三）营养配餐软件编制食谱

1. 营养配餐软件功能概述　随着计算机技术的广泛应用，营养食谱的编制和评价也可以通过计算机软件来实现。食谱编制软件具有简单、方便的特点，根据不同的软件设计，只需要输入相关的个人信息，就可以得到相关的食谱，但软件设计的食谱需要核实和调整，软件中的数据库、标准设定及相关依据也需要及时更新。营养配餐管理系统软件有很多种，一般营养配餐管理系统软件都具有如下功能。

（1）提供自动挑选食物种类界面，将挑选出的食物自动编制出代量食谱，计算出各类食物的用量并自动将其合理地分配到一日三餐或三餐一点中。

（2）进行食谱营养成分的分析计算，并根据计算结果进行调整。

（3）分析膳食的食物结构和计算分析各种营养素的摄入量、能量和蛋白质的食物来源等。

许多软件采取开放的计算机管理方式，可随时扩充食物品种及营养成分。有的软件还可对个体和群体的膳食营养状况做出综合评价，针对儿童青少年还可实现生长发育状况的评价。另外，特殊营养配餐应用软件还有减肥配餐的设计功能及常见病患者膳食的设计功能，如糖尿病患者的食品交换单位数据库，大大方便了医院营养科工作人员的计算工作。

2. 营养配餐软件编制食谱的方法 利用食谱编排软件系统进行食谱编制包含固定编排、自动编排和手工编排。

（1）固定编排 是将编制好的食谱预先放置在数据库中，用时只需要调出即可，按各季节食物来源的不同，可将食谱按 7d 或 30d 分为一个单元，常用于一些变化不大的集体单位等。

（2）自动编排 是在营养配餐软件中储存几十种菜肴的食谱，将食谱的名称及原料的名称中各种原料的用量进行限定，将原料的重量、烹饪方法等输入食谱中。如需要更改，则要重新输入，计算机直接将该食谱的营养素含量计算、储存起来。食谱编制时，只需将不同就餐人员的基本资料（年龄、性别、劳动强度等）输入，计算机将自动折算成“标准人”的能量需要系数，再根据此系数确定相应的营养素供给量；通过计算机的随机抽取，就可得出供给量基本符合膳食营养素参考摄入量的食谱。自动编排对程序的编写要求比较高，在程序编写时相关的因素考虑得越多，则越完善，编制的食谱质量也越高。例如，将人们的生活膳食习惯、原料生产的季节、价格等因素编入程序，编制的食谱既能符合营养学的要求，也能比较符合实际生活，因而食谱的可操作性也比较强。特别是目前许多营养配餐软件操作方法简单，特别适合营养师使用。

（3）手工编排 一般营养配餐软件均提供编制食谱的程序，根据就餐者的生理状况和营养需要的特点，结合食物的色、香、味、形等要求，编制出一日或数日食谱。手工编排食谱时对软件使用者的要求相对比较高，既要有营养学的专业基础知识，又要对计算机的使用和操作比较熟练，并有一定的程序设计能力，这样才能不断地根据就餐者的状况对食谱进行调整，以更加满足就餐者的各种需要。

此外，一些软件还专门建立了查询系统，以便于在进行手动编排过程中查询所遇到的问题。例如，食物营养素的含量、膳食的种类、食物原料的分类、烹调方法等；有的系统还提供了一套完整的营养咨询工具和完备的营养资料，供营养配餐人员随时查阅和咨询。

以某种营养配餐软件为例，介绍其编制步骤。

第一步：确定分析对象是膳食分析和营养评价的第一步工作。在系统启动时，会首先弹出选择分析对象窗口。可选择为个体对象或者团体人群配餐；配餐周期为一天或者一周。

第二步：输入配餐对象的姓名、年龄、性别、身高、体重及劳动强度等基本情况，如果是疾病人群还可以输入身体条件和饮食限制，如患有高血压疾病需要低钠摄入。

第三步：系统自动计算该配餐对象所需要的各种营养素指标。

第四步：进入食物选择界面，选择增加或删除食物。

第五步：选定完食物后，单击配平按钮，出现配平窗口，单击开始配平按钮，开始配平进程。配平完成后，显示各种营养素的贡献比例窗口，其中显示食谱中各种食物对各种营养素的贡献比重，可以据此进行必要的手工微调。

第六步：根据需要，可以单击打印食谱按钮，打印完整的食谱报告。

自测题

一、A_1/A_2型题

1. 老年人平均每天应摄入多少种以上的食物
A. 12　B. 15
C. 25　D. 22
E. 20
2. 老年人一般一次正餐能量占全天总能量的
A. 5%～10%　B. 10%～15%
C. 15%～20%　D. 20%～25%
E. 25%～30%
3. 老年人平衡膳食搭配原则不包括
A. 粗细搭配　B. 荤素搭配
C. 干湿搭配　D. 黑白搭配
E. 颜色搭配
4. 老年人一般一次加餐能量占全天总能量的
A. 5%～10%　B. 10%～15%
C. 15%～20%　D. 20%～25%
E. 25%～30%
5. 食物交换份法描述，下列哪项是错误的
A. 食谱编制结果较粗略
B. 应用较为广泛
C. 通常用于糖尿病患者食谱编制
D. 可用于编制一周食谱
E. 各类食物之间可以相互交换
6. 某社区食堂计划为老年人提供营养餐，并设计了食谱。为了确定编制的食谱是否科学合理，需要对食谱进行评价。下列不是食谱评价内容的是
A. 是否做到食物多样化
B. 各类食物的量是否充足
C. 主食和蔬菜中的蛋白质是否是优质蛋白质
D. 三餐能量摄入分配是否合理
E. 全天能量摄入是否适宜
7. 下列哪项不是营养配餐的理论依据
A. 中国居民膳食营养素参考摄入量
B. 食物成分表
C. 中国居民膳食指南
D. 平衡膳食宝塔
E. 中国居民的膳食习惯
8. 易出现营养过剩、肥胖、冠心病、高脂血症、高血压、糖尿病等慢性疾病的膳食结构是
A. 以动物性食物为主的膳食结构
B. 以植物性食物为主的膳食结构
C. 动、植物性食物平衡的膳食结构
D. 地中海膳食结构
E. 以上均不是
9. 以下不属于膳食指南推荐多摄入的是
A. 蔬菜　B. 水果
C. 奶类　D. 大豆
E. 瘦肉
10. 中国居民平衡膳食宝塔建议每日乳类的摄入量最少是
A. 100g　B. 200g
C. 300g　D. 400g
E. 500g

二、A_3/A_4型题

（11、12 题共用题干）

李爷爷，60 岁，身高 165cm，体重 70kg，身体状况良好。

11. 为该老年人制订营养食谱，以下哪项不是食谱编制的目的
A. 平衡膳食　B. 合理营养
C. 促进健康　D. 吃香喝辣
E. 达到标准体重
12. 食谱制订的正确步骤是
A. 确定能量和营养素目标，选择食物，计算和调整，评价食谱
B. 选择食物，确定能量和营养素目标，计算和调整，评价食谱
C. 评价食谱，确定能量和营养素目标，选择食物，计算和调整
D. 选择食物，评价食谱，确定能量和营养素目标，计算和调整
E. 确定能量和营养素目标，计算和调整，选择食物，评价食谱

（李明媚　杨　萌　纪　艳）

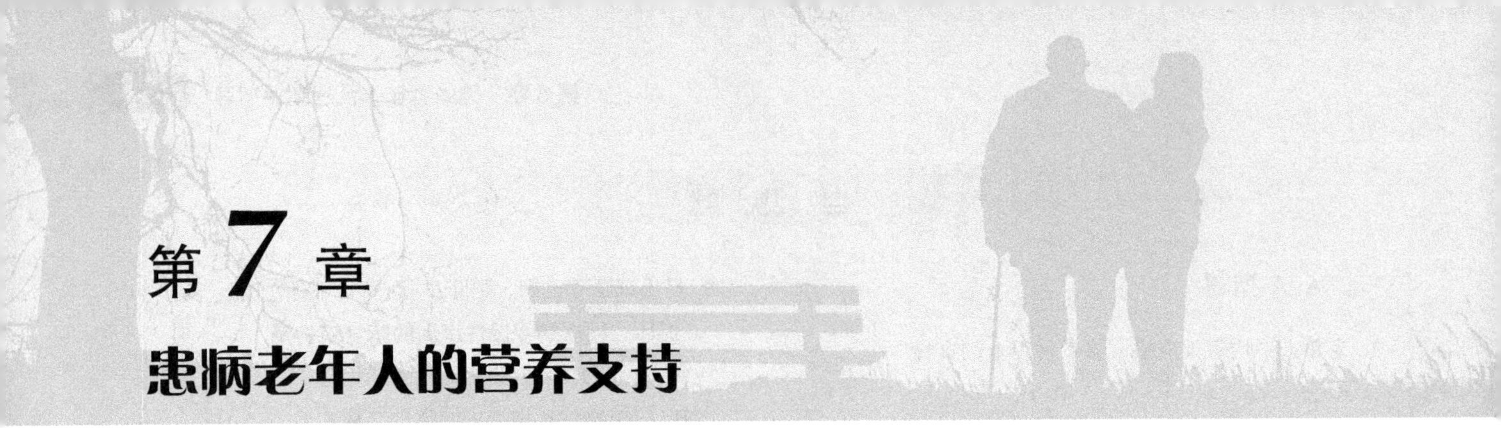

第 7 章 患病老年人的营养支持

第 1 节　患病老年人的膳食

受疾病影响，患病老年人膳食与健康老年人膳食有一定区别。特别是住院的老年人，需摄入医院膳食满足病情需求、营养要求及食品卫生规范。本章重点介绍住院老年人基本膳食和特殊膳食的种类、膳食原则、适用范围及食物选择。

案例7-1

王某，男，73 岁，因“车祸致左侧颌面部、上臂肿胀伴右肩、右肘活动受限 1 周”入院。诊断为：右锁骨中段骨折，右肱骨中段骨折，右侧面部多发性骨折，右肺挫伤。既往无其他慢性病史。急诊清创手术。查体：身高 174cm，体重 75kg，腹软，肠鸣音可。膳食调查：患者牙齿脱落 5 颗，因疼痛张口稍有困难。

问题： 目前可考虑为该老年患者提供何种医院基本膳食？

一、基本膳食

基本膳食是指为住院患者提供的常用膳食，包括普通膳食、软食、半流质膳食和流质膳食。

（一）普通膳食

普通膳食简称普食，几乎占住院患者饮食的 50%～60%，与正常人平时所用膳食基本相似。

1. 适用范围　普食适用于体温正常、咀嚼及吞咽功能无障碍、消化吸收功能正常、无特殊膳食要求、治疗上无需任何营养素限制的住院患者或疾病恢复期患者。

2. 膳食原则　普食可使用一般食物为原料，是平衡膳食，要求供给的能量充足，提供的营养素种类齐全、数量充足、比例适宜。每餐饮食需保持适当体积，以满足饱腹感。食物的形状、韧性、口感应适合老年人的咀嚼和吞咽能力。

3. 食物选择　与正常人饮食基本相同，一般食物均可选用。忌用难消化及易胀气的食物，如油炸食品及干豆类；刺激性食物及调味品，如辣椒、大蒜、芥末、咖喱等。

（二）软食

软食是介于普食和半流质饮食之间的一种过渡膳食，其特点是少纤维、便于咀嚼、易于消化。

1. 适用范围　软食适用于体温正常或轻度发热、消化不良、拔牙或牙齿咀嚼不便而不能进食大块食物者及消化功能欠佳的老年人，也可用于痢疾、急性肠炎等恢复期患者及肛门、结肠、直肠术后患者。

2. 膳食原则　软食是平衡膳食，要求供给的能量充足，加工质地软烂，提供的营养素能够满足患者需求。

3. 食物选择 食物应细软、易咀嚼、易吞咽、易消化，主食可选择软米饭、烂面条、馒头、包子、饺子及馄饨。肉类应选择纤维较短、较嫩的制成肉末、肉丸及肉丝，蔬菜及水果应选择纤维较少的，可蒸烂或制成水果羹。如果选用富含膳食纤维和动物肌纤维的食物，应切碎、煮烂后食用；应确保老年人可以用牙齿轻松碾碎，可以使用汤勺边缘或筷子将此类食物切断或分成小块。忌用煎炸、过于油腻的食物，含纤维多及生冷的蔬菜及刺激性调味品，如咖喱、辣椒粉、胡椒粉、芥末等。

（三）半流质膳食

半流质膳食简称半流食，外观呈半流体状态，介于软食和流质饮食之间，比软食更易于消化。半流质饮食仅作为过渡性膳食，长期食用可导致营养不良。

1. 适用范围 半流质饮食多用于发热较高、患有消化道疾病、消化功能减退、咀嚼或吞咽功能一定程度受损、身体比较虚弱的老年人，某些外科术后暂时作为过渡膳食。

2. 膳食原则 半流质饮食要求食物必须呈半流体状态，松软、湿润且易于咀嚼吞咽及消化吸收。尽量保证营养充足且均衡。每日宜提供 5～6 餐。

3. 食物选择 宜用粥、面条、软面片、馄饨、藕粉等。肉类宜选嫩瘦肉，可制成泥、小肉丸等；蛋类、乳类及其制品均可食用。豆类宜制成豆浆、豆腐脑、豆腐、腐乳等食用。水果及蔬菜可制成汁或泥，亦可制成果冻食用，还可食用少量嫩的碎菜叶。忌用坚硬且不易消化的食物；整块肉类、整豆、含纤维较高的蔬菜及油炸食品，如熏鱼、炸丸子。忌用刺激性、气味浓烈的调味品。

（四）流质膳食

流质膳食简称流食，是一般呈流体状态或在口腔中能融化为液体的膳食。特点为极易消化、含渣很少且无刺激，不需咀嚼，极易吞咽。流质膳食为不平衡膳食，故只可作为过渡膳食（1～2 天）短期使用，长期使用易造成营养缺乏。

1. 适用范围 流质膳食适用于高热、极度虚弱、无力咀嚼食物、病情危重的老年人；不完全肠梗阻、肠道手术术前准备及术后恢复初期、急性传染病、急性消化道炎症的老年人。胃肠道术后、痢疾、胰腺炎患者首次食物宜选用清流质膳食或不胀气流质膳食；喉部术后及消化道出血的患者宜选用冷流质膳食；口腔、面、颈部术后宜选用浓流质膳食。

2. 膳食原则 所有食物应都被烹调加工为流体状态，或进入口腔后可融化为液体，易吞咽、易消化，为促进食欲应注意咸、甜适宜。每日宜提供 6～7 餐，每餐液体量以 250～400ml，每日总量 2000ml 左右。

3. 食物选择 普通流质膳食可选用各种肉汤、牛奶、浓米汤、蛋花汤、蒸嫩蛋羹、奶酪、酸奶、藕粉、豆浆、蔬菜汁、水果汁等；某些固体食物可先用高速搅拌机将其研碎、过筛，再用液体冲匀和制熟；肉汤、蔬菜汤、水果汤应过筛除去渣滓。忌刺激性食品及刺激性调味品，对于腹部大手术及痢疾患者还应注意避免易胀气的食物，如牛奶、豆浆及含蔗糖高的食物。

二、特殊膳食

（一）高能量膳食

高能量膳食中的能量高于正常的膳食，可迅速补充能量，满足患者疾病状态下高代谢需要。

1. 适用范围 由于疾病导致代谢亢进、基础代谢增高者，如甲状腺功能亢进、癌症、严重烧伤和创伤、高热患者；合成代谢不足者，如营养不良和严重消瘦或体重不足者；慢性消耗性疾病患者，如恶性肿瘤、结核、伤寒等患者；体力消耗增加者，如运动员、重体力劳动者。

2. 膳食原则 循序渐进增加主食，宜少量多餐，在三餐之间增加 2～3 次点心。按病情调整供给量。

膳食应供应充足的碳水化合物、蛋白质和适量脂肪，以保证膳食能量充足。除三大产能营养素外，维生素和矿物质的供给量也应增加，尤其是与能量代谢密切相关的维生素。

3. 食物选择 各类食物均可食用，加餐以馒头、面包、蛋糕、藕粉等含碳水化合物高的食物为主。无食物禁忌，应当选择能量高的食物代替部分能量低的食物。

（二）高蛋白膳食

高蛋白膳食是指在基本饮食基础上增加富含蛋白质食物的饮食，成人每日供给量为 1.2～2.0g/kg 标准体重或蛋白质提供的能量占总能量的 15%～20%。

1. 适用范围 适用于营养不良、明显消瘦、肾病综合征、烧伤或创伤、手术前后、消化系统炎症恢复期、慢性消耗性疾病（如结核、恶性肿瘤、贫血、溃疡性结肠炎）患者及孕妇、乳母和生长发育期的儿童。

2. 膳食原则 平衡膳食；足量维生素和矿物质；逐渐加量，根据病情及时对膳食进行调整，循序渐进。

3. 食物选择 可多选用含优质蛋白质的食物，如瘦肉、动物内脏、鱼类、奶类、蛋类、大豆及其制品（优质蛋白质应占蛋白质总量的 1/2～2/3）。还应注意选择碳水化合物含量丰富的食物，如谷类、薯类，并选择新鲜蔬菜和水果。

（三）低蛋白膳食

低蛋白膳食为控制膳食中的蛋白质特别是低生物价蛋白质的摄入的一种医院膳食，旨在减少含氮代谢产物。一般每日蛋白质总量在 20～60g。

1. 适用范围 急、慢性肾炎及肾功能不全，尿毒症，肝性脑病或肝性脑病前期的患者。

2. 膳食原则 蛋白质种类合适，尽量选用优质蛋白。充足能量，减少蛋白质消耗。充足的维生素和矿物质；烹调方法合理，应注意烹调的色、香、味、形和食物多样化，以增加患者食欲。

3. 食物选择 可选择蔬菜、水果、植物油、食糖，以及麦淀粉、藕粉等低蛋白质的淀粉类食物。限用蛋白质含量丰富的食品，但为了适当供给优质蛋白质，可在蛋白质限量范围内，肾病者适当选择瘦肉、蛋类、奶类、鱼类，肝病者适当选择大豆及其制品。

（四）低脂肪膳食

低脂肪膳食为限制膳食总脂肪的摄入以达到改善患者脂肪代谢紊乱或脂肪吸收不良的一种医院膳食，按疾病的不同和病情发展情况将全天膳食总脂肪的摄入量分别限制在 50g、40g、20g 和 10g 以内。

1. 适用范围 适用于胆囊、胆管、胰腺疾病患者，如急慢性胰腺炎、胆囊炎、胆结石；脂肪消化吸收不良者，如肠黏膜疾病、胃切除和短肠综合征所致脂肪泻；肥胖症等。

2. 膳食原则 限制脂肪摄入；除脂肪外，其他营养素应力求平衡；烹调方法应尽量选择蒸、煮、炖、煲、烩、烘等方式。

3. 食物选择 宜选用谷类、瘦肉、鱼类、禽类、脱脂乳及其制品、蛋类、豆类、薯类、各种蔬菜和水果。少用含脂肪高的食物，如肥肉、全脂乳及其制品、坚果、蛋黄、油酥点心及油炸食品。

（五）低胆固醇膳食

低胆固醇膳食为在低脂膳食下，限制每日膳食中的胆固醇含量，中国营养学会在 2013 版 DRI 的建议中取消了健康人对胆固醇的上限值限制。

1. 适用范围 适用于高脂血症、高血压、高胆固醇血症、动脉粥样硬化、冠心病、肥胖症和胆石症患者。

2. 膳食原则 控制总能量，达到或维持理想体重；限制脂肪、胆固醇；提供充足的维生素、矿物质和膳食纤维。

3. 食物选择 宜选用谷薯类、脱脂乳及其制品，蛋类（蛋清不限，蛋黄每周限3个）。限用动物内脏，如肝、肾、脑。

（六）限盐膳食

限盐膳食为在膳食中限制钠含量，以减轻由于水、电解质代谢紊乱出现的水、钠潴留。

1. 适用范围 适用于心功能不全，急、慢性肾炎，肝硬化腹水、高血压、水肿、先兆子痫等患者。

2. 分类 低盐饮食，全日膳食总含盐量为1～4g。无盐饮食，全日供钠1000mg以下。低钠饮食，全日供钠不超过500mg。

3. 膳食原则 根据病情调整钠量；含钠较高的食物可用水煮或浸泡去汤减少食物中的含钠量；用酵母代替碱或发酵粉制作馒头；用番茄汁、芝麻酱、糖、醋调味。

4. 食物选择 宜少盐、少酱油烹饪，忌食各类腌制食物，如咸鱼、咸肉、香肠、咸菜。

（七）高纤维膳食

高纤维膳食是指为刺激肠道蠕动，降低肠腔内压力，促进粪便中胆汁酸和肠道有害物质排除的富含膳食纤维的膳食。建议一日供给“粗纤维”13～20g，或膳食纤维30～60g。

1. 适用范围 适用于无张力便秘、肛门手术后恢复期、高胆固醇血症、糖尿病、肥胖症患者。

2. 膳食原则 在普通膳食的基础上增加含粗纤维的食物；多饮水，空腹可饮淡盐水或温开水。

3. 食物选择 宜选用含膳食纤维丰富的食物，如燕麦、玉米、糙米等粗粮，韭菜、芹菜等蔬菜，蘑菇、海带等菌藻类，水果，魔芋制品等。少用精细食物，如精细谷物。

（八）少渣膳食

少渣膳食亦称低纤维饮食，是指食物粗纤维含量极少、易于消化的饮食。

1. 适用范围 适用于各种急慢性肠炎、伤寒、痢疾、腹泻、食管静脉曲张、结肠憩室炎、肠道肿瘤、消化道少量出血、肠道及食管管腔狭窄、肛部肿瘤和会阴部手术患者。

2. 膳食原则 所有食物均需切小制软，蔬菜去粗纤维后制成泥状，忌油炸和使用刺激性调味品；主食宜选用细粮；少量多餐。

3. 食物选择 宜用精米精面制作的食物，如粥、面包、软面条、烂饭；切碎制成软烂状的嫩肉、鱼肉、禽肉、动物内脏；豆浆、豆腐脑；奶类、蛋类；菜汁，去皮制软的瓜类、番茄等。限用各种粗粮、老的玉米、整粒豆类、坚果及含膳食纤维的蔬菜和水果等。

（九）低嘌呤膳食

低嘌呤膳食为限制膳食中嘌呤摄入（每日在150～250mg/d）的一种医院治疗膳食。

1. 适用范围 适用于急慢性痛风、高尿酸血症、尿酸性结石患者。

2. 膳食原则 超重肥胖患者应控制能量；提供适量蛋白质；减少脂肪；供给充足B族维生素和维生素C；足量饮水，避免饮酒。

3. 食物选择 可选择精细米面及其制品；奶及奶制品、蛋类、动物血；马铃薯、芋头、卷心菜、芹菜、黄瓜、茄子；各种水果等低嘌呤食物。忌用动物内脏、鱼类及其制品等高嘌呤食物。禁酒，避免饮用浓茶、浓咖啡，避免辣椒及胡椒粉、芥末等辛辣调味品。

第 2 节　患病老年人的营养支持途径

案例7-2

王某，男，67 岁，血压为 170/120mmHg。下肢轻度水肿，因脑血管意外而昏迷数月。

问题： 1. 营养支持团队建议由哪些领域医务工作者组成？

2. 针对该患者情况应选用何种营养支持方式？

一、肠内营养支持

肠内营养（enteral nutrition，EN）是指患者通过口服或管饲摄入不需要消化或仅需化学性消化的营养制剂，获得机体所需能量和营养素的营养治疗方法。肠内营养应用范围广，方法简便，易于管理，能够维持消化系统功能，避免肠黏膜出现失用性萎缩，故“只要肠道有功能，首选肠内营养”在临床已成为共识，在患者病情许可情况下，应尽早、尽量给予肠内营养支持。

（一）肠内营养的途径

肠内营养输注途径有经口和管饲两种，经口摄入不足或不能经口摄入者，一般选用管饲。管饲常用的有鼻饲和造瘘，鼻饲简单易行，在临床较常用，但对鼻黏膜刺激性大，故通常用于肠内营养时间少于 6 周者。需长期肠内营养的患者可根据实际情况经皮内镜或腹腔镜下行胃造瘘或空肠造瘘。

（二）肠内营养制剂

肠内营养制剂是指由人工配制的、符合机体生理需要的各种营养素组成的无渣饮食。营养素含量齐全、比例适当、营养价值高，可不需消化或很少消化即能直接吸收。肠内营养制剂主要分为三大类：氨基酸型、整蛋白型和组件型肠内营养制剂。进一步可分为平衡型、疾病特异型肠内营养制剂或其他类型。

特殊医学用途配方食品必须在医生或临床营养师指导下，单独食用或与其他食品配合食用。主要包括全营养配方食品、特定全营养配方食品、非全营养配方食品。详见第 3 章。

（三）肠内营养的适应证和禁忌证

1. 适应证　意识障碍或昏迷、吞咽困难和失去咀嚼能力、消化道损伤、消化道梗阻或手术、消化道瘘和短肠综合征、胰腺炎、炎症性肠病、高分解代谢和慢性消耗性状态、术前准备和纠正及预防手术前后营养不良、先天性氨基酸代谢缺陷病等。

2. 禁忌证　严重感染、衰竭和休克、完全性器质性肠梗阻、术后消化道麻痹所致肠功能障碍、活动性消化道出血、严重腹泻和极度吸收不良、高流量小肠瘘、严重腹腔内感染。

（四）肠内营养并发症及防治

1. 胃肠道并发症　肠内营养常见胃肠道并发症包括腹胀、恶心、呕吐、腹泻、肠痉挛和便秘等。

（1）腹胀、恶心、呕吐　应注意营养液渗透压，更改配方改变其渗透压；减缓输注速度，待患者耐受后可适当调快速度；少量多次输注营养液，或将间歇式输注改为持续输注；根据医嘱给予胃肠动力药。

（2）腹泻　若室温过低可使用加温器在靠近输入端加温；严格遵守无菌制度；吸收不良的患者可考虑减少脂肪或采用无膳食纤维的营养液；若由药物引起，则改用其他药物；低蛋白血症患者，纠正血浆白蛋白至 30g/L 以上。

（3）便秘 应及时调整配方，增加液体摄入量和应用膳食纤维配方，使用乳果糖软化大便，必要时可采用灌肠。

2. 机械性并发症 机械性并发症与喂养管的放置及护理相关，包括吸入性并发症、喂养管相关并发症和导管阻塞，可通过以下措施进行防治：选择型号合适、材质柔软的喂养管。插管动作应轻柔，造瘘患者需经常更换胶布防止压力性损伤。造瘘患者应保持造口周围皮肤干燥、清洁，观察患者造口处情况。鼻饲前后及输注过程中需按要求用温开水或生理盐水冲管。护理得当，定期更换喂养管。预防吸入性肺炎应注意预防误吸，即安置合适体位，鼻胃管或造瘘进行肠内营养时取 30°～45°半卧位；经常检查胃内潴留情况，如超过 150ml，应通知医生，暂停或减慢速度；及时检查调整鼻饲管管端位置。

3. 代谢性并发症 常见代谢性并发症包括电解质紊乱、肝功能异常、脱水等。应注意监测患者代谢、水电解质平衡、肝肾功能及血糖变化，发现异常及时处理。

4. 喂养途径相关并发症 肠内营养喂养途径鼻-胃管、鼻-胃-肠管、胃造瘘术、空肠造瘘术等均可造成相应的并发症，如鼻、咽及食管损伤，反流，倾倒综合征，造口出血，造口旁皮肤感染，导管拔除困难等，应引起操作者的注意，并积极预防。

5. 再喂养综合征 再喂养综合征（refeeding syndrome，RFS）是指对长期处于饥饿或摄入不足状态的慢性营养不良患者提供再喂养（肠内营养或肠外营养）所引起的伴有一种或多种生化异常［即低磷血症、低钾血症、低镁血症和（或）硫胺素等缺乏］的并发症，严重者可危及生命。RFS 的高危人群主要是慢性营养不良、虚弱的老年人、癌症和危重症患者等。再喂养综合征的预防关键在于早期识别和预防风险因素。

二、肠外营养

肠外营养（parenteral nutrition，PN）是通过静脉途径供应患者所需能量和多种营养素，使患者在无法正常进食的状态下仍可以维持营养状况。

肠外营养可分为全肠外营养（total parenteral nutrition，TPN）、补充性肠外营养（supplemental parenteral nutrition，SPN）和家庭肠外营养（home parenteral nutrition，HPN）；分别适用于不同疾病和病情的患者。TPN 多适用于胃肠功能衰竭或 EN 不可行的患者；SPN 适用于不能耐受全肠内营养、胃肠功能不全或肠内营养的起始阶段；HPN 适用于病情相对平稳，出院后需要长期或较长期依赖 PN 治疗的居家患者，如短肠综合征和肿瘤等患者。无论采用哪种形式，都需具有应用肠外营养的适应证。

（一）肠外营养的途径

肠外营养输注途径主要包括周围静脉输注和中心静脉输注，应根据患者具体情况选择。

1. 周围静脉输注 该途径优点为对机体全身代谢影响较小，并发症相对较少。常用于短期营养支持，如营养支持少于 2 周；需部分营养支持及中心静脉置管不耐受者。

2. 中心静脉输注 该途径可迅速稀释营养液，避免对血管的刺激，但易形成血栓性静脉炎和插管并发症。可经颈内静脉、锁骨下静脉、股静脉穿刺输注营养液，近年也有经外周置入中心静脉置管或输液港进行肠外营养支持，常用于肠外营养支持超过 2 周、营养液输注量大、渗透压高于 1200mOsm/L 的患者。

（二）肠外营养的制剂种类

1. 糖类制剂 主要包括葡萄糖注射液、果糖注射液等。

2. 脂肪乳剂 在肠外营养中供给能量及必需脂肪酸，因脂肪不能直接输入静脉，故须将其制成直径小于 0.6μm 乳剂才能供静脉输注。

3. 复方氨基酸制剂 为肠外营养提供氮源，用于合成人体所需蛋白质，正常人体需要量为 1.0～1.5g/（kg·d），创伤、应激、重症或脏器功能障碍等患者的需求量可高于或低于此量。

4. 维生素 水溶性维生素在体内基本无储备，实施肠外营养支持时应注意每日给予补充；脂溶性维生素在体内有储备，实施肠外营养支持超过2周应考虑给予补充。

5. 电解质 实施营养支持的患者如发生电解质紊乱，需补充相应的矿物质，临床常用10%氯化钠溶液、10%氯化钾溶液、10%葡萄糖酸钙溶液、25%硫酸镁溶液及甘油磷酸钠注射液。

6. 微量元素 长期全肠外营养，需注意微量元素缺乏的问题。

（三）肠外营养的适应证和禁忌证

1. 适应证 凡长时间（>7d）不能进食或不能经肠内途径摄入每日所需营养素及由于严重胃肠功能障碍或不能耐受肠内营养的患者。

2. 禁忌证 胃肠道功能正常或有肠内营养适应证者；患者情况良好、预计需要肠外营养时间少于5d的患者；无明确治疗目的或已确定为不可治愈而盲目延长治疗者；需立即进行手术者；心血管功能紊乱或严重代谢紊乱尚未控制或处于纠正期间者。

（四）肠外营养并发症

1. 与静脉穿刺和置管相关的并发症 常见静脉穿刺置管相关并发症包括气胸，空气栓塞，血管、神经和胸导管损伤，喂养管移位，血栓静脉炎，穿刺部位感染，导管性脓毒症、肠源性感染等。此类并发症应重点通过熟练技术、加强护理予以预防。

2. 代谢并发症

（1）糖代谢紊乱 营养液输注太快、糖浓度过高超过了机体耐受程度时易出现血糖升高，应减慢输注速度和减少输注总量，按要求加入适当的胰岛素，输注过程中要注意胰岛素的吸附和洗脱作用；加入胰岛素过多或突然停用含糖溶液可能导致低血糖，应严密监测血糖浓度并及时调整胰岛素用量，对长期使用高渗溶液患者，应以等渗溶液过渡，如发现患者出现脉搏加快、头晕、出冷汗等疑似低血糖休克，应及时处理；若患者出现神志改变、尿量突然增多，疑似高渗性非酮症高血糖昏迷，应立即停用葡萄糖，用低渗盐水输注纠正脱水。

（2）脂肪代谢紊乱 脂肪乳输入速度过快或输入总量过多时，可发生高脂血症。当患者出现发热、急性消化道溃疡、血小板减少、溶血、肝脾肿大等症状时，可疑为脂肪超载综合征。在启动PN前应检测血浆甘油三酯水平，有高甘油三酯血症者需限制脂肪乳剂的剂量或禁用。对于非高脂血症者，建议在12～24h内，以0.7～1.0g/kg的速度缓慢输注；PN期间定期做血浆浊度试验或监测血脂水平，了解脂肪的利用和廓清能力。一旦确诊为脂肪超载综合征，应立即停输脂肪乳剂或含脂肪乳剂的全营养混合液（total nutrient admixture，TNA）；同时提供支持性治疗，如输液、输血、人体白蛋白和（或）新鲜冷冻血浆。一旦患者病情许可，应尽快过渡为肠内营养支持。

（3）肝脏损伤 长期实施肠外营养支持可致肝功能损害，其预防与处理应尽量去除或纠正诱因，积极进行护肝等治疗。

（4）低代谢性骨病 长期实施肠外营养支持可能导致骨质疏松、骨质软化症等，其预防措施是在配制营养液时将钙剂和磷酸盐分开稀释配制，防止产生磷酸钙沉淀。

自测题

A_1/A_2型题

1. 流质饮食适用于

A. 高热患者　B. 术后恢复期患者　C. 无急性腹泻患者　D. 严重营养不良患者　E. 食欲正常患者

2. 可进行肠内营养的是

A. 急性胰腺炎患者　B. 休克患者

C. 完全性肠梗阻患者　　D. 昏迷患者

E. 高流量小肠瘘患者

3. 肠内营养常见的并发症是

A. 腹泻　　B. 便秘

C. 高血糖　　D. 恶心

E. 脂肪代谢紊乱

4. 外观呈半流体状态，介于软食和流质饮食之间为

A. 普通膳食　　B. 软食

C. 半流质膳食　　D. 流质膳食

E. 治疗膳食

5. 采用外周静脉营养支持治疗时间一般不超过

A. 1 周　　B. 2 周

C. 3 周　　D. 4 周

E. 5 周

6. 下列属于肠内营养禁忌证的是

A. 吞咽困难

B. 高流量小肠瘘

C. 消化道损伤

D. 术前准备纠正营养不良

E. 先天性氨基酸代谢缺陷疾病

7. 判断选择肠内营养还是肠外营养的一个重要依据是

A. 是否能自主进食　　B. 是否有顽固腹泻

C. 胃肠功能是否存在　　D. 以上均不是

E. 以上均是

8. 为避免肠内营养支持导致的机械性并发症，以下说法错误的是

A. 选择型号合适、材质柔软的喂养管

B. 插管动作应轻柔

C. 鼻饲前后及输注过程中不能用温开水或生理盐水冲管

D.造瘘患者应保持造口周围皮肤干燥、清洁

E.造瘘患者需经常更换胶布

9. 以下属于医院基本膳食的是

A. 流质膳食

B. 高蛋白膳食

C. 限盐膳食

D. 低脂膳食

E. 高能量膳食

10. 以下哪项属于软食的适用对象

A. 高热患者　　B. 腹泻患者

C. 幼儿　　D. 手术期患者

E. 呕吐患者

（李明媚）

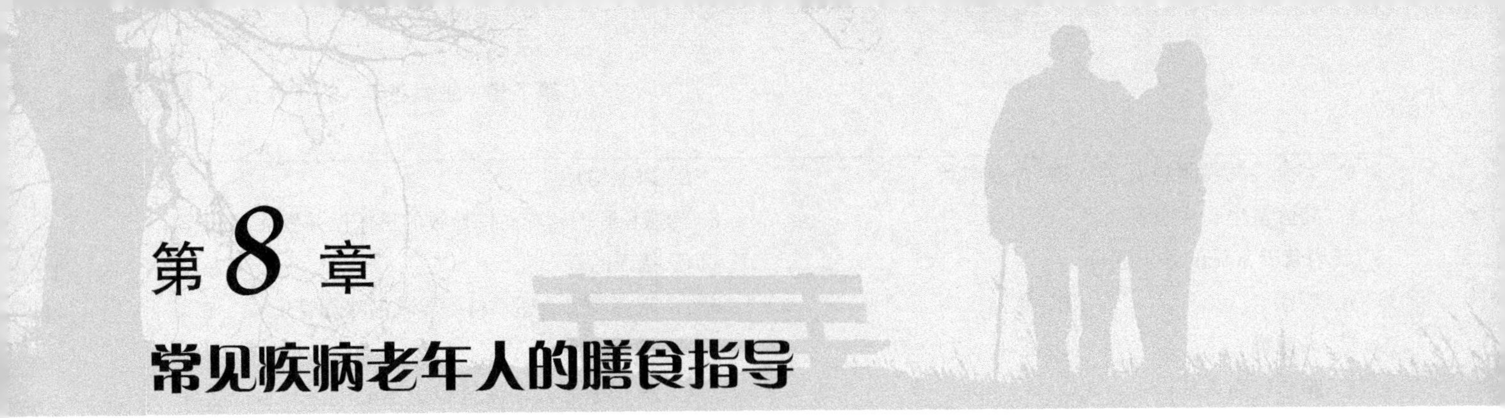

第 8 章 常见疾病老年人的膳食指导

第 1 节　高血压老年人的膳食指导

案例8-1

张爷爷，60 岁，农民，身高 168cm，体重 76kg，喜欢吃猪油、瓜子、花生、咸菜、烧白、卤菜，每日至少饮 1 两白酒。最近半年经常出现头痛头晕，休息后缓解。到医院检查，测血压 168/97mmHg，医生诊断为高血压。

问题： 1. 张爷爷患高血压的原因有哪些？

2. 为了促进身体康复，张爷爷的膳食要遵守哪些原则？

一、高血压概述

高血压是以动脉血压持续升高为特征的心血管综合征，可分为原发性高血压和继发性高血压，前者病因不明（通常简称为高血压），后者是由某些确定疾病或病因引起的血压升高，占高血压患者的 5%～10%。高血压是最常见的慢性病之一，也是心脑血管病最主要的危险因素，可导致脑卒中、心力衰竭及慢性肾脏病等主要并发症，严重影响患者的生存质量。

（一）高血压诊断标准

1. 以诊室血压测量结果为主要诊断依据　首诊发现收缩压≥140mmHg 和（或）舒张压≥90mmHg［“和（或）”表示包括 3 种情况，即收缩压≥140mmHg 且舒张压≥90mmHg、收缩压≥140mmHg 且舒张压<90mmHg、收缩压<140mmHg 且舒张压≥90mmHg。下文中出现的“和（或）”意义相同。］建议在 4 周内复查两次，非同日 3 次测量均达到上述诊断界值，即可确诊。

若首诊收缩压≥180mmHg 和（或）舒张压≥110mmHg，伴有急性症状者建议立即转诊；无明显症状者，排除其他可能的诱因，并安静休息后复测仍达此标准，即可确诊，建议立即给予药物治疗。

2. 以动态血压监测或家庭自测血压为主要诊断依据　诊断不确定，或怀疑“白大衣高血压”或“隐蔽性高血压”，有条件的可结合动态血压监测或家庭自测血压辅助诊断；无条件的，建议转诊。动态血压监测和家庭自测血压诊断高血压的标准见表 8-1。注意家庭自测血压用于辅助诊断时应谨慎，确保使用经认证的上臂式电子血压计，且符合操作要求。

表 8-1　诊室血压、动态血压监测及家庭自测血压的高血压诊断标准（mmHg）

分类	收缩压		舒张压
诊室测量血压	≥140	和（或）	≥90
动态血压监测*			
白天	≥135	和（或）	≥85

续表

分类	收缩压		舒张压
夜间	≥120	和（或）	≥70
24h	≥130	和（或）	≥80
家庭自测血压*	≥135	和（或）	≥85

注：*指平均血压。1mmHg=0.133kPa

3. 特殊定义　白大衣高血压和隐蔽性高血压：反复出现的诊室血压升高，而诊室外的动态血压监测或家庭自测血压正常，为白大衣高血压；相反，诊室血压正常，诊室外血压升高，为隐蔽性高血压。

单纯收缩期高血压：收缩压≥140mmHg 且舒张压<90mmHg。

（二）高血压的原因

1. 遗传因素　原发性高血压有明显的家族聚集性。双亲均有高血压的子女，以后发生高血压的概率高达 46%，约 60%高血压患者有高血压家族史。

2. 环境因素

（1）饮食　流行病学和临床观察均显示食盐摄入量与高血压的发生和血压水平呈正相关。另外，有人认为饮食低钾、高蛋白质摄入、饮食中饱和脂肪酸或饱和脂肪酸与不饱和脂肪酸的比值较高也可能属于升压因素。饮酒与血压水平线性相关。我国人群叶酸普遍缺乏，导致血浆同型半胱氨酸水平增高，其与高血压发病呈正相关。

（2）精神应激　脑力劳动者高血压患病率超过体力劳动者，从事精神紧张度高的职业和长期在噪声环境中工作者高血压患病率较高。

（3）吸烟　吸烟可使交感神经末梢释放去甲肾上腺素增加，使血压增高，同时，吸烟所引发的氧化应激可通过损害一氧化氮介导的血管舒张引发血压增高。

3. 其他因素　体重增加是血压升高的重要危险因素，腹型肥胖者容易发生高血压。50%的睡眠呼吸暂停综合征患者还患有高血压，且血压升高程度与疾病病程和严重程度有关。

二、高血压老年人的膳食原则

合理膳食是高血压综合防治的重要措施之一，目标是控制血压，降低高血压危险因素的同时，增加保护因素。根据《心血管疾病营养处方专家共识（2014）》，高血压老年人的膳食原则如下。

（一）限制能量的平衡膳食，维持健康体重

适当地降低能量摄入有利于收缩压和舒张压及 LDL-C 的降低。体重超重和肥胖者，根据健康体重，按 20～25kcal/kg 计算每天总能量，或通过膳食调查评估，在目前摄入量的基础上减少 500～1000kcal/d。三大营养素供能比例为蛋白质 10%～15%，脂肪 20%～30%，碳水化合物 55%～60%。

（二）增加身体活动

每天≥30min 中等强度有氧运动，每周 5d。

（三）严格控制钠盐

推荐每日食盐用量控制<5g，提倡低盐膳食，限制或不食用腌制品。

（四）适当增加钾摄入量

3.5～4.7g/d，从自然食物中摄取。

（五）足量的钙和镁

推荐饮用牛奶、食用蔬菜和水果。

（六）限制饮酒

尽量少喝或不喝。

三、高血压老年人的食谱举例

孙爷爷，62 岁，单位退休工人，退休前经常出差，身高 165cm，体重 78kg，患原发性高血压 15 年，服用降压药物 10 年，尚未发现明显的心脑血管疾病及肾脏并发症，平时喜欢吃卤菜、香肠、红烧肉。抽烟 15 支/天，喝白酒 50g/d，睡眠较差。请为其设计一日食谱。

1. 了解基本病情 询问现病史，测量血压；与血压相关的其他并发症，血糖、血脂、心功能、肾功能等；了解与营养相关的高血压发生危险因素（如肥胖、精神压力、外出进餐、饮酒、睡眠等）。

2. 了解患者饮食和行为，评估目前膳食营养状况和身体活动水平 ①询问饮食习惯和喜好。②每日吃几餐（包括加餐）。③主食摄入量。④蔬菜、水果摄入情况。⑤肉蛋、奶制品（全脂或脱脂）摄入情况。⑥烹调油脂、坚果类摄入情况。⑦家庭调味品（食盐、酱油、鸡精、味精、腌制品等的摄入情况）。⑧外出进餐的频率。⑨饮酒的习惯，计算每日乙醇摄入量（不可忽略的能量摄入）。⑩身体活动情况，目前身体活动水平在什么阶段。⑪吸烟的时间、年限，是否准备戒烟（对于控制血压的益处）。

3. 编制营养食谱

（1）计算 BMI 判断体型 BMI=78÷1.65^2=28.7，属于肥胖。

（2）计算理想体重 理想体重=165−105=60（kg）。

（3）计算总能量 该患者体型肥胖，轻体力活动，可按 20～25kcal/kg 标准体重来计算总能量，本例取 25kcal/kg，则总能量=60×25=1500kcal。

（4）计算三大产能营养素的需要量 设定蛋白质供能占总能量的 15%，脂肪占总能量的 25%，碳水化合物占总能量的 60%进行计算。

$$蛋白质需要量=1500\times15\%\div4\approx56（g）$$

$$脂肪需要量=1500\times25\%\div9\approx42（g）$$

$$碳水化合物需要量=1500\times60\%\div4\approx225（g）$$

（5）编制营养食谱 食物选择时注意，主食中应有粗杂粮 50g 左右，蔬菜以叶菜和瓜类为主，水果以低含糖量水果为宜，肉类以鸡鸭类为主，减少畜肉类，鱼虾以海鱼为佳，蛋类 3～4 个/周，烹调用植物油 20～25g/d，食盐＜5g/d。其余编制方法同健康老年人食谱编制。老年高血压患者孙爷爷一日参考食谱见表 8-2。

表 8-2 高血压老年人一日参考食谱

餐次	食物和用量
早餐	杂粮粥（小米 25g、薏米 25g、绿豆 25g）、炒白菜（白菜 100g）、牛奶 160g
午餐	米饭（粳米 87.5g）、清蒸鲈鱼（鲈鱼 80g）、凉拌茄子（茄子 250g、瘦猪肉 25g）

续表

餐次	食物和用量
加餐	猕猴桃 200g
晚餐	米饭（粳米 62.5g）、番茄炒鸡蛋（番茄 150g、鸡蛋 30g）
加餐	牛奶 160g
全天	花生油 20g、盐 4g

该食谱提供能量 1459kcal、蛋白质 56g、脂肪 40g、碳水化合物 225g、钠 1366mg、钾 1960mg、钙 656mg、维生素 C 1168mg、胆固醇 263mg。

第 2 节　脑卒中老年人的膳食指导

案例8-2

曹爷爷，70 岁，身高 173cm，体重 82kg，喜好咸菜、甜食、油炸食物，经常饮浓茶，有吸烟史 35 年。20 年前确诊高脂血症，10 年前确诊高血压，3 个月前突发脑卒中，经住院康复治疗后现已出院。曹爷爷目前右耳听力明显下降，右侧肢体活动正常，左侧肢体活动不灵。子女因工作不能提供日常照护，老伴因身体状态不能照顾曹爷爷，现入住某医养结合型养老机构。

问题： 1. 请分析曹爷爷发生脑卒中的可能原因。

2. 为了促进身体康复，曹爷爷的膳食要遵守哪些原则？

一、脑卒中概述

（一）脑卒中定义和分类

脑卒中指各种原因引起的脑血管疾病急性发作，造成脑供血动脉狭窄或闭塞，或非外伤性的脑实质出血，并引起相应临床症状及体征。脑卒中多见于老年人，分为缺血性脑卒中和出血性脑卒中，前者发病率高于后者。缺血性脑卒中主要是在动脉粥样硬化基础上形成血栓，导致动脉狭窄或闭塞；脑组织可发生缺血性坏死，同时出现相应的神经功能障碍及意识改变；血流缓慢和血压下降是常见诱因。出血性脑卒中多发生于高血压动脉硬化患者，常因剧烈活动或情绪激动而引发，出现神经功能障碍，严重者引起颅内压增高甚至脑疝。

（二）脑卒中危险因素

1. 不可干预因素　包括年龄、性别、性格、种族、遗传等。55 岁以后发病率明显增加，年龄每增加 10 岁，发生率约增加 1 倍；男性卒中发病率高于女性；父母双方有脑卒中史的子女卒中风险增加。

2. 可干预因素　包括高血压、心脏病、糖尿病、高血脂、高同型半胱氨酸血症、吸烟、酗酒、体力活动少、高盐饮食、超重、感染等。在可干预危险因素中，高血压是各类脑卒中最重要的独立危险因素。收缩压和舒张压升高都与脑卒中的发病风险呈正相关，控制血压在正常范围可显著降低脑卒中的发病率。糖尿病、吸烟、酗酒均为重要的危险因素。糖尿病与微血管病变、大血管病变、高脂血症及缺血性脑卒中的发生有关；吸烟可加速血管硬化，促使血小板聚集，降低高密度脂蛋白水平，烟草中的尼古丁还可刺激交感神经使血管收缩，血压升高；酗酒者出血性卒中的危险性增加。

二、脑卒中老年人的膳食原则

根据《脑卒中患者膳食指导》（WS/T 558—2017）的建议，脑卒中老年人的膳食原则如下。

（一）平衡膳食

选择多种食物，达到营养合理，以保证充足的营养和适宜的体重（$20.0kg/m^2 \leqslant BMI < 26.9kg/m^2$）。每日推荐摄入谷薯类，蔬菜、水果类，肉、禽、鱼、奶、蛋类，豆类，油脂类共五大类食品，做到主食粗细搭配。

（二）个性化膳食指导

针对脑卒中的不同人群，进行相应的医学营养治疗，满足其在特定时期的营养需求。对于老年脑卒中患者，提供适宜的能量和营养素并考虑其心理社会因素。

（三）烹调方法

多用蒸、煮、炖、拌、氽、水溜、煨、烩等少盐少油烹调方式，减少咀嚼，易于消化和吸收。

（四）食物质量与性状的改变

针对吞咽障碍的患者将固体食物改成泥状或糊状。固体食物经过机械处理使其柔软，质地更趋于一致，不容易松散，从而降低吞咽难度。脑卒中后大部分吞咽障碍患者最容易误吸的是稀液体，向稀液体内加入增稠剂以增加黏度，可减少误吸，增加摄入量。注意在结构改变的食物中强化可能丢失了的营养成分，尽量使食物能引起患者食欲。

（五）脑卒中患者能量及营养素推荐摄入量

1. 能量 脑卒中患者的基础能量消耗约高于正常人的30%（采用Schofield修正公式计算正常人群的基础代谢消耗）。建议能量摄入为20～35kcal/（kg·d），再根据患者的身高、体重、性别、年龄、活动度、应激状况进行系数调整。稳定期患者的能量供给量可与正常人相同，体重超重者应减少能量供给。发病后能量需要量应按照公式“BEE×活动系数”计算。

链接 Schofield修正公式

18～44岁，（男性）基础能力消耗（kcal/d）=［15.3×体重（kg）+679］×95%；（女性）基础能力消耗（kcal/d）=［14.7×体重（kg）+496］×95%。

45～59岁，（男性）基础能力消耗（kcal/d）=［11.6×体重（kg）+879］×95%；（女性）基础能力消耗（kcal/d）=［8.7×体重（kg）+829］×95%。

2. 蛋白质 脑卒中患者的蛋白质摄入量至少1g/（kg·d），存在分解代谢过度的情况下（如有压疮时）应将蛋白摄入量增至1.2～1.5g/（kg·d）。动物蛋白与植物蛋白比例为1∶1左右。

3. 脂肪 总脂肪能量占一天摄入总能量的比例不超过30%，对于血脂异常的患者，不超过25%。饱和脂肪酸能量占一天摄入总能量的比例不超过7%，反式脂肪酸不超过1%。*n*-3多不饱和脂肪酸摄入量可占总能量的0.5%～2%，*n*-6多不饱和脂肪酸摄入量可占总能量的2.5%～9%。

4. 碳水化合物 在合理控制总能量的基础上，脑卒中患者膳食中碳水化合物应占每日摄入总能量的 50%～65%。

5. 维生素、矿物质　均衡补充含多种维生素和矿物质的食品和特殊医学用途配方食品，尤其是富含维生素 B_6、维生素 B_{12}、维生素 C、叶酸等维生素的食品，预防微量元素的缺乏并降低患者的发病风险。

6. 膳食纤维　脑卒中患者膳食纤维每日摄入量可为 25～30g，卧床或合并便秘患者应酌情增加膳食纤维摄入量。

7. 胆固醇　限制胆固醇摄入，每天不超过 300mg，血脂异常者不超过 200mg。

8. 水　无限制液体摄入状况下，在温和气候条件下，脑卒中患者每日最少饮水 1200ml，对于昏迷的脑卒中患者可经营养管少量多次补充，保持水电解质平衡。

（六）脑卒中患者食物选择

1. 谷类和薯类　保证粮谷类和薯类食物的摄入量在 200～300g。优选低糖高膳食纤维的种类，如莜麦、荞麦、玉米面、小米、燕麦、麦麸、糙米等。

2. 动物性食品

（1）禽畜肉类　每日禽肉类食物的摄入量在 50～75g。优选低脂肪高优质蛋白的种类，如鸽肉、火鸡腿、鸡胸肉、牛里脊、猪里脊等。

（2）鱼虾类　建议每日鱼虾类食物的摄入量在 75～100g。优选低脂肪高优质蛋白的种类，且含丰富多不饱和脂肪酸的食物，如海参、鲢鱼、青鱼、鲤鱼、带鱼、鳗鱼、鳕鱼等。

（3）蛋类　建议每日蛋类的摄入量在 25～50g。对伴有高血压、血脂异常、糖尿病的脑卒中患者，应少吃蛋黄，可 2～3 天吃一个。

（4）奶类及奶制品　建议每天饮 300g 奶或相当量的奶制品。优选低脂肪、脱脂奶及其制品。

3. 豆类及其制品　建议每天摄入 30～50g 大豆或相当量的豆制品。优选黑豆、黄豆、豆浆、豆腐、豆汁等。

4. 蔬菜　脑血管疾病患者每日蔬菜摄入量为 500g 以上，以新鲜绿叶类蔬菜为主，如菠菜、油菜、蕹菜（空心菜）、莴苣（生菜）、莴笋叶等。

5. 水果　不伴有高血糖的脑血管疾病患者每日水果摄入量为 150g 左右。可优选西瓜、橙子、柚子、柠檬、桃子、杏、猕猴桃、枇杷、菠萝、草莓、樱桃、火龙果等。

6. 坚果　坚果含丰富的蛋白质、脂肪、维生素、矿物质，建议每周摄入 50g 左右。优选开心果、大杏仁、白瓜子、核桃等。

7. 油脂　以植物油为主，不宜吃含油脂过高及油炸类食物，如肥肉、动物油等。

8. 调味品　不宜吃含盐高的菜品或腌制品，如咸肉、咸菜、熏酱食物等。食盐应不超过每日 5g，如果合并高血压，每日应不超过 3g。不宜吃辛辣调味品及咖啡、浓茶等刺激性食物。

9. 酒　脑卒中患者应限制饮酒。康复后如要饮酒，建议一天饮用酒的酒精量不超过 15g。15g 酒精相当于酒精度 4%的啤酒 450ml、12%的葡萄酒 150ml 或 38%的白酒 50ml。

10. 无添加糖食品　如添加阿斯巴甜、食用糖精等成分的食物。

三、脑卒中老年人的食谱举例

李奶奶，70 岁，身高 165cm，体重 72kg，患高血压 30 余年，1 年前发生脑出血，经过积极治疗，目前病情稳定，生活基本能自理，无其他并发症，请为其设计一日食谱。

本例选择食物交换份法制订营养食谱，参考食谱见表 8-3。

表 8-3 脑卒中老年人一日参考食谱

餐次	食物和用量
早餐	馒头 70g、牛奶 320g
加餐	香蕉 100g
午餐	杂粮饭（粳米 100g、薏米 12.5g）、芹菜炒肉丝（芹菜 150g、瘦肉 50g）、番茄炒鸡蛋（番茄 100g、鸡蛋 30g）
加餐	橘子 100g
晚餐	米饭（粳米 112.5g）、清蒸鲈鱼（鲈鱼 80g）、素炒洋葱（洋葱 75g）、黄瓜豆腐汤（黄瓜 100g、南豆腐 75g）
全天	花生油 20g、盐 5g

该食谱提供能量 1669kcal、蛋白质 64g、脂肪 42g、碳水化合物 261g、钠 1736mg、钾 1933mg、钙 656mg、维生素 C 76mg、胆固醇 283mg。

第 3 节　糖尿病老年人的膳食指导

案例8-3

王大爷，68 岁，身高 170cm，体重 75kg，退休在家，2 个月前无明显诱因食量逐渐增加，由原来的每天 400g 主食增加到每天 550g，最多时达 750g，而体重却逐渐下降，2 个月内体重减轻了 4kg 以上，同时出现口渴、喝水多、尿量增多症状。到医院就诊，实验室检查：尿糖（+），空腹血糖 9.57mmol/L。初步诊断：2 型糖尿病。

问题：1. 请分析王大爷患 2 型糖尿病的可能原因。

2. 为了促进身体康复，王大爷的膳食要遵守哪些原则？

一、糖尿病概述

（一）糖尿病的概念

糖尿病（diabetes mellitus，DM）是一类因胰岛素利用障碍（胰岛素抵抗）或分泌缺陷（β 细胞受损）引起的以高血糖为特征的代谢性疾病。长期高血糖导致各种脏器和组织，尤其是眼、肾、下肢、神经、心血管的慢性损害、功能不全和衰竭。根据《中国老年糖尿病诊疗指南（2021 年版）》中的数据显示，中国≥65 岁的老年糖尿病患者数约 3 550 万，居世界首位，占全球老年糖尿病患者的 1/4，且呈现上升趋势。我国 60 岁以上人群糖尿病患病率仍有随年龄增长的趋势，70 岁以后渐趋平缓。2017 年一项关于中国大陆人群的大型横断面研究结果显示，依据美国糖尿病学会 2018 年糖尿病诊断标准，60～69 岁糖尿病患病率为 28.8%，在≥70 岁的人群中患病率为 31.8%，女性患病率高于男性。老年糖尿病以 2 型为主，包含少数的 1 型糖尿病和其他类型糖尿病。

（二）老年糖尿病的诊断

老年糖尿病诊断标准：典型糖尿病症状（烦渴多饮、多尿、多食、不明原因体重下降）加上随机静脉血浆葡萄糖≥11.1mmol/L；或加上空腹静脉血浆葡萄糖≥7.0mmol/L；或加上葡萄糖负荷后 2h 静脉血浆葡萄糖≥11.1mmol/L。无糖尿病典型症状者，需改日复查确认（表 8-4）。

表 8-4　老年糖尿病诊断标准

诊断标准	静脉血浆葡萄糖或糖化血红蛋白水平
有典型糖尿病症状（烦渴多饮、多尿、多食、不明原因体重下降）加上	
随机血糖	≥11.1mmol/L
或加上空腹血糖	≥7.0mmol/L
或加上葡萄糖负荷后 2h 血糖	≥11.1mmol/L
或加上糖化血红蛋白	≥6.5%
无糖尿病典型症状者，需改日复查确认	

注：随机血糖指不考虑上次用餐时间，一天中任意时间的血糖，不能用来诊断空腹血糖受损或糖耐量异常；空腹状态指至少 8h 没有进食热量；糖化血红蛋白需在符合标准化测定要求的实验室进行检测。

（三）糖尿病的危险因素

糖尿病的发生是众多因素作用的结果，不同的危险因素和保护因素对糖尿病发病的影响及作用强度存在差异。

1. 家族史　很多研究证实 2 型糖尿病有明显的遗传倾向，具有多基因遗传特性。有 2 型糖尿病家族史的人患糖尿病的风险大大增加，发病率明显增高，存在家庭聚集性、同卵双胞胎发病率高等特点。

2. 年龄　2 型糖尿病的患病率随着年龄的增加而增高，在 65 岁以上人群中的患病率较高。中老年人群患病率显著高于一般人群平均水平，其内在原因可能是随着年龄的增长，细胞、器官组织和整体的糖脂代谢能力均呈现退行性改变，胰岛素抵抗加剧，同时老年人胰岛 β 细胞分泌功能减弱，骨骼肌质量减少，葡萄糖进入骨骼肌组织减少，从而导致血糖升高，增加了糖尿病的患病风险。

3. 体重　糖尿病的发病率与肥胖程度呈正相关，超重肥胖者糖尿病患病率较体重正常者高。超重肥胖持续时间越长，糖尿病患病的风险也越大。超重肥胖者脂肪细胞体积增大，而脂肪细胞上的胰岛素受体数目是固定的，细胞体积越大，受体密度越低，导致对胰岛素的敏感性降低，血糖更易升高；另一方面，为了维持正常血糖水平，胰岛 β 细胞过量分泌胰岛素，胰岛超负荷工作致胰岛 β 细胞缺陷，继而引发胰岛素分泌减少，无法维持正常的糖代谢。

4. 膳食　膳食与糖尿病的发生密切相关。精制谷物、小分子简单糖摄入过多是糖尿病的危险因素，能够加重胰岛 β 细胞负荷，引起血糖快速升高，增加糖尿病的患病风险；同时，过多脂肪和过多能量摄入导致的超重肥胖，可以引起不同程度的胰岛素抵抗和糖耐量损害。多吃新鲜蔬菜水果是糖尿病的重要保护因素，蔬菜水果中富含膳食纤维，可以延缓食物吸收，降低餐后血糖浓度并改善糖耐量。

5. 身体活动　身体活动不足是 2 型糖尿病的危险因素之一。身体活动强度越小、频率越低，糖尿病患病风险越高。适当的身体活动可促进糖的利用，减轻胰岛负担，使胰岛素敏感性增加，从而使患糖尿病的风险下降。

6. 其他　吸烟、饮酒、睡眠、精神心理因素、性别、受教育水平、职业、疾病等。

二、糖尿病老年人的营养需要

根据《中国 2 型糖尿病防治指南（2020 年版）》的建议，2 型糖尿病患者的能量和营养素的供给要注意以下几个方面。

（一）能量

糖尿病前期或糖尿病患者应当接受个体化能量平衡计划，目标是既要达到或维持理想体重，又要满足不同情况下营养需求。对于所有超重或肥胖的糖尿病患者，应调整生活方式，控制总能量摄入，至少减轻体重 5%。不推荐糖尿病患者长期接受极低能量（＜800kcal/d）的营养治疗。

（二）脂肪

1. 膳食中脂肪提供的能量应占总能量的 20%～30%。如果是优质脂肪（如单不饱和脂肪酸和 *n*-3 多不饱和脂肪酸组成的脂肪），脂肪供能比可提高到 35%。

2. 应尽量限制饱和脂肪酸、反式脂肪酸的摄入量。可适当增加单不饱和脂肪酸和 *n*-3 多不饱和脂肪酸（如鱼油、部分坚果及种子），有助于改善血糖和血脂。

3. 参考《中国居民膳食指南（2022）》，应控制膳食中胆固醇的过多摄入。

（三）碳水化合物

1. 膳食中碳水化合物所提供的能量占总能量的 50%～65%。餐后血糖控制不佳的糖尿病患者，可适当降低碳水化合物的供能比。不建议长期采用极低碳水化合物膳食。

2. 选择低血糖生成指数碳水化合物，可适当增加非淀粉类蔬菜、水果、全谷类食物，减少精加工谷类的摄入。全谷类应占总谷类的一半以上。全谷类摄入与全因死亡、冠心病、2 型糖尿病及结直肠癌风险呈负相关。

3. 进餐应定时定量。注射胰岛素的患者应保持碳水化合物摄入量与胰岛素剂量和起效时间相匹配。

4. 增加膳食纤维的摄入量。成人每天膳食纤维摄入量应＞14g/1000kcal。膳食纤维摄入量与全因死亡、冠心病、2 型糖尿病及结直肠癌风险呈负相关。

5. 严格控制蔗糖、果糖制品（如玉米糖浆）的摄入。喜好甜食的糖尿病患者可适当摄入糖醇和非营养性甜味剂。

（四）蛋白质

肾功能正常的糖尿病患者，推荐蛋白质的供能比为 15%～20%，并保证优质蛋白占总蛋白的一半以上。有显性蛋白尿或肾小球滤过率下降的糖尿病患者蛋白质摄入应控制在每日 0.8g/kg 体重。

（五）饮酒

不推荐糖尿病患者饮酒。若饮酒应计算酒精中所含的总能量。一天饮酒的酒精量不超过 15g，每周饮酒不超过 2 次。应警惕酒精可能诱发的低血糖，尤其是服用磺脲类药物或注射胰岛素及胰岛素类似物的患者应避免空腹饮酒并严格监测血糖。

（六）盐

食盐摄入量限制在每天 5g 以内，合并高血压的患者可进一步限制摄入量。同时应限制摄入含盐高的食物，如盐浸加工食品，以及调味品，如味精、酱油、调味酱等。

（七）维生素、矿物质

糖尿病患者容易缺乏 B 族维生素、维生素 C、维生素 D 及铬、锌、硒、镁、铁、锰等多种微量营养素，可根据营养评估结果适量补充。长期服用二甲双胍者应防止维生素 B_{12} 缺乏。无微量营养素缺乏的糖尿病患者，无需长期大量补充维生素、微量元素及植物提取物等制剂，其长期安全性和改善临床结局的作用有待验证。

（八）膳食模式

对糖尿病患者来说，并不推荐特定的膳食模式。地中海膳食、素食、低碳水化合物膳食、低脂肪低能量膳食均在短期有助于体重控制，但要求在专业人员的指导下完成，并要结合患者的代谢目标和个人喜好（如风俗、文化、宗教、健康理念、经济状况等），同时要监测血脂、肾功能及内脏蛋白质的变化。

三、糖尿病老年人的膳食原则

《中国糖尿病膳食指南（2017）》给出了 8 条建议，该指南主要侧重于 2 型糖尿病患者。

1. 吃动平衡，合理用药，控制血糖，达到或维持健康体重 推荐合理饮食，种类多样，预防营养不良；吃动平衡，控制体重，预防腹型肥胖；保持规律运动，以中等强度、有氧运动为主，每天至少运动 30min，每周至少 3 次。

2. 主食定量，粗细搭配，增加全谷物及杂豆类 主食定量，按需摄入；全谷物、杂豆类宜占主食摄入量的 1/3。在选择主食时，可参考血糖指数和血糖负荷两个参数。

3. 多吃蔬菜、水果适量，种类、颜色要多样 增加新鲜蔬菜摄入量以降低膳食血糖指数，建议餐餐有蔬菜；每日蔬菜摄入量 300～500g，深色蔬菜占 1/2 以上，其中绿色叶菜不少于 70%；两餐之间适量选择低血糖指数的水果，每次在 150～200g。

4. 常吃鱼禽蛋类和适量畜肉，限制加工肉类，同时减少肥肉摄入 每周不超过 4 个鸡蛋或每两天 1 个鸡蛋，不弃蛋黄；限制腌制、烘烤、烟熏等加工肉类制品的摄入。

5. 奶类、豆类天天有，零食加餐合理选择 特别推荐每日摄入 300g 液态奶或相当量奶制品；重视大豆类及其制品的摄入；零食或加餐可选择坚果。

6. 清淡饮食，足量饮水，限制饮酒 烹调注意少油少盐；足量饮用白开水，也可适量饮用淡茶或咖啡；不推荐糖尿病患者饮酒。

7. 定时定量，细嚼慢咽，注意进餐顺序 餐次安排视病情而定；控制进餐速度，早晨 15～20min，中晚餐 30min 左右；细嚼慢咽，每口饭菜最好咀嚼 25～30 次；改变进餐顺序，先吃蔬菜，再吃肉类，最后吃主食。

8. 注重自我管理，定期接受个体化营养指导 注重包括饮食控制、规律锻炼、遵医嘱用药、监测血糖、足部护理及高低血糖预防和处理等六方面的自我管理；定期接受营养（医）师的个体化营养指导，频率至少每年 4 次。

四、糖尿病老年人的食谱举例

参考实训 10 糖尿病老年人营养食谱设计

第 4 节 高尿酸血症与痛风老年人的膳食指导

案例8-4

张大爷，68 岁，身高 170cm，体重 75kg，因左足拇趾关节反复疼痛 2 年，急性发作 1 天就诊，诊断为原发性痛风急性关节炎期。张大爷两年前就曾出现左足拇趾关节红肿、灼热、疼痛、活动受限，经治疗后疼痛消失。此后多次发作，1 天前吃火锅喝啤酒后于夜间紧急发作。经检查，体温 38℃，血白细胞 $11.52 \times 10^9/L$，血尿酸 514μmol/L，左足拇趾关节红肿，皮肤温度高，触痛明显，活动受限。

问题：1. 张大爷目前处于痛风的哪一阶段？

2. 对张大爷进行营养指导的原则是什么？

一、痛风概述

痛风是指因血尿酸过高沉积在关节、组织中造成多种损害的一组疾病，异质性较强，严重者可并发心脑血管疾病、肾衰竭，最终能危及生命。高尿酸血症是痛风发作的重要基础。通常当血清尿酸水平大于 420μmol/L（约 7.0 mg/dl）时，为高尿酸血症。高尿酸血症常由嘌呤代谢紊乱和（或）尿酸排泄减少所导致。痛风发病除高尿酸血症外，可表现为急性关节炎、痛风石、慢性关节炎、关节畸形、慢性间质性肾炎和尿酸性尿路结石。高尿酸血症患者只有在出现上述临床表现时才称为痛风。痛风可分为原发性痛风和继发性痛风两类。典型痛风的自然病程一般有四个阶段：①无症状性高尿酸血症；②急性痛风性关节炎；③间性期；④痛风石与慢性痛风性关节炎。我国高尿酸血症痛风患病率为 0.34%～2.84%，多见于超过 40 岁的男性，发病有年轻化趋势，通常有家族史。

二、痛风老年人的膳食原则

（一）痛风急性期的膳食原则

急性痛风性关节炎是痛风最常见的首发症状。典型的症状是骤然发病，通常第一次发作在夜间。最常侵犯的部位是第一跖趾关节，治疗不当关节炎可迁徙不愈或转移到其他关节。所以对痛风老年人进行膳食控制就显得尤为必要。

1. 合理控制能量 痛风老年人多伴有超重或肥胖，以及高血压、糖尿病等，应控制能量摄入使老年人体重尽量达到或者稍低于理想体重，最好能低于理想体重的 10%～15%。在轻体力活动水平情况下，正常体重老年人每日给予 25～30kcal/kg 能量，体重过低老年人每日给予 35kcal/kg 能量，超重或肥胖老年人每日给予 20～25kcal/kg 能量。减少能量摄入应该循序渐进，切忌骤减，以每周减重不超过 1.0kg 为宜，否则容易因脂肪分解过快，而导致酮症发生，抑制尿酸排出，诱发痛风急性发作。

2. 限制嘌呤 嘌呤的正常摄入量为 600～1000mg/d。在急性期应严格控制每日嘌呤摄入量少于 150mg。痛风老年人应长期控制嘌呤摄入。禁用含嘌呤高的食物，可用煮过去汤的熟肉代替生肉，也可以自由选用含嘌呤低的食物。常见食物的嘌呤含量见表 8-5。

表 8-5 常见食物嘌呤含量

分类	食物类别	食物名称
嘌呤含量很少或不含嘌呤的食物（嘌呤含量<50mg/100g）	谷类	大米、小米、米粉、大麦、小麦、富强粉、玉米、标准粉、面条、麦片、白薯、马铃薯、芋头、通心粉、面包、馒头、苏打饼干、蛋糕
	蔬菜	白菜、卷心菜、胡萝卜、芥菜、芹菜、蕹菜、茼蒿、黄瓜、茄子、甘蓝、莴苣、刀豆、南瓜、苦瓜、冬瓜、丝瓜、西葫芦、番茄、萝卜、山芋、厚皮菜、青椒、洋葱、姜、蒜
	蛋类	鸡蛋、鸭蛋、变蛋（皮蛋、松花蛋）
	奶类	鲜奶、炼乳、酸奶、奶酪、奶粉、适量奶油、冰激凌
	水果、干果	橙、橘、梨、桃、苹果、西瓜、香蕉、哈密瓜、花生、核桃、杏仁、葡萄干、栗子、瓜子
	糖类	糖、糖果、巧克力
	饮料	汽水、茶、咖啡等
	其他	海参、海蜇皮、海藻、猪血、猪皮、枸杞、木耳、红枣、蜂蜜
嘌呤含量较少的食物（嘌呤含量 50～75mg/100g）	谷类	麦麸、麦片、麦胚
	蔬菜	石刁柏（芦笋）、花椰菜、菠菜、蘑菇、豌豆、菜豆
	水产类、禽肉类	青鱼、鲱鱼、鲑鱼、金枪鱼、白鱼、龙虾、蟹、鸡

续表

分类	食物类别	食物名称
嘌呤含量较高的食物（嘌呤含量 75～150mg/100g）	豆类及豆制品	扁豆、黄豆、黑豆、豆腐干、豆腐
	水产类	鲤鱼、鳕鱼、大比目鱼、鲈鱼、梭鱼、草鱼、鳗鱼、鳝鱼
	畜禽肉类	熏火腿、猪肉、牛肉、牛舌、小牛肉、鹅、鸽子、鹌鹑、野鸡、兔肉、羊肉、鹿肉、火鸡
嘌呤含量高的食物（嘌呤含量 150～1000mg/100g）	内脏	胰脏、牛肝、牛肾、脊髓、猪小肠、脑
	水产类	风尾鱼、沙丁鱼、白带鱼、白鲳鱼、鲭鱼、鲱鱼、鲢鱼、小鱼干、牡蛎、贻贝
	肉汤熟食	经长时间熬煮的肉汤、火锅汤、卤肉
	其他	酵母

3. 适量蛋白质 高蛋白质饮食不但会使嘌呤摄入增多，而且还可以促进内源性嘌呤合成和核酸分解，从而使血尿酸水平升高。而限制蛋白质摄入可以控制嘌呤的摄入量。体重接近标准体重的老年人，蛋白质供给量可以按 0.8～1.0g/（kg·d），共摄入量为 40～60g，以植物蛋白为主，可选用牛奶、鸡蛋。

4. 限制脂肪 老年人若脂肪摄入过多，则体重增加，导致酮体生成过多，抑制尿酸排泄，增加痛风急性发作的危险性。所以，脂肪应控制在每天 50g 左右，占总能量的 25%，还要限制饱和脂肪酸的摄入，以及含脂肪高的坚果。

5. 足量维生素、矿物质 B 族维生素和维生素 C 可促进组织沉积的尿酸盐溶解，有利于缓解痛风。痛风老年人宜采用少盐饮食，须多选择蔬菜、水果等碱性食物。新鲜蔬菜和水果是矿物质、维生素的主要来源，还富含膳食纤维和水分。还应适当补充铁剂、多种维生素及其他微量元素，来预防痛风老年人出现贫血或微量元素摄入不足的情况。

6. 供给大量水分 痛风老年人多饮水，可有利于尿酸排出，防止尿酸盐形成结晶而沉积，延缓肾脏出现进行性损害，同时减轻急性期症状，促进痛风老年人康复。痛风老年人饮水量每日为 2000～3000ml，如有肾结石，最好达到 3000ml 以上。为防止尿液浓缩夜间也应该补充水分。但如痛风老年人已出现肾功能不全，就需适量供给水分。

7. 禁饮酒 酒精可使体内的乳酸增加，乳酸可抑制肾小管对尿酸的排泄；酒精还可促进嘌呤分解，从而直接使血尿酸升高，诱使痛风急性发作。同时酒类本身也可以提供嘌呤，如啤酒、黄酒就含有许多嘌呤，所以痛风老年人应禁止饮酒。

（二）痛风慢性期的膳食原则

痛风老年人在痛风慢性期可适当放宽对嘌呤摄入的限制，但仍禁食含嘌呤较高和高的食物。限量选用含嘌呤在 75mg/100g 以内的食物。自由选用含嘌呤很少或不含嘌呤的食物。瘦肉须煮沸弃汤后与鸡蛋、牛奶交换食用。肉类应限制在 100g/d 以内。限制脂肪摄入，但应防止过度饥饿，养成多饮水的习惯，少用食盐、酱油。坚持减肥，维持理想体重。

（三）痛风无症状期和间歇期膳食原则

痛风在两次发作之间存在间歇期。痛风老年人在痛风无症状期和间歇期，除了应禁食含嘌呤特别高的食物外，不做过于严格的限制。但仍需要多饮水，忌饮酒。

三、痛风老年人的食谱举例

痛风老年人膳食需注意“三低一高”，即应限制高嘌呤动物性食物，保证低嘌呤或无嘌呤饮食，低能量摄入，低脂低盐饮食，摄入水量高，维持高尿量。同时还要控制能量及营养素供能比例，建立良好的饮食习惯，饮食定时定量，也可少食多餐，避免暴饮暴食或一餐中进食大量肉类。保持健康体重。合并糖尿病的痛风老年人要禁酒；尽量避免使用刺激性调味品；鼓励经常食用蔬菜、水果、薯类、海带、冬瓜、西瓜等碱性食品。

1. 痛风急性期食谱 李某，男，61 岁，身高 170cm，体重 80kg，患痛风多年，3 天前晚上因喝酒，半夜双足疼痛难耐，目前无法站立行走，医生诊断痛风急性发作。李某的一日食谱见表 8-6。

表 8-6 痛风急性期食谱

餐次	食物及重量
早餐	脱脂牛奶 220ml，馒头 100g，拌青菜（100g），白煮鹌鹑蛋 20g
加餐	西瓜 100g
午餐	冬瓜肉片（牛肉 35g，冬瓜 200g），米饭（大米 100g）
加餐	梨 100g
晚餐	番茄蔬菜面（番茄 100g，小白菜 100g，挂面 110g）；银鱼蛋饼（银鱼 100g，鸡蛋 50g）
全天	能量 1500kcal、蛋白质 70g、脂肪 22g、碳水化合物 296g、钙 684mg、铁 23mg、硒 35μg、维生素 A 4633μgRAE、维生素 E 43mg、维生素 C 79mg、维生素 B_1 0.95mg、维生素 B_2 0.34mg、维生素 B_6 1.4mg、嘌呤 131mg 烹调用油 23g，盐 5g，饮水 3000ml

2. 痛风间歇期食谱 李某，男，61 岁，身高 170cm，体重 80kg，患痛风多年，3 天前晚上因喝酒，半夜双足痛风急性发作，经治疗，双足疼痛消失，可以下地活动，能够生活自理，李某的一日食谱见表 8-7。

表 8-7 痛风间歇期食谱

餐次	食物及重量
早餐	牛奶 250ml，花卷 120g，拌海带（海带 50g，菠菜 50g），白煮鹌鹑蛋 30g
加餐	苹果 100g
午餐	鸡丝炒甘蓝（鸡胸肉 50g，甘蓝 100g），番茄蛋汤（番茄 50g，鸡蛋 25g），米饭（大米 100g）
加餐	梨（100g）
晚餐	小米粥（小米 30g），馒头 100g，炒三丝（牛肉 70g，芹菜 50g，胡萝卜 50g），炒黑油菜（黑油菜 100g）
全天	能量 1700kcal、蛋白质 70g、脂肪 26g、碳水化合物 287g、钙 902mg、铁 27mg、硒 50μg、维生素 A 901μgRAE、维生素 E 17mg、维生素 C 105mg、维生素 B_1 1.01mg、维生素 B_2 1.2mg，嘌呤 360mg、维生素 B_6 2.02mg 烹调用油 30g，盐 5g，饮水 2500ml

第 5 节 骨质疏松老年人的膳食指导

案例8-5

张大娘，67 岁，反复腰背疼痛 1 年多，一直没重视，没经过正规治疗，近日田间劳动后疼痛加剧而去医院看病。经检查张大娘甲状腺无肿大，心、肺、腹部未见异常，肾区无叩痛，双下肢活动正常，无水肿，腰骶部轻度压痛；腰椎侧位片显示 L_3、L_4、L_5 腰椎骨质疏松；骨密度为 −3.2SD；血钙、血磷正常；血碱性磷酸酶轻度增加。

问题： 1. 张大娘可能出现了哪种疾病？

2. 请针对张大娘的情况给出饮食建议。

一、骨质疏松概述

骨质疏松（osteoporosis，OP）是一种以骨量降低和骨组织微结构破坏为特征，骨脆性增加，易于骨折的代谢性疾病。可分为原发性和继发性两类。原发性骨质疏松多见于绝经后女性和老年人。调查显示，我国 60 岁以上老年人骨质疏松患病率为 36%，男性患病率是 23%，女性约为 49%，70 岁以上人群骨质疏松患病率明显增加，女性尤为突出。老年骨质疏松致残致死率高，严重影响老年人生活质量，也导致巨大的医疗和照顾成本。

二、骨质疏松老年人的膳食原则

骨质疏松老年人膳食总原则是在合理能量和蛋白质供给的基础上，通过膳食补充钙、磷、维生素 D 等，从而降低骨质疏松发生率和减轻骨质疏松并发症的病情。

总的膳食原则：膳食多样化，各类食物摄入量见第 2 章和第 6 章。保证蛋白质摄入，每天优先选择鱼和禽类，每日 1 个鸡蛋，不弃蛋黄，经常吃豆制品，适量吃坚果，保证奶及奶制品摄入；足量饮水，提倡饮用白开水和淡茶水，不喝或少喝含糖饮料、咖啡及碳酸饮料；清淡饮食，少吃高盐和油炸食品；食盐摄入量不超过 5g，每天烹调油 20～25g；控制添加糖的摄入量；少食用烟熏和腌制肉制品；戒烟限酒；可应用营养制剂进行补充（均衡型肠内营养制剂、蛋白质补充剂及维生素矿物质补充剂等）。

1. 适量蛋白质　充足的蛋白质摄入有助于维持骨骼和肌肉功能，降低骨质疏松性骨折后发生并发症的风险。蛋白质是合成骨基质的原料。如蛋白质摄入不足会引起骨微结构发生不利变化，最终导致骨强度降低，出现不同程度的骨质疏松。适量蛋白质可增加钙的吸收与储存，但过量蛋白质可引起尿钙排出增多而不利于骨质的形成。建议骨质疏松症患者及高危人群在钙摄入充足的前提下，摄入蛋白质 0.8～1.0 g/（kg·d），并将每天的蛋白质总量均衡分配到一日三餐中，选择鱼、肉、蛋、奶、大豆等富含优质蛋白质的食物。

2. 补充维生素 D　维生素 D 对骨矿物质代谢的影响是双面的，一方面维生素 D 可促进骨的形成，另一方面可增加破骨细胞数量，影响骨吸收。维生素 D 的缺乏对钙代谢、成骨细胞的活性、基质活化、骨重塑都不利，从而影响骨密度，还会引起继发性甲状旁腺功能亢进，增强骨吸收，导致骨质疏松。补充维生素 D 可以改善老年人神经肌肉协调作用，减少摔倒的概率。65 岁以上老年人的维生素 D 推荐量为 600U/d。当维生素 D 用于治疗骨质疏松时，剂量为 800～1200U/d。维生素 D 在鱼类、动物肝脏、蛋黄中含量丰富，同时鼓励老年人多晒太阳，重视日光照射，主动接受阳光，预防骨质疏松。

3. 摄入适量维生素 C　维生素 C 参与骨组织中蛋白质、骨胶原、氨基多糖等的代谢，在促进胶原蛋白合成、骨基质发育、促进软骨细胞和成骨细胞分化、限制骨吸收方面发挥重要作用。维生素 C 缺乏时会影响骨骼代谢，导致骨量减少，脆性增加。骨质疏松老年人更应增加蔬菜、水果等的摄入，以增加膳食维生素 C 的摄入，鉴于维生素 C 良好的安全性，也可以考虑适当使用维生素 C 补充剂，但每日总摄入量不可超过 2000mg。

4. 摄入充足钙　摄入足够的钙和维生素 D 是维护人群骨健康的基本标准。钙的主要来源是富含钙的食物。低钙摄入可以使血钙浓度降低，骨钙动员入血。例如，长期膳食钙摄入不足，会使骨量减少，最终引起骨质疏松。骨质疏松的营养治疗是以钙和维生素 D 作为治疗基础。我国成年人每日该推荐量为 800mg，50 岁以上每日钙推荐量应为 1000mg。奶制品含钙丰富，且容易被人体吸收，是钙的最好来源，可以通过饮用牛奶或摄取钙制品来增加钙摄入量。如对牛奶中的乳糖不耐受，可选择无乳糖牛奶。考虑到食物的丰富多样性，建议每天至少饮用 300ml 牛奶，外加深绿叶蔬菜等其他富含钙的食物以满足机体需要。同时应避免食用植酸、草酸、鞣酸含量较多的食物，避免其干扰钙的吸收。如果膳食钙摄入不足，可以补充元素钙制剂，但在大剂量补充钙剂的时候，要检查尿钙浓度，同时多喝水。

5. 摄入适量磷　磷在人体内与钙结合，以羟基磷灰石形式存在，维持着骨健康。磷酸盐在大多数食品中都很丰富，通常很难出现磷摄入不足，只有在严重营养摄入不足的状态下，才可能因磷摄入过少而出现骨矿化受损，引起佝偻病或骨软化症。膳食中的钙磷比例，会影响钙吸收，不合理的钙磷比例，会增加骨盐丢失。一般膳食中钙磷比例成年人在 2∶1 时会使钙的吸收增加。65 岁以上老年人每日磷的推荐摄入量是 700mg，80 岁以上老年人每日磷的推荐摄入量是 670mg。如果磷摄入过多，会导致血磷升高，会抑制活性维生素 D 的生成，影响钙的吸收。磷在食物中分布非常广泛，动物性食物或者植物性食物都富含磷，磷常与蛋白质并存，像瘦肉、蛋、奶类、动物肝脏及动物肾等富含蛋白质的食物，磷含量也比较丰富，海产品、干豆类、坚果、粗粮磷含量也比较高。如果钙摄入充足，过多磷摄入不会干扰钙的吸收，也不会引起骨密度减低。一般不建议常规补充磷酸盐。

6. 适当摄入植物雌激素 雌激素对骨质疏松的高危人群可以起到很好的预防作用，但口服雌激素有一定的不良反应，剂量不当或者是服用时间过长，可以引发其他疾病。目前研究较多的是植物中富含植物激素一类的食物，如大豆异黄酮可以调节骨骼内活性氧自由基和氧化还原状态，进而对骨骼起到保护作用，还会参与骨转化和成骨细胞、破骨细胞、骨细胞的生命过程，不仅可以增加骨密度，还可以维持骨的柔韧性，避免或减少骨折的发生。因此，老年女性应经常选择富含大豆异黄酮类的食物，通过食物摄取，起到补充雌激素的作用。

7. 满足足量维生素 K 摄入 维生素 K 可促进蛋白质与钙离子结合，在钙盐沉积中发挥不可缺少的作用，还可以起到让成骨细胞转变为骨细胞，限制破骨细胞生成等作用，从而促进骨的吸收，双向调节骨代谢平衡。补充充足的维生素 K 会降低老年女性髋部骨折和脊椎压缩性骨折的风险，还能显著减少尿钙排出量。成人维生素 K 的适宜摄入量为 80μg/d。建议骨质疏松患者和高危人群保证深绿叶蔬菜的摄入量，以满足维生素 K 摄入。

8. 其他 除了这些之外，还有一些其他的营养因素，也在老年人骨质疏松膳食营养上起到了非常重要的作用。①低钠饮食：临床上慢性低钠血症和近期低钠血症者出现骨质疏松的风险升高，低钠血症程度越重，持续时间越长，骨质疏松风险越高。同时，低钠血症还会激活破骨细胞活性，导致骨吸收增加。但膳食当中含钠过高，也会增加尿中钙的排出，有增加肾结石和骨量丢失的风险，从而使骨质疏松风险也随之上升。建议骨质疏松症患者低盐饮食，老年人每日盐摄入量不超过 5g。②适当钾：膳食当中足量的钾会减少钙从尿中排出，从而有利于骨健康。③适量镁：镁对于维持体内钙和钾的稳态都是必需的。低镁血症会抑制成骨细胞功能，增加破骨细胞的活性。④增加必需脂肪酸：必需脂肪酸缺乏会造成骨钙流失，尿钙增加，从而增加骨折的风险性。⑤适量维生素 A：维生素 A 过量可促进骨吸收，导致骨量丢失，骨密度降低，骨折风险增加；而缺乏同样会对骨骼产生不利影响。维持适宜的血清维生素 A 水平有利于老年人骨骼健康。⑥维生素 E：通过抗氧化、抗炎症和免疫调节等机制影响骨代谢，促进成骨和抑制破骨。低维生素 E 摄入可能增加骨折风险，骨质疏松症老年人可在适宜范围内（20mg）增加膳食中维生素 E 的摄入。⑦咖啡因：含咖啡因的饮料可能增加尿钙流失，有研究表明每天摄入超过 300mg 咖啡因会使得女性老年人的腰椎部位骨质流失明显，故建议骨质疏松症老年人每天咖啡因摄入量不超过 300mg（1～2 杯咖啡），并且注意钙的摄入达到每日推荐量 800～1000mg。

三、骨质疏松老年人的食谱举例

充足而合理的营养素摄入对维持骨健康十分必要。调整膳食结构和各类营养素的摄入量，在一定程度上可以预防和减缓骨质疏松的发生。通过饮食调节补充钙、磷、维生素 D 及其他相关营养素，可以起到预防和治疗骨质疏松的作用。骨质疏松防治的基础措施是调整生活方式和使用营养补充剂。首先是要调整生活方式，加强营养，均衡膳食，建议摄入富含钙、低盐、适量蛋白质的均衡膳食。要特别注意食物钙含量和钙吸收率，尽量使用膳食来摄入足够的钙，补钙首选牛奶和奶制品，其他富含钙的食物有大豆及豆制品、虾皮、海带、芝麻酱等。还要进行充足日照，配合规律运动和体力活动，戒烟限酒，避免饮用过量咖啡、碳酸饮料及含糖饮料。其次是因长期食欲不振、疾病等原因导致食物摄入量减少，可应用营养制剂进行补充，应用营养补充剂如钙剂、维生素 D 来维持老年人骨健康，防治骨质疏松。

张大娘，67 岁，身高 161cm，体重 65kg，近年来经常发生腰酸背疼的情况，子女感觉其身高降低明显，医院检查为骨质疏松。张大娘的一日食谱见表 8-8。

表 8-8 骨质疏松老年人食谱

餐次	食物及重量
早餐	高钙牛奶 220ml，馒头 100g，煮鸡蛋 55g，黄瓜拌甘蓝（黄瓜 50g，羽衣甘蓝 50g）
加餐	草莓 100g
午餐	二米饭（大米 75g，小米 25g），油菜烧带鱼（油菜 100g，带鱼 60g），苋菜拌海带丝（苋菜 100g，海带丝 100g）
加餐	香蕉 100g
晚餐	米饭（大米 75g），虾皮豆腐干（虾皮 20g，豆腐干 50g），彩椒牛肉丝（彩椒 100g，牛肉 25g）
全天	能量 1700kcal、蛋白质 75g、脂肪 27g、碳水化合物 254g、钙 1422mg、铁 30mg、硒 62μg、维生素 A 639μgRAE、维生素 E 34mg、维生素 C 240mg、维生素 B_1 0.9mg、维生素 B_2 1.3mg、维生素 B_6 1.06mg、维生素 B_{12} 3.3μg 烹调用油 23g，盐 5g

第 6 节 超重肥胖老年人的膳食指导

案例8-6

张大爷，70 岁，退休工人，年轻时身材标准，退休后体重逐渐上升，现在身高 165cm，体重 70kg。他听说肥胖会引起很多慢性病，下决心减肥，每天走路两三个小时，几乎不吃肉、鸡蛋和牛奶，只吃些蔬菜和水果。虽然体重慢慢下降，但张大爷觉得乏力、做事没有精神，还经常感冒，一次散步时突然晕倒……

问题： 1. 老年人肥胖的判断标准和成年人一样吗？

2. 如果张大爷要降低体重应该怎样科学地调整饮食？

一、肥胖概述

（一）老年人肥胖的危害

在世界范围内肥胖症发病率逐年增加，已成为重要的公共卫生问题。随着年龄增加，膳食结构改变，运动量减少，劳动强度降低，老年人摄入能量多于消耗能量，体重常较年轻时更高，因此老年人肥胖问题更应受到重视。根据《中国居民营养与慢性病状况报告（2020 年）》显示，18 岁以上的中国居民超重或肥胖的比例再创新高，超重肥胖率已经达到 50.7%，其中老年人的超重或肥胖比例也较前有所增加，60 岁以上人群超重率为 36.6%，肥胖率为 13.6%。超重和肥胖是心脑血管疾病、高血压、糖尿病、高脂血症、睡眠呼吸暂停、抑郁症、肿瘤、结石等疾病的重要危险因素。老年人维持健康体重是平衡膳食实践的重要要求，《中国居民膳食指南（2022）》中一般老年人膳食指南核心推荐第三条是“积极户外活动，延缓肌肉衰减，保持适宜体重”。建议老年人应保证适宜的食物，足够的营养素摄入和适宜的运动，需将体重维持在适宜范围内，从而预防营养不足或过多，提高健康水平。对于确实达到肥胖标准的老年人，应在专业人员的指导下，从膳食营养和运动方面采取积极的措施，循序渐进地减轻体重。

（二）肥胖的定义和分类

肥胖症是指人体长期摄入热量多于消耗热量或机体代谢的改变而导致体内脂肪积聚过多，造成体重过度增长，并引起人体病理生理改变的一种多因素慢性代谢性疾病。

根据病因和发病机制的不同，肥胖可以分为单纯性肥胖和继发性肥胖两大类。单纯性肥胖占肥胖者的绝大多数，是遗传与环境因素共同作用的结果。继发性肥胖占肥胖的比例仅为1%，可由于甲状腺功能减退症、肾上腺皮质功能亢进症、性腺功能减退症、下丘脑-垂体炎症等疾病引起。

（三）老年人肥胖的判断

1. 身高标准体重 计算及判断标准见第5章。

2. 体质指数（BMI） 计算及判断标准见第5章。若以成人体质指数判断标准衡量老年人的消瘦或肥胖程度，可能会忽视老年人营养不良和肌肉衰减问题。老年人的BMI达到20.0～26.9kg/m^{2}最为适宜，此标准范围比成人更高一些，成人正常体重范围内较高一段和超重范围内较低一段BMI值对老年人来说都属适宜体重。这样的老年人骨密度较高，死亡率较低，呼吸系统疾病、骨质疏松、糖尿病、心脑血管疾病发生率较低。由于中国人肥胖多有体型小、体质指数小、肚皮大的特点，对于BMI正常或不是很高者，应结合腰围判断是否为腹型肥胖。

3. 体成分测定 采用生物电阻抗分析法了解患者的体成分组成（人体内脂肪、骨骼、水和肌肉的构成比例），确定肌肉-脂肪平衡情况及内脏脂肪含量。WHO推荐使用体脂百分比判定肥胖，判断标准为男性≥25%，女性≥33%。通过体成分测定可以监控老年人体成分发生的变化，更加准确地评估老年人肥胖或肌肉衰减的程度，以便进行综合健康风险评估和干预。

二、超重肥胖老年人的膳食原则

肥胖老年人要控制体重，一般不宜应用减肥药物，也不能过度减轻体重，可通过改变饮食习惯、增加体力活动、减少久坐行为及加强自我监测等方式控制体重。老年人体重过低会增加营养不良和死亡风险，而肥胖又会增加多种慢性病的风险。因此，原则上建议老年人的BMI最好不低于20.0kg/m^2，不超过26.9kg/m^2。老年肥胖者的减重目标和策略应根据体脂和健康情况进行个体化判断。对于65岁以上的老年人，可以不以月或季为时间单位制订减重目标，而以年为单位制订长远的减重计划，在一年内减去体重的5%～10%即可。第一阶段目标实现后，再根据实际情况制订第二阶段目标，使体重逐步达到理想范围，改善肥胖相关并发症和躯体功能。

1. 限制总能量，给予平衡膳食 能量限制要逐渐降低，避免突然降低到最低安全水平以下。建议老年人能量摄入减少300～500kcal/d，每天能量供给不应少于1000kcal，这是可以较长时间坚持的最低安全水平。

2. 适量蛋白质 在控制总能量的基础上，最大程度摄入蛋白质有助于维持身体肌肉量。老年肥胖人群蛋白质摄入量占总能量的15%～20%，或者1.0～1.5g/kg体重，优质蛋白质比例最好能达到50%，可选用牛奶、鱼、鸡蛋、瘦肉、大豆制品等。

3. 限制膳食脂肪供给量 对老年肥胖者每日脂肪摄入量应控制在总能量的20%～30%。烹调应选用植物油，如豆油、玉米油、花生油、芝麻油、橄榄油、茶油、菜籽油等，有利于降低血中胆固醇水平和预防动脉粥样硬化；忌用动物脂肪，如猪油、牛油、黄油；限制肥肉、奶油及巧克力和油炸食品等，还需限制含胆固醇高的食物，如动物内脏、蛋黄、鱼子等。

4. 适量碳水化合物 碳水化合物是主要能源物质之一，碳水化合物的量过高或过低，都将影响机体的代谢，老年肥胖人群碳水化合物所供能量占膳食总能量40%～55%为宜，以维持机体器官的能量代谢，防止酮症的发生。应坚持复杂碳水化合物膳食，要严格控制低分子糖类摄入及晚餐后和睡前的碳水化合物摄入。主食可选择杂粮饭或杂粮粥，如玉米、燕麦、藜麦、荞麦杂粮粥，既含有较多的膳食纤维，也减少了能量摄入，还有利于老年人的血糖平稳。

5. 保证足够的维生素和矿物质 蔬菜、水果富含维生素、矿物质等营养素，蔬菜能量低，有饱腹感，老年肥胖人群可多进食，每日≥500g，注意蔬菜种类多样化，水果与蔬菜相比糖分含量较高，进食不要过量。

6. 限制食盐和嘌呤摄入量 老年肥胖人群常合并高血压、心脑血管疾病、慢性肾脏疾病等，需限制饮食中的食盐量，每日食盐摄入量以3～5g为宜。嘌呤可促进食欲及增加肝肾代谢负担，因此应限制高嘌呤食物，如动物肝、肾、心脏、海鱼、贝类、肉汤等。

7. 养成良好的饮食习惯和积极运动 严格执行合理的膳食制度，如一日三餐、定时定量、食物多样化、不挑食偏食，少吃零食、甜食等。饮食宜采用蒸、煮、烧、焖、炖等少油的制作方法，忌用油煎、油炸、油浸等。积极并坚持适量运动，步行是肥胖老年人最好的健身方式，走路时挺胸抬头，两臂摆动，以每分钟走90步的速度每天走路1～2h，可分次完成，每次不少于15min，以增加能量消耗，减少体脂。运动治疗和营养治疗相结合才能有效地促使能量负平衡，达到减肥的目的。

8. 戒酒 1ml纯乙醇可产生7kcal左右热量，须严加控制。

9. 老年肥胖人群每日食物摄入量建议 谷类150～250g，蔬菜类≥500g，水果类100～200g，畜禽肉类40～75g，鱼虾类40～75g，蛋类25～50g，低脂奶类300～500g，豆制品50g，油脂10～20g。

10. 有恒心、有毅力 减重不能急于求成，不能求快。每周称一次体重，如果测得体重比上一周低，则说明上一周控制体重措施有效。要有耐心，适时调整饮食和运动方案，直至达到健康体重范围。

三、超重肥胖老年人的食谱举例

张大爷，70岁，退休工人，身高165cm，体重75kg，体质指数27.5kg/m^2。食谱见表8-9。

表8-9 肥胖老年人食谱

餐次	食物和用量
早餐	牛奶250g，麦片20g，鸡蛋50g，炝拌圆白菜（圆白菜100g、枸杞子5g、芝麻油3g）
午餐	荞麦米饭（稻米50g、荞麦20g），清蒸鲈鱼100g，素菜汤（豌豆尖150g），魔芋拌菠菜（魔芋精粉15g、菠菜100g），大豆油8g，酱油2g
晚餐	玉米糁米饭（稻米50g、玉米糁20g），韭菜炒肉（韭菜100g、瘦猪肉50g），木耳拌花椰菜（水发木耳25g、花椰菜75g），番茄鸡蛋汤（番茄50g、鸡蛋25g），大豆油8g，酱油2g
全天	总能量6.65MJ（1590kcal），蛋白质71.9g，脂肪42.2g，碳水化合物236.5g

第7节 消瘦老年人的膳食指导

案例8-7

“千金难买老来瘦”这句俗语，意思是指人到老年，最怕身体肥胖，清瘦一点，是难得的好事。对于老年人来说，高血压、高血脂、糖尿病等慢性病都与肥胖有关，因此老年人要想“寿”，就得“瘦”。但也有人认为，略胖的人反而更长寿，且老年人瘦了不利于抵抗疾病，因此，老年人胖点好。

问题：1. 哪种观点正确呢？

2. 消瘦老年人的膳食原则是什么？

一、消瘦概述

现代食物供应日益丰富的同时，日常活动量却在不断减少，超重和肥胖是成年人健康的极大隐患。老年人瘦是好事，有利于减少或延缓各种慢性疾病的发生发展。但流行病学证据表明，拥有健康体重的老年人患各种疾病的危险性小于消瘦和肥胖的老年人，体重过低或过高都会影响身体健康。对于老年人，消瘦可能是身体羸弱、抵抗力下降、健康状态不佳的表现，特别是短期内非自主性的体重下降，可能隐藏着许多健康隐患。过度消瘦反映机体可能患有某些消耗性疾病，机体营养不良，免疫力低下，疾病易感性增加。根据《中国居民营养与慢性病状况报告（2020 年）》显示，60 岁以上农村老年人低体重营养不良率为 4.7%，虽较 2012 年的 8.1%有所下降，但仍为 45～59 岁中年人的 3 倍多。由此可见，“千金难买老来瘦”的说法并不科学，老年人要高度重视自己的体重变化情况，及时发现营养不良问题。

（一）消瘦的原因

味觉减退、嗅觉减退、对食物失去兴趣，牙齿残缺、牙龈出血、咀嚼能力下降，还有服用药物导致胃肠功能紊乱，经常腹泻，以及肿瘤、慢性肝肾疾病等都会使得老年人的食物摄入量下降、消化吸收障碍，导致营养素摄入不足，机体消耗增加，体重下降。

（二）消瘦的危害

1. 增加疾病的易感性 体重低下者常伴有机体负氮平衡，免疫物质合成减少，免疫功能和抵抗力下降，人体对疾病易感性增高，易患各种急性和慢性传染病。

2. 应激承受能力下降 应激状态（如环境变化、饥饿、劳累、外伤、外科手术）对于体重正常者，可通过增加激素分泌，调动体内储备，调节代谢活动以适应应激状态，而消瘦者对这些应激状态承受能力明显降低。

3. 容易骨折 在一定范围内，体重与骨密度成正比，消瘦者骨密度低，骨折率上升。

4. 伤口愈合缓慢 当机体大面积伤口愈合时，需要较多的能量和蛋白质，饮食中往往不能提供所需的全部营养。因此，缺乏营养素储备的消瘦者，组织修复和愈合过程缓慢，如长期卧床的消瘦老年人，皮肤压疮难以愈合，更易感染。

5. 对炎热和寒冷适应力降低 瘦弱者缺少脂肪来维持正常体温，可能出现怕冷怕热，伏暑和寒冬时患病风险增加。

6. 疾病承受能力降低 患急、慢性疾病时，消瘦者因缺乏储备脂肪，只能动用组织蛋白分解供能，抵抗力降低，身体耐受力降低，死亡率增加。

7. 活动能力减弱 消瘦的老年人没有足够的能量储备，稍有活动就自觉劳累乏力，且疲劳也不易恢复，往往不能坚持参加正常的生活活动，动作缓慢、步履蹒跚、精神憔悴、上下楼梯非常吃力，特别容易摔跤，更不能完成各种运动。

（三）消瘦的判断

1. 身高标准体重 按身高标准体重评价，如实际体重低于标准体重 10%即为消瘦，低于 20%即为过度消瘦。

2. 体质指数 中国营养学会在《中国居民膳食指南（2022）》中建议，老年人的健康体重以 BMI 来衡量，目前认为我国老年人适宜 BMI 为 20.0～26.9kg/m^2，即老年人 BMI 低于 20.0 kg/m^2 为消瘦，又称体重过低或体重不足。美国学者在对 600 万人进行了一项 40 年的追踪调查后发现，稍胖者（超过标准体重 10%～15%）寿命最长，死亡率最低。在澳大利亚老年人膳食指南中提到，“不同年龄和体质指数的健康白人总死因相对危险性”研究显示，在 65 岁以上老年人中，以 BMI 22.0～24.9kg/m^2 者总死亡危险性最小。一项纳入了 19 篇总共包括 1 141 609 例 50 岁以上亚洲人群、平均随访 9.2 年的荟萃分析发现，BMI 在 22.6～27.5kg/m^2 时死亡风险最低，正常体重偏低（BMI 20.1～22.5 kg/m^2）或不足（BMI 17.6～20.0kg/m^2）引起死亡风险分别增加 9%和 35%，超重和肥胖（BMI 27.6～30.0 kg/m^2）的死亡风险增加 7%。

3. 体成分测定 采用生物电阻抗分析法不仅能了解患者体内脂肪、骨骼、水的构成比例，还能评估肌肉的构成比例和分布情况，确定肌肉-脂肪平衡情况及内脏脂肪含量。目前尚无公认的判断老年人消瘦程度的体成分标准，但通过体成分测定可以监控老年人体成分发生的变化，以便进行综合健康风险评估和干预。

二、消瘦老年人的膳食原则

消瘦老年人除积极治疗相关疾病，还可以试用以下方法来增加体重，延缓肌肉衰减，从而增加对疾病的承受能力。

（一）增加餐次

除一日三餐外，可增加 2～3 次间餐，每日达到 5～6 餐。除了应多给予老年人关怀和照顾外，还应通过增加餐次和食物品种来增加食物摄入量。

（二）保证优质蛋白质食物的供给

给予足量的奶、蛋、鱼、虾、禽肉、猪牛羊肉等动物性食物，含有消化吸收率较高的优质蛋白质和多种微量营养素，对维持老年人体重和肌肉合成量十分重要。建议消瘦老年人每天吃畜肉类 50g，鱼虾禽类 50～100g，奶类 300g，豆制品 50g。需注意的是，蛋白质的摄入宜均匀分配至三餐，每餐均应有优质蛋白质，如早餐食用牛奶、鸡蛋、豆类等，中餐晚餐可食用畜肉、禽肉、鱼、蛋等，不宜将大量蛋白质集中在一餐食用。

（三）多吃富含 *n*-3 多不饱和脂肪酸的食物

海鱼、海藻等富含 *n*-3 多不饱和脂肪酸的食物有助于脂肪的代谢，减少心脑血管疾病的发生。

（四）增加富含抗氧化营养素食物的摄入

增加摄入深色蔬菜、水果、豆类等富含抗氧化营养素的食物，以减少自由基，抗氧化、抗衰老，如果摄入不足，可适当补充多种抗氧化营养素补充剂。

（五）适量运动

运动可增进食欲，有助于食物的消化吸收，特别是户外活动，多晒太阳，并适当增加动物肝脏、蛋黄等维生素 D 含量较高食物的摄入。

（六）零食选择

可选择能量较高、喜欢吃的零食，如将牛奶、坚果、含糖分较高的水果、饼干、蛋糕等作为零食，但若有糖尿病时注意不要选择含精制碳水化合物的零食。

（七）保证充足睡眠

注意调节心情，保持心态平和，保证睡眠时间充足。

（八）经常监测体重变化

每周（至少每月）要测一次体重，及时调整和认真执行增重计划。

三、消瘦老年人的食谱举例

张奶奶，70 岁，退休工人，身高 158cm，体重 45kg，体质指数 18.0kg/m^2。食谱见表 8-10。

表 8-10 消瘦老年人食谱

餐次	食物和用量
早餐	花卷 75g，拌双丝（白菜 60g、豆腐干 15g、橄榄油 3g），酱牛肉 15g，牛奶 150g，白糖 5g
早加餐	香蕉 100g，蛋糕 40g
午餐	玉米糁米饭（稻米 80g、玉米糁 20g），鱼香鸡丝（鸡胸肉 70g、胡萝卜 20g、水发木耳 10g、甜椒 10g），鲜蘑油菜（油菜 100g、蘑菇 25g），番茄鸡蛋汤（番茄 25g、鸡蛋 25g），大豆油 15g，盐 3g
午加餐	果粒银耳汤（干银耳 5g、猕猴桃 10g、哈密瓜 10g、枸杞子 3g、冰糖 5g）
晚餐	麻酱馒头（标准粉 80g、芝麻酱 10g），莴笋肉片（莴笋 50g、胡萝卜 15g、瘦肉 20g），虾米肉丸汤（虾米 2g、肥瘦猪肉 30g、冬瓜 50g），清炒豆芽（绿豆芽 50g），大豆油 13g，酱油 5g
晚加餐	全脂奶粉 20g
全天	总能量 9.0MJ（2171kcal），蛋白质 87.3g，脂肪 72.1g，碳水化合物 294.2g

第 8 节 便秘老年人的膳食指导

案例8-8

李大爷，70 岁，退休干部，大便难解多年，原先 3～5 日一解，大便干结，呈颗粒状，之后便秘逐渐加重，须服用通便药品或有通便功能的保健食品才能解便，严重时要用“开塞露”帮助排便。伴腹胀，食欲差，疲乏、夜间口干。一次排便过程中，由于大便干硬难以排出，李大爷屏气用力，突然晕倒在厕所……

问题： 1. 便秘的危害有哪些？

2. 便秘患者如何调节饮食？

一、便秘概述

便秘是一种症状，指排便次数减少，粪便干硬和（或）排便困难，排空不畅。正常人每日排便 1～2 次或 1～2 日排便 1 次，便秘患者常常 2～3 日解一次便，或每次排便异常困难，粪质硬结、量少，甚至便如羊粪，排便时有肛门直肠堵塞感、需要手法辅助排便及排便不尽感等。慢性便秘是指便秘的病程在 6 个月以上。随着我国逐渐步入老龄化社会，同时受生活节奏、饮食习惯的改变和社会-心理等因素的影响，慢性便秘的发病率呈现出逐年升高的趋势。在中国，普通人群中 60 岁以上老年人慢性便秘患病率为 15%～20%，84 岁以上高龄老年人患病率达 20.0%～37.3%。慢性便秘虽然极少危及生命，但严重影响了老年患者的身心健康和生活质量，每年都会耗费大量的卫生资源及医疗经费。目前老年人慢性便秘的治疗主要以各种类型泻剂为代表的药物治疗为主，但由于长期用药所导致的副作用如肠道损伤、药物依赖，以及较重的经济负担，非药物治疗特别是膳食营养指导越来越受到人们重视。

（一）便秘病因

1. 年龄因素　随着年龄的增加，老年人的体力活动和食量明显减少，胃肠道分泌消化液减少，腹腔及盆底肌肉乏力，肠道的张力和蠕动减弱，胃结肠反射减弱，直肠敏感性下降，肛门内外括约肌肌力减弱，使食物在肠内停留过久，水分过度吸收引起便秘，老年人便秘的患病率较青壮年明显增高。此外，高龄老年人常因老年性痴呆而失去排便反射，引起便秘。

2. 饮食因素　老年人牙齿脱落，喜吃低渣精细食物，杂粮粗粮、蔬菜水果吃得少，膳食纤维摄入不足；如果进食少，食物热量低，胃肠通过速度减慢，亦可引起便秘；也有老年人图方便省事，饮食品种单一，缺乏粗纤维，导致粪便体积缩小，黏滞度增加，在肠内运动减慢，水分被过度吸收而导致便秘。

3. 排便习惯和心理因素　如果没有养成定时排便的习惯，常常会忽视正常的便意，或因某些原因不方便及时排便而抑制便意，致使排便反射受到抑制而引起便秘。另外，患抑郁、焦虑、强迫症等心理障碍者易出现便秘。

4. 活动因素　老年人活动减少，特别是因病卧床或坐轮椅的患者，因缺少运动性刺激以促进肠道蠕动推动粪便的运动，往往易患便秘。

5. 药物因素　长期使用泻剂，尤其是刺激性泻剂，会造成肠道黏膜神经的损害，降低肠道肌肉张力，反而导致严重便秘。此外，引起便秘的其他药物还有阿片类镇痛药、抗胆碱能药物、抗抑郁药、钙拮抗剂、利尿剂等。

6. 肠道病变　肠道的病变有炎症性肠病、肿瘤、疝、直肠脱垂等，此类病变导致功能性出口梗阻引起排便障碍。

（二）便秘分类

1. 慢性功能性便秘　是老年人最常见的便秘类型，根据患者的肠道动力和直肠肛门功能改变的特点分为 4 个亚型。

（1）慢传输型便秘　患者由于结肠排便动力缺乏而引起便秘，是慢性便秘中最常见的，许多原因不明的便秘都属于这个类型。主要表现为便意淡漠，大便间隔时间长，排出困难，有时还会伴随腹胀、食欲不振、头晕乏力等全身症状。可以因为年老体弱、长期卧床、肥胖等导致肌肉松弛而引起，还可以因食量少、膳食纤维缺乏及饮水不足、缺乏 B 族维生素等引起。

（2）排便障碍型便秘　即功能性排便障碍，既往称为出口梗阻型便秘，是因为肠道神经末梢刺激过度，使肠壁肌肉过度紧张或痉挛收缩，肠腔过于狭窄，使大便无法通过而导致的便秘，其表现为患者排便时盆底肌紧张收缩痉挛，有进行性加重的排便困难，在排便时需过度用力，往往越用力粪便排出越困难。其发生的原因有心理因素，滥用泻药、调味品或吸烟过多，饮浓茶、咖啡和酒引起自主神经功能亢进等。

（3）混合型便秘　患者同时存在结肠传输延缓和肛门直肠排便障碍的证据。

（4）正常传输型便秘　多见于便秘型肠易激综合征（constipated irritable bowel syndrome，IBS-C），腹痛、腹部不适与便秘相关，排便后症状可缓解，老年人较少见。

2. 器质性疾病相关性便秘　肠道疾病（包括结肠肿瘤、憩室、肠腔狭窄或梗阻、巨结肠、结直肠术后、肠扭转、直肠膨出、直肠脱垂、痔、肛裂、肛周脓肿和瘘管、肛提肌综合征、痉挛性肛门直肠痛等）可造成便秘。例如，肿瘤引起的便秘，粪便一般会发生形状改变，并且会伴随有脓血和黏液。此外，甲状腺功能减退症等内分泌疾病、认知障碍或痴呆、多发性硬化等神经系统疾病、皮肌炎等肌肉疾病也可引起便秘。

3. 药物相关性便秘　老年人常用的可引起或加重便秘的药物有阿片类镇痛药、三环类抗抑郁药、抗胆碱能药物、抗组胺药、抗震颤麻痹药、神经节阻滞剂、非甾体抗炎药、含碳酸钙或氢氧化铝的抗酸剂、铋剂、铁剂、钙拮抗剂、利尿剂及某些抗菌药物等。

二、便秘老年人的膳食原则

（一）慢性功能性便秘的膳食原则

1. 增加富含膳食纤维的食物 多吃全谷物和薯类，增加蔬菜、菌藻类和水果摄入。需要注意的是，对消化功能减弱的老年人而言，过多的粗纤维不利于消化吸收，可能会造成老年人腹胀不适。可将全谷物研磨成粉加入主食，或使用豆浆机、破壁机将其打成浆糊状食用；食用水果也需将膳食纤维丰富的果肉食用，而只饮滤去果渣的果汁则会减少膳食纤维的摄入量。

2. 适当增加饮水 养成定时饮水的良好习惯，每天清晨饮 1 杯温开水或蜂蜜水可刺激胃结肠反射，促进肠蠕动。但对于存在心脏及肾脏方面疾病的老年患者，过多增加水分摄入可能与其本身疾病相冲突，故不要盲目大量饮水。

3. 多吃富含益生菌的发酵食物 如酸奶，可维持健康的肠道菌群，促进肠道蠕动，增加排便。

4. 适当摄入油脂 油脂具有润肠通便的作用，适当增加花生油、芝麻油或含油脂较高的芝麻、葵花籽、核桃的摄入；可将这些坚果研磨成粉加入主食或奶制品中食用，以提高消化吸收率。

5. 少食辛辣刺激性食物 辛辣刺激性食物会加重便秘的发生。

6. 尽可能做到定时排便 2016 年欧洲国家共同发布的《老年人便秘：共识声明》中建议：大便应从容不迫地进行，患者应在有便意时及时排便，为了更有效地利用胃结肠反射，便秘患者应尝试在晨起后或餐后半小时内上厕所并养成习惯。排便时，患者要有足够的时间及私人空间，厕所应安静并带有门。行动受限的老年患者在想要排便时，应能及时得到帮助。在老年人中，踏脚凳的使用可以加快大便通过肛管的速度，为了避免痔疮的发生，大便时间应控制在 5～10min，使用踏脚凳来纠正肛门直肠角，做深呼吸，避免过分用力等。

7. 其他疗法 适当增加与老年人身体情况相匹配的运动，可能对部分老年便秘患者有帮助，如散步、打太极拳、练操、跳广场舞等，避免久坐。停用可能导致严重便秘的药物，在专科医师的指导下用其他治疗方案替代。

（二）器质性疾病相关性便秘的膳食原则

明确病因，如果是由器质性病变造成的便秘，应首先治疗原发疾病，去除病因；若为不完全梗阻，可考虑给予清流质膳食；严重梗阻患者，可最低限度地控制食物残渣，其余营养素由静脉供给。

（三）药物相关性便秘的膳食原则

首先尽量停用前述可引起或加重便秘的药物，如不能停用，则需同时服用合适的通便药，膳食原则参考慢性功能性便秘。

三、便秘老年人的食谱举例

李大爷，70 岁，身高 168cm，体重 60kg，体质指数 21.3kg/m^2，大便难解多年，原先 3～5 日一解，大便干结，呈颗粒状，以后便秘逐渐加重。食谱见表 8-11。

表 8-11 便秘老年人食谱

餐次	食物和用量
早餐	牛奶燕麦粥（牛奶 200g、燕麦片 40g），金银卷（玉米面 10g、面粉 40g），鸡蛋 50g，拌菠菜（菠菜 80g、芝麻油 5g）
午餐	米饭（大米 60g、糙米 10g、玉米糁 20g、荞麦 10g），香菇油菜（香菇 40g、油菜 80g、水发木耳 25g），魔芋红烧鸡块（魔芋精粉 15g、鸡肉 50g），鱼丸白菜汤（鱼丸 50g、白菜 80g），酱油 5g，食盐 3g，大豆油 10g
午加餐	酸奶 100g，猕猴桃 80g

续表

餐次	食物和用量
晚餐	荠菜馄饨（面粉 25g、荠菜 25g、猪肉 25g、小葱 20g、芝麻油 2g），胡萝卜小米面煎饼（小米面 30g、胡萝卜 30g），素炒三丝（芦笋 60g、黄瓜 40g、绿豆芽 60g），大豆油 5g，食盐 2g
全天	总能量 7.57MJ（1809kcal），蛋白质 77.3g，脂肪 53.5g，碳水化合物 261g，膳食纤维 29.6g

第 9 节　慢性肾脏病老年人的膳食指导

案例8-9

王大爷，66 岁，患慢性肾炎两年。医生嘱咐他每天的饮食要低盐、低蛋白制作，但是王大爷口味较重，饮食中虽少用盐，但会大量使用酱油和味精，后因病情恶化，死于肾衰竭和尿毒症。

问题： 1. 为什么医生要求王大爷低盐、低蛋白饮食？

2. 饮食中只做到了少用盐是不是就是做到低盐膳食？

一、慢性肾脏病概述

慢性肾脏病（chronic kidney disease，CKD）是指经肾活检或检测肾损伤标志物证实的肾脏损伤或肾小球滤过率（glomerular filtration rate，GFR）持续＜60 ml/（min・1.73m^2）≥3 个月。肾损伤的阳性指标包括血、尿成分异常或影像学检查异常。慢性肾脏病不仅包括肾小管间质性疾病、遗传性肾炎及原发性肾小球肾炎等传统肾脏疾病，同时还包括由于各种继发因素导致的肾功能损害等肾脏疾病。慢性肾脏病的分期见表 8-12，各期的营养治疗原则不尽相同。慢性肾脏病病情进展具有较大差异，有时可长期相对稳定，亦可缓慢进展，而患者出现肾小球滤过率下降时，其肾损害呈进行性发展，有时呈快速进展或急剧恶化，严重危害健康。正确应用营养疗法，对保护肾功能、延缓 CKD 病程进展和改善患者预后均有明显益处。

表 8-12　慢性肾脏病的分期

CKD 分期	描述	GFR［ml/（min・1.73 m^2）］	说明
1	肾损伤指标（+），GFR 正常	≥90	GFR 无异常，重点诊治原发病
2	肾损伤指标（+），GFR 轻度降低	60～89	延缓 CKD 进展，降低心血管病风险
3	GFR 中度降低	30～59	延缓 CKD 进展，评估治疗并发症
4	GFR 重度降低	15～29	综合治疗，治疗并发症
5	肾衰竭	＜15 或透析	透析前准备及透析

二、慢性肾脏病老年人的营养需要

（一）能量

肾脏病患者营养不良发生率较高，供给充足的能量才能保证蛋白质和其他营养素的充分利用。CKD 1～3 期患者以达到和维持目标体重为准。当体重下降或出现其他营养不良表现时，还应增加能量供给。对于 CKD 4～5 期患者，在限制蛋白质摄入量的同时，能量摄入需维持在 146 kJ（35 kcal）/（kg・d）（年龄≤60 岁）或 126～146kJ（30～35kcal）/（kg・d）（年龄＞60 岁）。再根据患者的身高、体重、性别、年龄、活动量、饮食史、合并疾病及应激状况进行调整。

（二）蛋白质

肾功能不全时，蛋白质代谢产物排泄障碍，血中尿素聚集，高蛋白饮食可引起肾小球高灌注、高滤过、高压力，更加重肾小球血管的硬化，减少滤过面积，促进肾脏功能的恶化。为了减少血中尿素的生成，减轻肾脏负担，主张用低蛋白饮食治疗。营养治疗应尽量减少植物蛋白质，而供给优质蛋白质如牛奶、鸡蛋、瘦猪肉、鱼虾、鸡肉等，亦可选择大豆蛋白。CKD1～2 期患者，不论是否患有糖尿病，蛋白质摄入推荐量为 0.8～1.0g/（kg・d）。对于 CKD 3～5 期没有进行透析治疗的患者，蛋白质摄入推荐量为 0.6～0.8g/（kg・d）。血液透析及腹膜透析患者，蛋白质摄入推荐量为 1.0～1.2g/（kg・d），当合并高分解代谢急性疾病时，蛋白质摄入推荐量增加到 1.2～1.3g/（kg・d）。其中至少 50%来自优质蛋白质。可同时补充复方 α-酮酸制剂 0.075～0.12g/（kg・d）。再根据患者的体重、年龄、饮食史、合并疾病及应激状况进行调整。

（三）脂肪

慢性肾脏病患者可能发生脂肪代谢紊乱而发生高血脂，所以也应控制脂肪的摄入量，减少饱和脂肪酸，不吃肥肉和荤油，每天烹调油不超过 25g。CKD 患者每日脂肪供能比 25%～35%，其中饱和脂肪酸不超过 10%，反式脂肪酸不超过 1%。可适当提高 n-3 多不饱和脂肪酸和单不饱和脂肪酸摄入量。

（四）碳水化合物

在合理摄入总能量的基础上适当提高碳水化合物的摄入量，碳水化合物供能比应为 55%～65%。有糖代谢异常者应限制精制糖摄入。

（五）矿物质

1. 钠 主要从肾脏排泄，肾功能正常情况下，对钠摄入量的变化有较强的调节作用。肾小球滤过率下降时，血压对氯化钠的敏感性增加，过多的钠可使血压升高，增加血容量，加重心肾负担，使肾脏功能恶化。氯化钠的供给量应根据肾功能、水肿程度、血压和血钠水平而定，一般控制在 3～5g，不仅包括食盐，还需考虑酱油、豆瓣酱、咸菜、熏制食品、味精中的钠。

2. 钾 90%的钾从肾脏排出，肾脏是维持血钾平衡的主要器官。当肾功能不全，肾小球滤过率下降时，则无法维持血钾的正常。同时，肾脏对摄入钾量十分敏感，在少尿期如突然增加钾的摄入量，可因高血钾而造成死亡。当 CKD 患者出现高钾血症时应限制钾的摄入，应低于 1.5～2.3g/d，限食水果和果汁、蔬菜和菜汁类。每日尿量＞1000ml 和使用利尿剂者，钾的摄入量可正常，每日尿量＞1500ml，应监测血钾，及时补充钾。

3. 其他矿物质 当出现贫血时，应补充含铁量高的食物。其他微量元素以维持血液中正常范围为宜，避免发生血液电解质异常。限制食物中磷的摄入，适当提高钙的摄入，磷每日摄入量应低于 800mg，钙每日摄入量不应超过 2000mg。

（六）维生素

长期接受治疗的 CKD 患者需适量补充天然维生素 D，以改善矿物质和骨代谢紊乱。必要时可选择推荐摄入量范围内的多种维生素制剂，以补充日常膳食的不足，防止维生素缺乏。

（七）膳食纤维

根据每日摄入能量，推荐膳食纤维摄入量 14g/4180kJ（1000kcal）。

（八）液体

CKD 患者出现少尿（每日尿液量小于 400ml）或合并严重心血管疾病、水肿时需适当限制水的摄入量，以维持出入量平衡。

三、慢性肾脏病老年人的膳食原则

（一）平衡膳食

在适当限制蛋白质摄入的同时保证充足的能量摄入，以防止营养不良发生。选择多样化、营养合理的食物。

（二）合理计划餐次

早、中、晚三餐的能量可占总能量 20%～30%、30%～35%、30%～35%。均匀分配三餐食物中的蛋白质。为保证摄取能量充足，可在三餐间增加点心，占总能量的 5%～10%。

（三）限制植物蛋白质摄入量

限制米类、面类等植物蛋白质的摄入量，采用小麦淀粉（或其他淀粉）作为主食部分代替普通米类、面类，将适量的奶类、蛋类或各种肉类、大豆等含优质蛋白质的食品作为蛋白质的主要来源。

（四）主食选择

可选用包括马铃薯、白薯、藕、荸荠、澄粉、山药、芋头、南瓜、粉条、菱角粉等富含淀粉的食物替代普通主食，也可选用低磷、低钾、低蛋白质的米类、面类食品替代普通主食。

（五）减少磷的摄入

当病情需要限制含磷高的食品时，应慎选动物肝脏、坚果类、干豆类、各种含磷的加工食品等。多选用新鲜肉食，不喝肉汤或骨头汤或先将肉用水煮一下，倒掉肉汤后再食用，可减少磷的摄入，含磷高的食物见表 8-13。

表 8-13 含磷高的食物（/100g 食物）

食物	含磷量（mg）	食物	含磷量（mg）	食物	含磷量（mg）
酵母（干）	1893	腐竹	598	葵花籽	564
口蘑	1655	芝麻酱	626	虾皮	582
小麦胚芽粉	1168	可可粉	623	凤尾鱼	498
南瓜子仁	1159	黑大豆	500	牛肉干	464

（六）减少钾的摄入

当病情需要限制含钾高的食品时，应慎选水果、马铃薯及其淀粉、绿叶蔬菜等。当患者能量摄入不足时，可在食物中增加部分碳水化合物及植物油以达到所需能量。先将绿叶蔬菜浸于大量清水中半小时以上，然后倒掉水，再放入大量开水中灼热；高钾的根茎类蔬菜如马铃薯等，应先去皮，切成薄片，浸水后再煮；推荐多吃瓜类汤，如冬瓜汤、丝瓜汤等，它们所含的钾比绿叶菜汤少，用蔬菜煮的汤均含钾质；市面上出售的代盐及无盐酱油含大量钾，不宜多用。

（七）膳食计划个体化及营养教育

应根据患者生活方式、CKD 分期及营养状况、经济条件等进行个体化膳食安排和相应的营养教育。

（八）营养状态监测

CKD 3～5 期患者受疾病和营养素摄入限制的影响易发生营养不良，应定期监测患者营养状态。在控制蛋白质摄入时，应对患者的依从性及营养状况进行密切监测，防止营养不良发生。如果已有营养不良发生应每月监测 1 次。

四、慢性肾脏病老年人的食谱举例

王大爷，66 岁，身高 170cm，体重 52kg，患慢性肾炎两年，GFR 40.5ml/（min・1.73m^2），CKD3 期，未进行透析治疗。食谱见表 8-14。

表 8-14 慢性肾脏病老年人食谱

餐次	食物和用量
早餐	牛奶 200g，麦淀粉蒸饼（麦淀粉 50g，鸡胸肉 25g）
早加餐	苹果 100g
午餐	苦瓜炒蛋（苦瓜 200g，鸡蛋 55g），冬瓜粉丝汤（冬瓜 200g，干粉丝 20g），麦淀粉蒸饼 100g，米粥（大米 25g），大豆油 20g，酱油 2g
午加餐	鸭梨 100g
晚餐	麦淀粉蒸饺（麦淀粉 100g，西葫芦 200g，瘦猪肉 50g），大豆油 20g，酱油 2g
全天	总能量 7.9MJ（1855kcal），蛋白质 37.4g（供能比 7.9%），脂肪 57.7g（供能比 27.5%），碳水化合物 304.3g（供能比 64.6%），钠 452.3mg，钾 1575mg

第 10 节　认知障碍老年人的膳食指导

案例8-10

王大娘，67 岁，5 年前开始出现记忆力下降，反应迟钝，说话不清楚，特别容易忘事，多年未见的亲戚朋友，时而记起时而忘记，出门不记得回家的路。家人带去医院检查诊断为轻度老年痴呆，目前没有进行规律的治疗，并且不自主吃药，每次吃药都会说吃过了。吃饭家人给什么吃什么，给多少吃多少，从不自己夹菜提要求，也容易刚吃过饭就忘记已经吃过。

问题：针对王大娘的情况给出饮食建议。

一、认知障碍概述

认知障碍又称为认知功能衰退、认知功能缺损或认知残疾，是指认知功能中的一项或多项受损，当认知域有 2 项或以上受累，并影响个体的日常或社会能力时，可诊断为痴呆。一般来说，按照老年人的认知功能水平可以大致分为认知正常、轻度认知障碍和痴呆三类人群。伴随人口老龄化，老年痴呆患病率逐年上升，从 65 岁开始，老年痴呆的患病率以每五年翻倍的速度增长，85 岁以后患老年痴呆的风险接近 50%，老年痴呆已成为一个严重影响老年人生活的社会问题，给老年人家庭和社会带来沉重的负担，并开始呈年轻化、低龄化态势。高龄、遗传、代谢性疾病、不良生活方式等均是认知障碍的危险因素，而高学历、身体锻炼、良好的情绪等是其保护因素。

认知障碍老年人常见的营养问题是营养不良。随着年龄增长，老年人消化系统功能会逐步下降。老年痴呆患者除了存在与正常老年人同样的生理性消化功能下降外，还会因疾病因素造成食物摄取不足，从而引发营养不良。另外，由于记忆力下降，认知障碍老年人会记不清是否已经吃过饭。有的患病老年人会忘了已进食而不停地要求吃东西，有的患病老年人会因没吃而说吃过了而拒食。晚期痴呆老年人一方面因记忆力完全丧失，会将食物长时间含在口中忘记吞咽，而影响正常进食，另一方面也会因运动功能丧失出现吞咽困难，容易因记忆力下降，吃东西易呛咳，只能吃半流质或流质膳食而减少营养素摄入。除此之外，部分患病老年人会因精神症状，怀疑食物中有毒、对家人发脾气、不配合家人而拒食。以上所有原因综合起来会造成患病老年人进食减少，出现营养不良，身体逐步虚弱，抵抗力下降，最后引发各种并发症。

二、认知障碍老年人的膳食原则

认知障碍老年人的膳食不仅要注意饮食营养，还应该讲究食物的色、香、味。对于认知障碍老年人来说，首先需要有与其他正常老年人一样的健康饮食。其次是多吃一些有益于大脑营养的食物，还要合理安排膳食，注意一些细节：食物应该软硬度适中，将食物尽量切成小块，去除肉类中的骨头或鱼肉中的鱼刺，以防在吞咽过程中出现损伤，食物的温度适中，减少食用较干的食物或黏性大的食物。除此之外，认知障碍老年人还有其他的一些膳食原则，叙述如下。

1. 减少饱和脂肪酸和反式脂肪酸的摄入 更多地摄入饱和脂肪酸的人患阿尔茨海默病的风险增加。建议在日常饮食中不要过量食用含较多饱和脂肪酸的肉类、油类，以及小吃、油炸类食品，以减少饱和脂肪酸和反式脂肪酸的摄入。

2. 膳食主食得当 认知障碍老年人主食应当以蔬菜、豆类（蚕豆、豌豆、扁豆等）、水果和全麦食物为主。多食用这些种类的食物，可降低肥胖和2型糖尿病的风险，同时可能降低认知障碍。

3. 适当摄入富含维生素E的食物 适当补充维生素E可以降低阿尔茨海默病风险。维生素E以坚果和种子类食物中含量最为丰富。

4. 摄入适量维生素 B_{12}、叶酸、维生素 B_6 这3种B族维生素对认知功能是必不可少的，维生素 B_{12} 和叶酸不足与阿尔茨海默病有关。另外，高同型半胱氨酸水平与阿尔茨海默病患病风险增加和记忆障碍相关，同时服用这3种维生素能降低同型半胱氨酸水平，并可以改善记忆力和减少大脑萎缩。绿叶蔬菜、大豆、柑橘类水果和香瓜中含叶酸比较丰富。维生素 B_6 存在于绿叶蔬菜、豆类、粗粮、香蕉、坚果和红薯中。用维生素 B_{12} 补充剂或摄入维生素 B_{12} 强化食品（包括植物乳或麦片）可补充足够的维生素 B_{12}。

5. 善用食补与食疗 经常服用益智健脑类的食物，对预防阿尔茨海默病有一定的辅助作用。除了前面提到的各种可以益智健脑类食品外，认知障碍老年人还可以吃一些枸杞、桂圆及卵磷脂含量丰富的食物。大豆及豆制品、鱼脑、蛋黄、猪肝、芝麻、山药、蘑菇、花生等都是富含卵磷脂的食品，摄入人体后均可为大脑提供有益的营养，使神经细胞更多地制造和释放促进记忆力的乙酰胆碱，改善大脑供血，提高智力，延缓脑力衰退。

三、认知障碍老年人的食谱举例

李大爷，75岁，身高176cm，体重70kg，平素喜欢外出散步，最近老忘事，对说过的事时常重复多次发问，还发生过忘带钥匙的情况，医院诊断为中期血管性认知障碍。针对李大爷的情况，编制一日食谱，见表8-15。

表 8-15　认知障碍老年人一日食谱

餐次	食物及重量
早餐	牛奶 100ml，大米红豆粥（大米 16g，赤小豆 20g），花卷 115g，煮鸡蛋 47g，凉拌菠菜海带丝（菠菜 100g，鲜海带 40g）
午餐	二米饭（大米 88g，小米 39g），炒三丝（鸡胸肉 41g，干黑木耳 10g，莴笋 80g），青菜豆腐（青菜 100g，豆腐 103g）
午加餐	橙子 150g
晚餐	龙须面 101g，葱烧海鲫鱼（海鲫鱼 49g），香菇菜心（香菇 50g，芥蓝心 100g）
晚加餐	酸奶 100ml
全天	能量 1700kcal、蛋白质 75g、脂肪 51g、碳水化合物 285g、钙 936mg、铁 30mg、硒 64μg、维生素 A 816μgRAE、维生素 E 42mg、维生素 C 130mg、维生素 B_1 1.34mg、维生素 B_2 1.1mg、叶酸 684μg、维生素 B_6 1.02mg、维生素 B_{12} 2.2μg 烹调用油 20g，盐 5g

第 11 节　恶性肿瘤老年人的膳食指导

案例8-11

王某，男，75 岁，因出现吞咽困难、胸骨后疼痛 4 个月去医院就诊，诊断为食管癌。4 个月前出现胸骨后隐痛不适，同时有进食哽噎感，目前仅能进流质饮食，近 1 个月来出现明显厌食，体重下降 8kg，目前身高 176cm，体重 62kg。

问题： 1. 王某是否需要进行营养治疗，为什么？

2. 如果需要，他的营养治疗原则是什么？

一、恶性肿瘤概述

恶性肿瘤（malignant tumor）是机体在多种内在、外在致癌因素作用下，导致细胞异常增生形成的新生物。9 种生活方式与癌症发生密切相关，包括饮食习惯不合理、吸烟、过量饮酒、肥胖、缺乏体育锻炼、空气污染、不安全性行为、家庭使用固体燃料产生室内烟雾及使用被污染的注射器。有研究表明营养不良是引发肿瘤的危险因素之一，这可能与营养状况差导致产能营养素、维生素和微量元素缺乏有关，故合适的营养治疗，对恶性肿瘤老年人的治疗和康复有着非常重要的意义。

二、恶性肿瘤老年人的营养需要

（一）营养与肿瘤的关系

1. 能量　能量过剩可引起超重或肥胖，而肥胖将增加某些肿瘤的患病危险性，如结肠癌、乳腺癌、胰腺癌、肝癌、胆囊癌、子宫内膜癌和前列腺癌等。长期控制能量过多摄入可减少多种肿瘤的发生，并可使自发性的恶性肿瘤潜伏期延长。但是经济状况较差人群中，胃癌的发生率和死亡率也比较高，因此对于中老年人，在限制总能量摄入的同时，必须同时满足蛋白质、维生素和矿物质需要，达到增强体质的目的。

2. 蛋白质　蛋白质摄入量过高或过低均会促进肿瘤的发生发展。蛋白质摄入量稍低有抑癌作用，蛋白质摄入量过高则有促进不同部位肿瘤的作用，动物蛋白摄入量过高可增加乳腺癌、结肠癌和胰腺癌的危险性。因此，蛋白质的摄入应适量，成年人蛋白质占总能量的 10%～15%，恶性肿瘤患者一般可按 1.0g/（kg·d）～1.2g/（kg·d）（非肥胖患者的实际体重）给予，严重营养消耗者可按 1.2g/（kg·d）～2g/（kg·d）（非肥胖患者的实际体重）给予。

3. 脂类 高脂肪膳食，特别是动物性脂肪或饱和脂肪酸水平高的膳食，会促进各种肿瘤的发生。脂肪的构成对肿瘤发病的危险性也有影响，饱和脂肪酸和动物性脂肪可能增加肺癌、乳腺癌、结肠癌、直肠癌、子宫内膜癌、前列腺癌的危险性。单不饱和脂肪酸会降低乳腺癌的发生风险。胆固醇摄入与肝癌、结肠癌、直肠癌、肺癌等恶性肿瘤有关，同时长期低脂肪膳食可促使食管癌和胃癌的发病率提高。

4. 碳水化合物和膳食纤维 膳食中碳水化合物总量大于85%或低于40%，都会对健康不利，一般肿瘤患者膳食中碳水化合物供能占总能量的35%～50%。精制糖含量高的膳食可能增加结肠癌、直肠癌的危险性。增加膳食纤维的摄入量可降低结肠癌和乳腺癌的发病危险性，甚至也能降低口腔癌、咽喉癌、食管癌、前列腺癌、子宫内膜癌、胃癌及卵巢癌的发病危险性。但是，粗纤维摄入过多，容易因为机械刺激和营养缺乏而导致胃癌和食管癌的发生。

5. 维生素 缺乏维生素可导致机体代谢紊乱，从而引起恶性肿瘤的发生。维生素A可促使上皮细胞正常分化，缺乏容易受化学致癌物诱发使黏膜、皮肤和腺体发生肿瘤。摄入较多的类胡萝卜素对肺癌、食管癌、喉癌、卵巢癌、胃癌有预防作用，可降低恶性肿瘤发生率。维生素E是体内重要的抗氧化物质，具有保护细胞膜和DNA的功能，同时还能使类胡萝卜素和硒保持还原状态，加强这些物质的抗氧化能力，还可以抑制亚硝胺的形成。维生素E与某些抗癌药物联合使用时可增强这些药物的疗效，还可减轻化疗毒性反应，降低肺癌、宫颈癌、乳腺癌、结肠癌的发病危险性。维生素C具有抗氧化、抗癌作用，摄入富含维生素C的膳食，对口腔癌、胃癌、食管癌有较强的预防作用。还可以降低食管癌、宫颈癌、喉癌、结肠癌、直肠癌、乳腺癌、膀胱癌的发病率。

6. 矿物质 多种矿物质与恶性肿瘤的发生有关。①钙：膳食中维生素D和钙与结肠癌和直肠癌呈负相关。②碘：缺乏与过多都会增加甲状腺肿瘤的危险性。③锌：缺乏和过多都与肿瘤发生有关。锌摄入量过低会导致机体免疫力低下，可能会引起食管癌、肝癌、胃癌、乳腺癌、骨癌的发病率上升。但锌摄入量过高，可以免疫抑制并抵消锌的保护作用，从而促使肿瘤生长加快。④硒：是谷胱甘肽过氧化物酶的主要组成成分，能清除自由基、保护细胞和线粒体膜的结构和功能，因此硒的抗癌作用比较强大。人群中硒摄入量和血硒水平与肺癌、食管癌、胃癌、肝癌和乳腺癌发病呈负相关。⑤铁：高铁膳食可能会增加肠癌和肝癌的发病危险。

（二）肿瘤相关的膳食因素

1. 黄曲霉毒素 是产毒黄曲霉和寄生曲霉在食品中生长产生的，容易污染粮油及其制品。黄曲霉毒素会诱发肿瘤，接触黄曲霉毒素，同时感染乙型肝炎病毒是引发肝癌的危险因素。

2. 亚硝基化合物 具有一定的致癌性与毒性，并有致畸作用，某些地区食物中的亚硝胺含量与肿瘤发病有很大关系。

3. 高温分解产物 与肿瘤相关的高温分解产物，主要有杂环胺和多环芳烃。杂环胺是因为蛋白质过度加热而出现的，可被代谢酶转化为杂环羟胺，干扰DNA自身复制。杂环胺是强致突变物质，可引起多种肿瘤。多环芳烃多与食物的熏烤及包装有关，多环芳烃具有致癌性，烧烤食物可增加胃癌的发病率。

4. 酒精 结肠癌、直肠癌、乳腺癌、肝癌与饮酒量增高有直接关系，酒精也可与其他致癌因素起协同作用。

5. 其他 嚼槟榔与口腔癌、喉癌、食管癌、胃肿瘤发生有关。食物中含盐过多，会增加胃癌患病率，因食盐对黏膜有刺激作用，会引起胃黏膜层破坏，导致胃上皮细胞接触胃内容物中的致癌物质。

三、恶性肿瘤老年人的膳食原则

参考《恶性肿瘤患者膳食指导》（WS/T559—2017），恶性肿瘤老年人有以下膳食原则。

1. 合理膳食，适当运动 保持适宜的、相对稳定的体重。日常尽量合理地安排膳食，坚持体育锻炼。如果活动少或仅仅有轻微运动，每日进行约1h的快走或类似的运动量，还可以在身体许可的情况下安排每周大概1h的剧烈出汗运动。

2. 食物的选择应多样化 应以植物性食物为主，适当多摄入富含蛋白质的食物，吃多种蔬菜、水果、豆类和粗加工的米、面、杂粮等富含淀粉的主食，保证碳水化合物占总能量的35%～50%。

3. **多吃蔬菜、水果和其他植物性食物** 一般坚持每天吃300～500g各色蔬菜/叶菜，水果摄入量为200～300g，使其提供的能量达到摄入总能量的7%～14%。每日吃5种或5种以上的蔬菜和水果，特别注意摄入富含维生素A的深色蔬菜及富含维生素C的水果。

4. 多吃富含矿物质和维生素的食物 多食用一些富含锌、硒的食物，可以提高免疫力，起到抗癌作用。

5. 限制精制糖及食盐摄入量 减少精制糖和甜食的摄入，尽量少吃加工食品，限制甜食的能量在总摄入能量的10%以下。每日用盐低于5g，控制烹调用盐及含盐调料的使用。

6. 限制饮酒，控制脂肪摄入量 一般不建议饮酒，尤其反对过度饮酒。脂肪供能占总能量的35%～50%。推荐适当增加富含*n*-3及*n*-9脂肪酸食物。限制高热量物质，特别是动物性脂肪的摄入，选择植物油也需限量，每日烹调用油在25～40g。

7. 肠内、肠外营养支持治疗 肿瘤老年人抗肿瘤治疗期和康复期膳食摄入不足，在经膳食指导仍不能满足目标需要量时，建议给予肠内、肠外营养支持治疗。

四、恶性肿瘤老年人的食谱举例

王大娘，60岁，身高165cm，体重45kg，乳腺癌术后半年（术前体重70kg），目前定期进行化疗，尚无明显化疗胃肠道反应，平素轻体力活动，无特殊饮食癖好。其一日食谱见表8-16。

表8-16 王大娘一日食谱

餐次	食物名称	原料名称	原料重量（g）
早餐	馒头	馒头（富强粉）	115
	牛奶	牛奶	150
	菠菜炒鸡蛋	鸡蛋	55
		菠菜	50
早点（加餐）	草莓	草莓	100
午餐	米饭	稻米（标一）	88
	番茄炖豆腐	番茄	50
		豆腐（北）	148
	油菜蘑菇炒肉丝	油菜	100
		蘑菇（鲜）	50
		猪瘦肉	59
午点（加餐）	橘子	橘子	100
晚餐	清汤挂面	挂面	84
	清蒸带鱼	带鱼	66
	凉拌莴苣	莴苣	50
全天	能量1692kcal、蛋白质73g、脂肪57g、碳水化合物233g、钙848mg、铁19.4mg、硒59μg、维生素A 1894μgRAE、维生素E 65.9mg、维生素C 113mg、维生素B1 1.22mg、维生素B2 1.05mg、烹调用油35g，盐5g		

第12节 肌少症老年人的膳食指导

案例8-12

王大爷，65岁，身高172cm，体重68kg，3年来出现渐进性四肢无力，上下楼费力，2年前开始出现提重物费劲，体重下降，最近1个月内反复跌倒4次，平时独居，生活自理。去医院检查，因王大爷平素没有服用药物，医生排除药物引起跌倒，检查也未发现其他异常。但测小腿围为25cm，优势手握力13kg，六米步行试验为0.75m/s。另外，王大爷平时基本不外出活动，活动较少。

问题：1. 王大爷可能出现了什么健康问题？

2. 针对王大爷这种情况如何进行膳食指导？

一、肌少症概述

肌少症为一种增龄相关的肌肉量减少、肌肉力量下降和（或）躯体功能减退的老年综合征。根据病因分为原发性肌少症和继发性肌少症。肌少症会引发机体日常活动受限、跌倒、致残等不良事件，降低生存质量，增加死亡风险。老年人在肌肉减少的同时，还会伴随内脏脂肪蓄积，即出现少肌性肥胖或肌肉衰减性肥胖。肌少症会促使骨质疏松、骨关节炎疾病发展，是造成老年人残疾和行动障碍的重要因素。在60～70岁的人群中，肌少症的发病率为5%～13%，80岁以上老年人发病率高达11%～50%。

通常肌少症老年人会伴随躯体功能减退、衰弱和不同程度的失能，引起老年人虚弱、心肺功能下降、活动受限制，导致老年人跌倒、骨折和残疾风险增加，并可提高老年人病死率。更隐形的危害是肥胖性的肌少症，主要表现是肌肉减少而脂肪增多。疾病型的肌无力还可以导致肢体挛缩无力、呼吸肌无力。肌少症还会导致股骨颈骨折风险增加，手术并发症增多、住院时间延长。一般认为肌少症还会导致老年人生活质量下降，死亡率增加，医疗花费和经济负担加重。随着我国老龄化的发展，肌少症及其并发症对医疗和社会都是沉重的负担。

二、肌少症老年人的膳食原则

去除诱因、改善病因是预防老年人肌少症的前提。首先建议肌少症老年人积极改善不良的生活方式，戒烟戒酒。其次还需要积极治疗基础疾病。增加营养是肌少症预防和治疗的主要措施之一，其效果取决于肌少症基础的营养状况、肌少症的严重程度及对营养建议的依从性。肌少症老年人的膳食原则如下。

1. 充足的蛋白质 当老年人蛋白质和氨基酸摄入不足时，肌肉蛋白质合成会受到影响，当肌肉蛋白质分解超过合成时，会引起肌蛋白丢失，增大肌少症发生的风险。而充足的蛋白质供给、合理的摄入模式有助于缓解肌少症的发生发展，改善健康和临床结局。建议老年人蛋白质供给量为1.2～1.5g/（kg·d），每餐摄入25～30g优质蛋白质，以富含亮氨酸等支链氨基酸的优质蛋白质为主，如乳清蛋白及其他动物蛋白，更有益于预防肌少症。患有慢性病的老年人在此基础上适当增加摄入量。

2. 补充维生素D 维生素D水平下降，会造成老年人肌肉力量下降和活动能力下降，还可能会造成脂肪、股四头肌、髌腱、侧韧带、半月板软骨组织中炎症反应显著增加，影响机体的身体功能和肌肉力量，从而促进肌少症发生。补充维生素D可以提高骨骼肌力量，预防老年人摔倒，还可改善老年人四肢肌力和肌肉功能，使其步行速度和肌肉力量增加，起到有效防止肌少症发生、发展的作用。

一般建议维生素D的补充剂量为600～800U/d，适当增加海鱼/动物肝脏和蛋黄等摄入量。户外活动有助于老年人维持维生素D的水平。

3. 增加 *n*-3 多不饱和脂肪酸 补充*n*-3多不饱和脂肪酸，可增加老年人握力和蛋白质的合成速率。单纯补充脂肪酸对肌少症没有明显效果。多不饱和脂肪酸通过与抗阻运动或其他营养物质联合作用，会使老年人肌力和肌肉蛋白质合成能力显著提高，从而延缓肌少症的发生。老年人 *n*-3 多不饱和脂肪酸的适宜摄入量为占摄入总能量的 0.6%，建议肌肉量丢失和肌肉功能衰减的老年人，在控制总脂肪摄入量的前提下，增加含多不饱和脂肪酸的深海鱼油、海产品等食物的摄入。

4. 增加抗氧化营养素和口服营养素补充 鼓励增加深色蔬菜和水果，以及豆类等富含抗氧化营养素食物的摄入，以减少肌肉相关的氧化应激损伤。在日常膳食和运动的基础上，每天在餐间/时或者锻炼后额外补充两次营养制剂，每次摄入 15～20g 富含高氨酸等必需氨基酸的蛋白质，以及 200kcal 左右的能量，有助于克服增龄相关的肌肉蛋白质合成抗性。对预防虚弱、老年人的骨骼肌减少和改善肌少症患者的身体成分，以及改善身体功能和平衡性有一定作用。除此之外，也可以在临床营养师的指导下，选择专门针对肌少症的特殊医学配方食品。

三、肌少症老年人的食谱举例

王奶奶，65 岁，身高 162cm，体重 65kg。因家住楼层高而较少下楼活动，行动逐渐迟缓。3 周前出现走路踉跄，腿发软而去医院就诊，诊断为肌少症。其一日食谱见表 8-17。

表 8-17 肌少症老年人一日食谱

餐次	食物及重量
早餐	脱脂牛奶 250ml，馒头 115g，煮鸡蛋 62g，凉拌芥菜（芥菜 100g ）
午餐	米饭（大米 96g），凉拌菠菜（菠菜 100g），炖鸡块（鸡肉 100g），炒三丝（芹菜 50g，胡萝卜 50g，豆腐丝 102g）
晚餐	挂面 79g，清蒸黄鱼（黄鱼 55g），蒜黄炒冬菇（蒜黄 100g，冬菇 60g）
全天	能量 1700kcal、蛋白质 90g、脂肪 36g、碳水化合物 185g、钙 808mg、铁 29mg、硒 74μg、维生素 A 929μgRAE、维生素 E 40mg、维生素 C 110mg、维生素 B_1 0.78mg、维生素 B_2 2.31mg、维生素 B_6 2.02mg，烹调用油 12g，盐 5g

自 测 题

A_1/A_2型题

1. 肌少症对老年人的危害不包括
   A. 老年人虚弱
   B. 心肺功能下降
   C. 活动受限制
   D. 跌倒、骨折和残疾风险增加
   E. 不会影响老年人死亡率
2. 下列关于高血压的诊断标准错误的是
   A. 收缩压≥140mmHg 且舒张压＜90mmHg 为单纯收缩期高血压
   B. 反复出现的诊室血压升高，而诊室外的动态血压监测或家庭自测血压正常，为白大衣高血压
   C. 诊室血压正常，诊室外血压升高，为隐蔽性高血压
   D. 收缩压≥135mmHg 和（或）舒张压≥85mmHg 为家庭自测血压的高血压诊断标准
   E. 收缩压≥135mmHg 和（或）舒张压≥85mmHg 为诊室血压的高血压诊断标准
3. 下列哪项不是高血压的发病原因
   A. 每日食盐摄入量低于 5g
   B. 长期饮酒
   C. 血浆同型半胱氨酸水平增高
   D. 长期吸烟
   E. 腹型肥胖
4. 对于高血压老年人的膳食原则，下列表述正确的是
   A. 食物多样化，粗细搭配，平衡膳食
   B. 低脂肪、低不饱和脂肪膳食
   C. 每天 30min 高强度运动
   D. 每天食盐摄入量不超过 6g
   E. 减少摄入膳食纤维
5. 痛风患者治疗时应选择的食物是
   A. 牛奶和鸡蛋　B. 肉类
   C. 禽类　D. 鱼类
   E. 贝类
6. 脑卒中患者的蛋白质摄入量至少为
   A. 0.5g/（kg · d）　B. 0.8g/（kg · d）
   C. 1.0g/（kg · d）　D. 1.2g/（kg · d）

E. 1.5g/（kg·d）

7. 对于脑卒中的危险因素，下列表述错误的是

A. 高血压是脑卒中最重要的一个危险因素

B. 男性脑卒中的发病率高于女性

C. 烟草中的尼古丁可刺激交感神经使血管收缩，使血压升高，增加脑出血的风险

D. 低密度脂蛋白降低及高密度脂蛋白升高都是脑卒中的危险因素

E. 过量饮酒或长期饮酒可增加发生出血性脑卒中的风险

8. 下列哪项属于糖尿病发生的危险因素

A. 年龄　　B. 家族史

C. 膳食　　D. 睡眠

E. 以上都是

9. 老王，55岁，痛风急性发作，饮食中应增加

A. 碳水化合物+水　　B. 蛋白质+水

C. 蔬菜+水　　D. 茶水

E. 鱼类

10. 老年人BMI的适宜范围是

A. 18.5～24.9kg/m^2　　B. ≤18.5kg/m^2

C. ≥24.9kg/m^2　　D. 20.0～26.9kg/m^2

E. ≤21.0kg/m^2

11. 关于老年人肥胖症的营养指导说法错误的是

A. 限制总能量的摄入　　B. 限制脂肪的摄入

C. 限制蛋白质的摄入　　D. 补充维生素、矿物质

E. 养成良好的饮食习惯和适量运动

12. 肥胖老年人控制能量摄入不低于（　　），这是较长时间坚持的最低安全水平。

A.200kcal/d　　B. 600kcal/d

C. 1000kcal/d　　D. 1500kcal/d

E. 2000kcal/d

13. 老年肥胖人群每日建议食物摄入量，错误的是

A. 谷类150～250g　　B. 蔬菜类≥500g

C. 水果类300～500g　　D. 畜禽肉类40～75g

E. 蛋类25～50g

14. 建议肥胖老年人食用的烹调油，不包括以下哪种

A. 大豆油　　B. 橄榄油

C. 茶籽油　　D. 牛油

E. 花生油

15. 膳食纤维预防肠癌的机制下列哪项不正确

A. 缩短粪便在大肠存留时间

B. 黏着胆酸和其他致癌物

C. 产生短链脂肪酸降低粪便pH

D. 改变大肠菌相

E. 促进微量元素的吸收

16. 老年人消瘦的判断标准是BMI

A. ＜18.5kg/m^2　　B. ＜20.0kg/m^2

C. ≥18.5 kg/m^2　　D. ≥20.0kg/m^2

E. 20.0～26.9kg/m^2

17. 消瘦老年人的营养指导原则不包括

A. 可以适当吃零食　　B. 吃足量的动物性食物

C. 多吃海鱼　　D. 餐次越多越好

E. 可适当补充多种抗氧化营养素补充剂

18. 下列哪种营养素对消瘦老年人维持体重和合成肌肉十分重要

A. 维生素D　　B. 植物性蛋白质

C. 脂肪　　D. 钙

E. 动物性蛋白质

19. 建议消瘦老年人每日奶的摄入量达到

A. 50g　　B. 100g

C. 300g　　D. 500g

E. 800g

20. 骨质疏松可发生于不同性别和年龄，多见于

A. 男性儿童和老年妇女

B. 男青年

C. 成年男性

D. 儿童及妇女

E. 绝经后妇女和老年男性

21. 下列哪项不是适合弛缓性便秘老年人的食物搭配

A. 牛奶煮燕麦　　B. 杂粮粥

C. 魔芋烧肉　　D. 素炒三丝

E. 粉蒸肥肉

22. 梗阻性便秘老年人的营养指导原则不包括

A.首先应明确病因，如果是由器质性病变造成的便秘，应首先治疗原发疾病，去除病因

B. 若为不完全梗阻，可考虑给予清流质膳食

C. 严重梗阻患者，可最低限度地控制食物残渣，其余营养素由静脉供给

D. 器质性病变造成的便秘，应首先治疗原发疾病

E. 尽量多吃蔬菜水果

（陈　娜　刘　玲　任丽敏）

第9章 老年人常用家庭药膳

案例9-1

刘某，男，50岁，工人，反复头晕头痛两年，加重两周。患者两年前出现头晕目眩、头痛，门诊就诊发现血压升高，最高达160/90mmHg，间断使用硝苯地平等降压药治疗，血压控制不稳定，在130～160/90～100mmHg波动。两周前自觉症状加重，并伴胸闷、心悸，且血脂偏高，患者形体肥胖，活动少，喜食肉类，舌质红，苔白厚腻，脉滑。

问题：1. 该病的诊断是什么？

2. 请为该患者设计适合的药膳方。

3. 请说出该患者日常生活保健的注意事项。

第1节 药膳概述

中国药膳文化源远流长，药膳自古以来就是最受人们欢迎的养生方式之一。药膳是在中医学和营养学理论指导下，以药配膳，将中药与某些具有药用价值的食物相配伍，采用我国独特的饮食烹调技术和现代加工技术制作而成的兼具色、香、味、形的特殊膳食。简言之，药膳即药材与食材相配伍而做成的美食，它“寓医于食”，形是食品，性是药品，取药物的功能，食物的营养，所以既具有较高的营养价值，又可养生保健、防病治病、延年益寿。

一、药膳养生机制

药膳由中国古代的“服食”养生发展而来，不仅具有独特的理论体系，也有许许多多的实践经验的汇聚，历代的养生学家和医药学家，都把药膳作为防病治病的一个重要环节。药膳相比传统中药有很多优点，一是食疗较之药疗，性味平和，缓而不峻，有很广的适用范围；二是食疗原料丰富、采购容易、制作简单、服用方便、经济有效，尤其是能满足人们“厌于药，喜于食”的天性，既能营养果腹，又能治病强身。

（一）药食的性能理论

“药食同源”反映了中药与食物的密切关系，可以说，医药是从食物中分化出来的门类，很多食物作为中药出现在历代本草学专著中。中药中除数百种作为常用处方药外，还有五谷杂粮、蔬菜水果、兽禽鱼蛋等食物。中医认为，食物和药物一样都有四气五味，药膳就是利用食物的食性和药物的药性来调整人体阴阳的不平衡，从而促进机体健康。

1. 四气　“四气”亦称“四性”，指药食具有寒、热、温、凉四种不同性质。其中寒与凉、热与温性质相同，仅有程度上的不同。寒凉类药食是针对温热性病证或体质，发挥清热、滋阴、泻火、解毒等作用，这一类药食如银花、菊花、荸荠、梨等。温热类药食是针对寒凉性病证或体质，发挥温中祛寒、温阳化气、温经通络、活血化瘀、温化痰饮水湿等作用，用于阴寒病证，这一类药食如当归、鸡肉等。另外，在性质上寒热不明显，介于二类之间的，称为平性，平性药食其性多无峻猛之气，性质平和。从常见食物看，平性食物居多，如粳米、小麦、花生等，这类药食在药膳中得到广泛运用。

2. 五味 “五味”，指酸、苦、甘、辛、咸五种味道，不明显者为淡味。无论食物还是药物，均有“五味”特性：辛甘类药食有发散作用，淡味有渗泄作用，酸苦咸味具有涌泄作用。具体指：辛味药食具发散、行气、行血等作用，如生姜散邪，芫荽透疹，川芎活血等；酸味药食具有收敛、固涩、止泻等作用，如乌梅涩肠止泻，覆盆子止遗精滑泄，五味子敛肺止咳等；甘味药食能补、能缓、能和，即具有补益、缓急止痛、调和药性及和中等作用，如怀山药、大枣调理脾胃虚弱，饴糖、甘草调理中阳不足之拘急腹痛，甘草可调和诸药。苦味药食能泄、能燥，如大黄泄下通便，杏仁降泄肺气，苦瓜清热解毒；陈皮可燥湿健脾。咸味药食有软坚散结、补肾等作用，如海带、昆布可软坚散结，海蜇能通便，淡菜、鸭肉补肾等。五味之外，味淡药食具有渗湿利尿功效，用于水肿、小便癃闭，如冬瓜、薏苡仁、茯苓。

3. 升降浮沉 升、降、浮、沉是指药食作用于人体的四种趋势，其中升是药效上行，浮指药效的发散，降是药效的降下，沉指药效的内行泻下。例如，升浮的药食大多性温热，味辛甘，具有升阳、发表、祛风、散寒、开窍、涌吐、引药上行的作用，如麻黄、桂枝、生姜、葱、花椒之类。影响药食升降浮沉的因素，主要与其“四气”“五味”属性、本身的质地轻重、炮制的方法及药食配伍等有关。

4. 归经 归经指药食的作用趋向于某一脏腑功能系统，对其有较特殊的或选择性的作用。例如，同为寒性药食，且都具有清热作用，黄芩偏于清肺热，黄连偏于清心热。同为补益药食，又有偏于补肺、补脾、补肾的区别。

此外还存在五色入五脏的系统，即白色药食入肺经，青色药食入肝经，黑色药食入肾经，如黑芝麻、黑豆等黑色药食入肾经，具有补肾作用。但药食的成分复杂，功能是多方面的，归经的最后判定应依据临床疗效进行总结。

（二）药膳的使用原则

药膳不同于一般饮食，在选料制作及使用时必须遵循一定的原则，包括辨证施膳、平调阴阳、调理脏腑、三因制宜、勿犯禁忌等。

1. 辨证施膳 辨证施膳是药膳应用的首要原则，是将“辨证论治”的中医临证模式应用于药膳，以达到有效地防治疾病的目的。“辨证”，就是将四诊（望、闻、问、切）所收集的有关疾病的各种信息，加以分析、综合、判断为某种性质的“证”。例如，出现精神倦怠、四肢软弱、短气懒言、食欲不振、胃腹隐痛、便溏、舌质淡、舌苔白、脉缓无力等症候时，中医通过辨证，认定为脾气虚证，这时就要应用健脾益气的药膳。健脾益气药膳可选用中药如党参、白术、山药、大枣、茯苓、薏苡仁等，食用的药膳有参枣米饭、益脾饼、茯苓包子、大枣粥等。

2. 平调阴阳 阴阳是中医中概括人体生理、病理的基础理论，人体阴阳在正常状态下处于平衡状态，即所谓“阴平阳秘”，一旦发生偏盛或偏衰的情况，出现了不平衡，就成为病理状态，表现为相应的病证。调治应审清阴阳的虚实盛衰，恰当地施以合适的药食，以恢复人体阴阳的平衡。

3. 调理脏腑 对脏腑功能的调治，就是消除病理因素，恢复人体的正常生理功能。药膳中有以脏补脏的方法，如肝病夜盲用羊肝、鸡肝等，肾虚腰痛用杜仲炒腰花等，肝阳上亢头晕头痛用天麻鱼头等，都是临床调治脏腑功能的常用方法。

4. 三因制宜 三因制宜即“因人、因时、因地”制宜。人有男女、老幼、壮弱的不同，对病邪的抵抗力、病后恢复力等也存在明显差异，对同一病证的施膳也就不能千篇一律，须根据各自的不同情况，制订相应的药膳措施，才能达到良好的调治效果。

（1）因时制宜 四时气候的变化，对人体的生理功能、病理变化均会产生一定的影响。故应用药膳时，应注意气候特点。例如，春季气候转温，万物生发，机体以肝主疏泄为特征，饮食应以补肝疏散为主，可选韭菜炒猪肝、桑菊薄荷饮等；夏季炎热，万物峥嵘，腠理开泄，人体以心喜凉为特征，药食应以消暑生津为主，可选用绿豆粥、荷叶粥等。

（2）因地制宜　我国地域辽阔，不同地区由于地势高低、气候条件及生活习惯的不同，人的生理和病变特点也不尽相同，因此应根据不同的地域分别配制膳食。例如，我国西北高原地区，气候寒冷干燥，居民易受寒伤燥，宜选食温阳散寒或生津润燥的食物。

（3）因人制宜　人的生理特性、气血盛衰随年龄而变化，应根据不同人的特征配制膳食。例如，老年人气血不足，阴阳渐衰，膳食应易消化而补益，如选食琼玉膏、羊肝羹等，慎食难于消化及寒凉的药食。气虚之体食宜补气，如益脾饼、人参粥等。血虚之体食宜补血，如当归生姜羊肉汤、玉灵膏等。

5. 勿犯禁忌　禁忌，是药膳应用时需注意的问题，表现在以下几个方面：一是用膳禁忌，俗称忌口，指在应用某些药膳时不宜进食某些药食，如服用治疗感冒的药膳时，不宜进食过分油腻的食物，以防滞邪。二是处于特殊状态时的禁忌，如妇女妊娠时，各种生理状态都发生了变化，因而有妊娠禁忌，如禁用一些性能峻猛或毒性剧烈类药，如大戟、芫花、巴豆等破血逐瘀类药，以防伤胎、动胎。三是病证禁忌，某些特殊病证也须禁忌某些食物，如高血压禁辛辣、咸，体质易过敏者当忌食鱼、虾等。

（三）药膳的应用

1. 药膳的配伍　药膳的配伍，是指运用中医学和药膳食疗理论，在清楚辨识机体状态的前提下，将两种以上的药食原料按一定原则配伍运用，以达到相互协同、增强疗效的目的。中医临床组方配伍的"君、臣、佐、使"原则，同样也是药膳配伍的原则。

2. 药膳的制作　由于药膳中含中药组分，这是主要起"疗效"的原料，因此在烹饪过程中，必须尽可能地避免药物有效成分的流失。药膳的形式常以汤为主，通过炖、煮、蒸、焖等使有效成分溶解并保存于汤中，如十全大补汤、八宝鸡汤等，汤类约占药膳品类一半以上。另外如质地坚硬的药物，加热时间长，亦可先浸润使其软化。具体制作方法包括炖、焖、煨、蒸、熬、炒、卤等。

3. 膳食的调味　膳食的调味是为获得良好的口感，以满足用膳者对药膳美味的追求。除可口外，还必须尽可能地保持其原有的疗效。药膳主张用自然味道以疗疾，反对用过多的调味品改变药食的本味。

药膳应根据具体情况辨证地选择调味方法。用于"阴证"的菜品，调味多清淡，如适当加入花椒、八角、茴香等辛温调味品，能调和养阴之品的滋润之性。用于"阳证"的菜品比前者可适当浓厚，有时在温阳菜品中加入黄瓜、青笋、丝瓜等甘凉滋润之品，可以缓解温热药食的燥热之性。

二、药食同源食物的分类、食疗价值和应用

（一）补益类药食

凡能补养正气、补虚扶弱、增强机体抵抗能力，以治疗虚证为主要作用的药物和食物都称为补益类药食。补益类药食是药膳中使用较多的一类，分为补气类、补血类、补阳类和补阴类四大类型。

1. 补气类药食

（1）人参

【功效】大补元气，补脾益肺，固脱生津，安神益智。

【应用】用于脾气虚，倦怠乏力、食欲不振、久泻、脏器下垂和各种出血证等，可配伍山药、大枣、鸡肉等同用。用于肺气虚，动辄气喘、肢体无力，体虚多汗，可单用炖汤。

（2）山药

【功效】补脾肺肾，益气养阴，涩精止带。

【应用】用于脾气虚，食少便溏或久泻久痢，可单用或配伍茯苓、莲子、粳米等同用。用于肺虚久咳，可单用或配伍甘蔗汁、柿霜饼等同用。用于肾虚遗精，妇女白带过多，可配伍莲子、芡实等同用。

（3）大枣

【功效】补中益气，养血安神，缓和药性。

【应用】用于脾气虚，食欲不振、倦怠乏力，可配伍山药、茯苓、粳米等同用。用于心血虚，心悸失眠及妇女脏躁等，可配伍桂圆、猪心等同用。

（4）粳米

【功效】益脾和胃，除烦渴。

【应用】用于脾胃虚弱，胃气不和，呕逆少食，常用作补气健脾药如人参、山药、莲子等的辅助品。用于热伤胃阴，烦渴口干，可单用。

2. 补血类药食

（1）阿胶

【功效】补血止血，滋阴润肺。

【应用】用于血虚眩晕，心悸失眠。用于咯血、衄血、吐血、尿血、便血、崩漏及胎漏等，可单用或配伍人参。

（2）当归

【功效】补血活血，调经止痛，润肠通便。

【应用】用于久病体虚，倦怠乏力，消瘦，可配伍党参、鳝鱼应用。用于月经不调，证属血虚、血瘀，可配伍红花、丹参、糯米应用。

3. 补阳类药食

羊肉

【功效】温中健脾，补肾壮阳，益气养血。

【应用】用于脾胃虚寒，食少腹泻，四肢不温，神疲乏力。用于肾阳虚所致的阳痿、腰膝酸软、畏寒、夜尿多、小便清长等。用于产后血虚有寒，腹中疼痛，或血虚经寒腹痛。

4. 补阴类药食

（1）枸杞

【功效】滋补肝肾，益精明目。

【应用】用于肝肾亏虚，视物昏花，腰膝酸软，耳鸣等，可单用或配伍猪肝、菊花等同用。用于虚劳咳嗽。

（2）银耳

【功效】滋阴润肺，益胃生津。

【应用】用于虚劳咳嗽、痰中带血、阴虚燥咳，可配伍冰糖同用。用于胃阴虚，口干思饮，大便秘结。

（二）消食类药食

凡能消食化积，增强脾胃运化功能，治疗饮食积滞证候的药物和食物，称为消食类药食。

1. 山楂

【功效】消食化积，行气散瘀。

【应用】用于肉食积滞、脘腹胀满、腹痛泄泻、小儿疳积等。用于产妇恶露不尽、腹中疼痛。

2. 鸡内金

【功效】健脾消食，涩精止遗。

【应用】用于食积腹满、呕吐反胃、小儿疳积。用于遗尿、遗精。

（三）理气类药食

凡能疏理气机，治疗气滞、气逆证候的药物和食物，称为理气类药食。

1. 陈皮

【功效】理气调中，燥湿化痰。

【应用】用于脾胃气滞，胃脘胀痛，饱闷不适，食后尤甚，恶心呕吐，痛无定处，嗳气频作。用于痰湿咳嗽，痰多而稀，舌苔白腻。

2. 玫瑰花

【功效】疏肝理气，和血调经。

【应用】用于肝胃气痛，胸闷胁痛，胃脘胀痛。用于月经不调、吐血、咯血、跌打瘀痛，可配伍红糖应用。

（四）理血类药食

以调理人体之血为主要作用的药物和食物，称为理血类药食。

1. 止血类药食 这里仅介绍三七。

【功效】化瘀止血，活血定痛。

【应用】用于出血证，如吐血、衄血、产后血多。用于各种跌打损伤，肿块瘿瘤。

2. 活血类药食

（1）川芎

【功效】活血行气，祛风止痛。

【应用】用于胁痛、腹部诸痛、胸痹胸痛。用于中风后遗症。

（2）红花

【功效】活血通经，祛瘀止痛。

【应用】用于产后头晕、心烦闷，腹痛。用于妇女血瘀性痛经。可单用泡酒，或与山楂配伍。

（五）温里类药食

凡能温里祛寒，温暖脏腑，治疗里寒证的药物和食物，称为温里类药食。本类药食辛热燥烈，使用不当易致伤津动血。凡实热证、阴虚火旺、津血不足者忌服，孕妇慎用。

1. 肉桂

【功效】补火助阳，散寒止痛，温经通脉。

【应用】用于肾阳虚，阳痿，宫冷，畏寒肢冷，腰膝冷痛，夜尿频多等。用于妇女冲任虚寒，痛经、闭经，多作调味品配伍应用。

2. 花椒

【功效】温中止痛，杀虫止痒。

【应用】用于脘腹冷痛、呕吐、泄泻。用于蛔虫腹痛。

（六）祛湿类药食

调节体内水液代谢，促进水湿排出，治疗水湿证候为主要作用的药物和食物，称为祛湿类药食。

1. 利水渗湿类药食

（1）薏苡仁

【功效】利水渗湿，健脾除痹，清热排脓。

【应用】用于脾虚泄泻、小便不利、水肿及湿痹筋脉拘挛。用于肺痈、肠痈，可单用或配伍赤小豆等同用。

（2）赤小豆

【功效】利水消肿，解毒排脓。

【应用】用于脾虚水肿、脚气、小便不利，可单用或配伍冬瓜、鲤鱼等同用。用于肠痈，可配伍蒲公英、薏苡仁、甘草应用。

（3）鲤鱼

【功效】健脾和胃，利水下气。

【应用】用于脾虚水肿，小便不利。可配伍赤小豆应用。

（4）冬瓜

【功效】利尿，清热化痰，生津，解毒。

【应用】用于水肿、小便不利，或肥胖病。用于痰热喘咳。用于热病烦渴或消渴。

2. 芳香化湿类药食

（1）砂仁

【功效】化湿行气，温中止泻，安胎。

【应用】用于脾胃虚弱、饮食不振、妊娠呕吐、胎动不安，为醒脾调胃药，可与猪肚配伍应用。用于虚寒泄泻，可配伍干姜、猪肾同用。

（2）藿香

【功效】祛暑，化湿和胃。

【应用】用于暑天外感，恶寒发热、恶心呕吐、不思饮食。用于脾胃不健、食后腹胀。

3. 祛风除湿类药食 这里仅介绍木瓜。

【功效】舒筋活络，和胃化湿。

【应用】用于风湿痹痛、筋脉拘挛、腰膝酸痛、脚气湿痹。用于恶心呕吐、吐泻转筋。

（七）化痰止咳类药食

凡能祛痰或消痰，以治疗痰证为主的药物和食物，称为化痰类药食。能减轻或制止咳嗽和喘息的药物和食物，称止咳平喘类药食。

1. 川贝母

【功效】清热化痰，润肺止咳，散结消肿。

【应用】用于肺阴不足，久咳有痰，老年热咳，可配伍雪梨、猪肺、冰糖应用。用于小儿咳嗽不止，痰鸣夜重，可配伍杏仁应用。

2. 杏仁

【功效】止咳平喘，润肠通便。

【应用】用于久病体虚、肺痿咳嗽，为治咳喘要药，可配伍羊肺、柿霜、绿豆、蜂蜜等应用。用于肠燥便秘。

3. 梨

【功效】清热生津，润燥化痰。

【应用】用于热病伤津、心烦口渴，可配伍荸荠、藕、麦门冬等应用。用于肺热或痰热咳嗽，可单用取汁熬膏，或配伍川贝母应用。

（八）其他

1. 天麻

【功效】息风止痉，平肝潜阳，祛风通络。

【应用】用于肝风内动、惊痫抽搐。用于肝阳上亢、眩晕头痛，可配伍猪脑或鱼头等同用。

2. 旱芹

【功效】平肝清热，祛风利湿。

【应用】用于肝阳上亢、眩晕。用于风湿痹痛。

第 2 节　常见疾病药膳方

一、原发性高血压

天麻鱼头

【来源】《中国药膳学》

【组成】天麻 25g，川芎 10g，茯苓 10g，鲜鲤鱼 1 条（约重 1500g），食盐、料酒、酱油、麻油、胡椒粉、味精、白糖、葱、生姜、湿淀粉各适量。

【制法用法】具体步骤见实训 13。

【功效】平肝息风，活血止痛。

【应用】肝阳上亢证。适用于高血压、中风后遗症等人群，症见眩晕，头胀痛，烦躁易怒，失眠多梦等。

【成分分析】方中天麻润而不燥，长于平肝息风，故为主料；川芎既能活血定痛，又能入肝行血，平抑肝阳，为“血中气药”；茯苓有健脾、利水、安神之效；鲤鱼味美可口易于消化，能利水、下气、镇惊，与中药配伍滋养肝肾，又能利小便，平肝阳。

【使用注意】本方中茯苓、鲤鱼皆能利尿，津液亏虚、血虚者慎用。

二、冠心病

桃仁粥

【来源】《太平圣惠方》

【组成】桃仁 21 枚（去皮尖），生地黄 30g，桂心 3g（研末），粳米 100g（细研），生姜 3g，米酒 180ml。

【制法用法】

1. 将生地黄、桃仁、生姜加米酒 180ml 共研，绞取汁备用。
2. 粳米煮粥，将熟时加入上述药汁，更煮令熟，调入桂心末即可。
3. 每日 1 剂，空腹热食。

【功效】祛寒化瘀止痛。

【应用】寒凝血瘀证。适用于寒凝血瘀之攻心腹痛、痛经、关节痹痛等，临床可作为冠心病、心绞痛、类风湿关节炎等病的辅助治疗。

【成分分析】方中桃仁功善破血行瘀，是治疗血瘀引起的经闭、症瘕、胸腹刺痛之专药。生地黄活血通经，《神农本草经》载其能“逐血痹”。桂心散寒通脉止痛。生姜温经散寒。四味配合共奏化瘀、散寒、止痛之功效，以粳米煮粥，取其补中益气健脾之功，使祛邪不损正。

【使用注意】血热明显者可去桂心。因桃仁、生地通便，因此大便稀溏者慎用，本膳以祛邪为主，不宜长时间服用。

三、脑卒中

地龙桃花饼

【来源】《常见病的饮食疗法》

【组成】干地龙30g，红花20g，赤芍20g，当归50g，川芎10g，黄芪100g，玉米面400g，小麦面100g，桃仁50g，白糖适量。

【制法用法】

1. 将干地龙以酒浸泡去其腥味，然后烘干并研为细面。

2. 将红花、赤芍、当归、川芎、黄芪等煎成浓汁，再将地龙粉、玉米面、小麦面、白糖倒入药汁中调匀，做成圆饼。

3. 将桃仁去皮尖碾碎略炒，均匀撒在饼上，放入烤炉烤熟即可。

4. 每次食用1～2个，每日2次。

【功效】益气，活血通络。

【应用】气虚血瘀证。适用于中风后遗症之气虚血瘀证见半身不遂、肢体痿软、口眼歪斜、语言謇涩等；也可用于其他原因引起的偏瘫、截瘫等。

【成分分析】方中重用黄芪，善补气，气旺则血行。川芎、桃仁、红花、当归、赤芍，可活血兼养血。地龙可清热息风通络。玉米面、小麦面主健脾和胃。全方共收补气活血、养血通络之功效。加工成饼剂可以减少药物对胃肠道的刺激，且食用方便，适合慢性病患者，需长期坚持服用，是治疗气虚血瘀、中风后遗症的佳品。

【使用注意】孕妇、月经量多及出血病证者慎用。

四、高脂血症

荷叶减肥茶

【来源】《华夏药膳保健顾问》

【组成】荷叶60g（干荷叶约15g），生山楂10g，生薏苡仁10g，橘皮5g。

【制法用法】

1. 将鲜嫩荷叶洗净晒干、研为细末。

2. 其余各药亦晒干研为细末，混合均匀。

3. 所有药末装入纱布袋，放入开水瓶冲入沸水，加塞，泡约30min后即可饮用。

4. 以此代茶，日用1剂，水饮完后可再加开水浸泡。连服3～4个月。

【功效】理气行水，消食导滞，降脂减肥。

【应用】脾虚湿盛证。适用于脾虚湿盛型肥胖，症见纳呆、体倦怠动、舌苔厚腻、单纯性肥胖、高脂血症等。

【成分分析】方中荷叶利水湿、升清阳、健脾胃、清热解暑，现代多用作降脂减肥主药。薏苡仁擅健脾利湿，为脾虚湿停者常用药，与荷叶共奏健脾利湿、降脂减肥之功。山楂可消食化积、散瘀行滞。橘皮具有理气健脾、燥湿化痰的作用。本膳不仅能用于单纯性肥胖、高脂血症，还可以作为糖尿病、脂肪肝、胆石症等患者的日常饮品。

【使用注意】本方多寒凉药，肥胖有阴虚征象者不宜食用，恐利水更伤阴津；若阳虚较重，则本方温阳乏力，也不宜用。

五、糖尿病

五汁饮

【来源】《温病条辨》

【组成】梨、荸荠、鲜芦根、麦冬、藕各适量。

【制法用法】

1. 将鲜芦根、麦冬洗净，分别压汁去渣，取麦门冬汁 10g，鲜芦根汁 25g。荸荠、梨、藕去皮，分别榨汁，取梨汁 30g，荸荠汁、藕汁各 20g。将上述汁液混合均匀，温服、冷饮均可，不限量。

2. 临时斟酌多少，和匀凉服，不喜凉者，可炖汤温服。

【功效】润肺化痰，清热泻火，生津止渴。

【应用】肺热津伤证。适合于消渴属肺热津伤者，症见咳嗽黄痰、咽干口渴多饮、尿频量多者。

【成分分析】方中药食皆为润药，均用鲜汁，取其甘凉退热、生津止渴之效。麦冬、芦根甘寒养津，兼去肺胃之热，梨、藕、荸荠甘凉清润。五汁共奏清热生津之效。

【使用注意】脾虚便溏者忌服。

链接 消渴

消渴，或名消渴证，首见于唐代名医甄权所著的《古今录验方》，相当于西医学中的糖尿病。在治疗糖尿病方面，中国历代医家进行了大量的探索，其中最为著名的莫过于“消渴方”，它由元代著名医学家朱丹溪所创立，由黄连末、天花粉末、人乳汁（或牛乳）、藕汁、生地汁、姜汁、蜂蜜组成。

六、阿尔茨海默病

琼玉膏

【来源】《洪氏集验方》引铁瓮方

【组成】人参 60g，茯苓 200g，白蜜 500g，生地黄汁 800g。

【制法用法】

1. 将人参、茯苓打成粗粉，加入白蜜、生地黄汁一起搅拌均匀，装入瓷制容器内封口。

2. 大锅盛净水，将瓷制容器放入，隔水煮熬，先用武火再用文火，煮三天三夜取出。

3. 重新密封容器口，将其放冷水中，勿使冷水渗入，浸 1 天后，再入原锅内炖煮一昼夜即可。

4. 每天早、晚各温服 1 次，每次服 10ml。

【功效】健脾补肺，滋肾填精，益髓健脑。

【应用】气阴精髓不足证。适用于气阴精髓不足所致的神疲乏力、记忆力低下、注意力不集中、心悸气短等。

【成分分析】本方治疗气阴虚衰所致智力衰减。本膳以生地黄为主料，补肾阴，益精血。人参补益肺气，化生元气。茯苓健脾，培土固本。白蜜为百花之精，入脾润肺。全方是著名的补益方剂，对智力有促进作用。

【使用注意】阳虚畏寒，痰湿过盛者不宜多食。

七、慢性肺部疾病

川贝秋梨膏

【来源】《中华临床药膳食疗学》

【组成】款冬花、百合、麦冬、川贝母各 30g，秋梨 100g，冰糖 50g，蜂蜜 100g。

【制法用法】具体步骤见实训 13。

【功效】养阴润肺，化痰止咳平喘。

【应用】燥热伤肺证。还可用于肺热燥咳，肺虚久咳等证，见咳嗽气短、痰少而黏、难以咯出、咽干等。适合慢性支气管炎等肺部疾病的保健。

【成分分析】本方中川贝母能清肺泄热化痰，润肺止咳。秋梨能生津润燥、清热化痰。款冬花、百合、麦冬等，皆有润肺止咳化痰之功。再以蜂蜜养脾胃，具培土生金之力。此膏滋而不腻，补而不燥，口感甘甜，为润肺化痰止咳之佳品。

【使用注意】脾胃虚寒、痰湿内蕴、腹泻者不宜。

八、癌症

十全大补汤

【来源】《良药佳馐》

【组成】人参、黄芪、白术、熟地黄、茯苓、白芍各 10g，当归、肉桂各 5g，川芎、甘草各 3g，大枣 12 枚，生姜 20g，墨鱼、肥母鸡、老鸭、净肚、肘子各 250g，排骨 500g，冬笋、蘑菇、花生米、葱各 50g，调料适量。

【制法用法】

1. 将诸药装纱布袋内，封口。
2. 将墨鱼、鸡肉、鸭肉、猪肚、肘子清水洗净；排骨洗净切块；生姜洗净拍破；冬笋洗净切块；蘑菇洗净去杂质部分。
3. 各配料备好后同放锅中，加水适量，加入药袋。先用武火煮开后改文火慢煨炖，再加入黄酒、花椒、盐等调味。
4. 待各种肉熟烂后捞出，切成细条，再放入汤中，捞出药袋。
5. 煮开后，调入味精即成。食肉饮汤，早、晚各 1 小碗。服完后，间隔 5 日后另做再服。

【功效】温补气血。

【应用】气血两虚证。适用于气血两虚所致的面色萎黄、头晕目眩、四肢倦怠、气短懒言等症。现代可用于抑制恶性肿瘤的增殖及转移、增强人体免疫力、减轻放化疗的副作用，改善癌症患者的临床症状。

【成分分析】方中用人参、白术、茯苓、甘草，为补脾益气的基础方四君子汤。熟地黄、当归、芍药、川芎，为中医补血名方四物汤。两方合用为气血双补的八珍汤。再加以黄芪益气，肉桂温阳，便为十全大补汤。另外方中食物墨鱼养血滋阴；鸡肉益气养血，温中补脾；老鸭滋阴养胃，利水消肿；肘子、排骨滋阴润燥；冬笋、蘑菇滋味鲜美，均营养价值高，富含多种营养成分，全方共奏滋补精血、强壮身体之功，对各种慢性虚损性疾病有较好的滋补作用。术后及病后服用有明显的调养作用。

【使用注意】本膳味厚偏于滋腻，故外感未愈、阴虚火旺、湿热偏盛之人不宜服用。

九、慢性胃炎

姜橘饮

【来源】《家庭食疗手册》

【组成】生姜 60g，橘皮 30g。

【制法用法】水煎取汁，代茶饭前温饮。

【功效】理气健脾，燥湿化痰，消胀除满。

【应用】脾胃气滞证。用于痰湿阻滞、脾胃气滞之脘腹胀满、不思饮食，或食后腹胀等。临床对于消化不良、胃肠功能紊乱等有上述诸症者可用之。

【成分分析】方中生姜解表散寒，降逆止呕。橘皮理气健脾，燥湿化痰，陈皮能理气调中，两味合用，共奏理气健脾、燥湿化痰、消胀除满之功。

【使用注意】本膳中生姜不能过量食用，橘皮使用时应充分冲洗，除去表面残存的农药和保鲜剂等成分，有实热津伤者不宜食用。

自 测 题

A_1/A_2型题

1. 甘味药食的作用是
   A. 发散，行气，行血
   B. 补益，和中，缓急止痛
   C. 清热，燥湿，降泄
   D. 软坚，泻下
   E. 收敛，固涩
2. 苦味药食的作用是
   A. 发散，行气，行血
   B. 补益，和中，缓急止痛
   C. 清热，燥湿，降泄
   D. 软坚，泻下
   E. 收敛，固涩
3. 具有发散、行气、行血作用的味是
   A. 甘味　B. 酸味
   C. 辛味　D. 苦味
   E. 咸味
4. 下列除哪项外，均是寒凉药食的作用
   A. 清热　B. 泻火
   C. 凉血　D. 回阳
   E. 解毒
5. 下列哪种食物归脾胃经
   A. 粳米　B. 杏
   C. 芝麻　D. 鸭梨
   E. 枸杞
6. 芹菜的功效是
   A. 清热利水　B. 下乳汁
   C. 清肝利湿　D. 清心安神
   E. 润肺止咳
7. 韭菜的功效是
   A. 滋阴润燥　B. 行气活血
   C. 清热解毒　D. 温阳散血
   E. 健脾益肾
8. 冬瓜的功效是
   A. 生津止渴　B. 清热化湿
   C. 利水消肿　D. 生津止渴
   E. 消食宽中
9. 五汁饮适用于
   A. 寒湿痢　B. 夏季胃肠型感冒
   C. 急慢性咽炎　D. 失声、喉痛等症
   E. 口渴、咽干、烦躁
10. 荷叶减肥茶的组成是
   A. 荷叶、生山楂、芦荟、橘皮
   B. 荷叶、生麦芽、生薏苡仁、青皮
   C. 荷叶、生山楂、生薏苡仁、橘皮
   D. 荷叶、生山楂、生薏苡仁、青皮
   E. 荷叶、生甘草、生薏苡仁、青皮
11. 药膳是
   A. 药物代替食物
   B. 食物代替药物
   C. 药食相配的特殊膳食
   D. 食物为主，药物为辅
   E. 药物为主，食物为辅
12. 药膳的组成是
   A. 药物代替食物
   B. 食物代替药物
   C. 药食相配的特殊膳食
   D. 食物为主，药物为辅
   E. 药物为主，食物为辅
13. 四气是
   A. 温、热、寒、凉
   B. 温、平、寒、热
   C. 香、甘、苦、辣、咸
   D. 酸、苦、甘、辛、咸
   E. 酸、苦、淡、涩、甘
14. 五味是
   A. 温、热、寒、凉
   B. 温、平、寒、热
   C. 香、甘、苦、辣、咸
   D. 酸、苦、甘、辛、咸
   E. 酸、苦、淡、涩、甘

（王丽丽）

第 10 章

养老机构膳食服务管理

案例10-1

某老年公寓食堂设计的星期五早、中、晚三餐食谱如下。早餐：稀饭、油条、炸荷包鸡蛋、咸菜；中餐：米饭、黄焖鸡翅、炒三片、番茄鸡蛋汤；晚餐：包子、玉米面糊、芹菜炒胡萝卜、酱豆腐、榨菜。

问题：1. 如果食用此膳食一段时间，该食谱结构有什么问题？

2. 调整原则是什么？请列出调整食谱。

第 1 节　食品安全与食源性疾病

一、食品安全的概念

食品安全是指食品无毒、无害，符合应当有的营养要求，对人体健康不造成任何急性、亚急性或者慢性危害。食品安全是一个大的综合概念，它涉及食品卫生、食品质量、食品营养等相关方面的内容，以及食品（食物）种植、养殖、加工、包装、贮藏、运输、销售、消费等环节。食品安全事故，指食源性疾病、食品污染等源于食品，对人体健康有危害或者可能有危害的事故。

二、食品污染及其预防

养老机构食品污染途径涉及多个方面，主要有食品容器和包装材料的污染，食物原产地农药残留的污染，储存不当腐败变质产生的有害物质污染等。

（一）食品容器和包装材料的污染

1. 食品容器和包装材料的概念　食品容器和包装材料是指用于包装、盛放食品用的纸、竹、木、金属、搪瓷、陶瓷、玻璃、塑料、橡胶、天然或人工合成纤维、各种复合材料和接触食品的涂料等。

2. 食品容器和包装材料的主要卫生问题　良好的食品容器和包装材料不仅可起到美化食品、促进食欲的作用，而且还可起到保护食品免遭污染、延长食品的货架寿命，以及有利于食品运输、储存和销售等作用。但是，食品容器和包装材料中的有害物质也可能造成食品的污染，从而危害人体健康。

（1）竹、木、纸、布等传统材料　主要特点是表面不光洁，质地疏松，渗水性强，故容易吸水和被微生物污染，包装食品的保藏期较短。此外，还应注意印刷油墨和颜料污染等问题。包装纸还有荧光增白剂和劣质石蜡（浸蜡包装纸）污染的问题。

（2）金属、搪瓷、陶瓷、玻璃　主要特点是质地坚硬，表面光洁，不渗水，主要卫生问题是其中有害金属（铅、镉等）可能溶出到盛装的食品中。

（3）高分子化合物　如塑料、合成橡胶、化学纤维、涂料等。安全性问题主要来源于：①未聚合的游离单体和聚合不充分的低聚合物。②添加剂或加工助剂残留。③低分子降解产物。

3. 影响食品被容器和包装材料污染的因素

（1）食品本身的性质　酸性食品，如醋、果汁等可溶解金属、搪瓷、陶瓷等容器中的铅、镉等有害金属而造成食品污染；食品中的酒精、油脂等可溶解容器和包装材料中的某些脂溶性有机物。

（2）时间　食品接触容器和包装材料的时间越长，被污染的可能性越大。

（3）温度　通常温度越高，食品容器和包装材料中的有害物质越易溶出。

（4）食品容器和包装材料的理化性质和完整性　理化性质不稳定和杂质含量较高的食品容器和包装材料，易使食品受到污染；不完整或受损的容器，如搪瓷容器瓷釉脱落、罐头盒内皮镀锡不完整或不均匀等，均易造成食品污染。

（二）农药和有机毒物污染

食品农药残留是指由于使用农药而在食品中出现的农药及其毒性衍生物的残留。食品中农药残留的主要来源有如下方面。

1. 施用农药对农作物的直接污染。
2. 由于施用农药和农药生产排出的“三废”（废气、废水、废渣）污染空气、水和土壤。
3. 通过食物链污染食品，如饲料污染而致肉、奶、蛋的农药残留。
4. 其他来源的污染，如禽、畜饲养场所使用农药对动物性食品的污染，食品加工、运输、储存和销售过程中的污染，事故性污染等。
5. 食物烹调过程，如烧烤煎炸等烹调方法可产生多环芳烃化合物和杂环胺，油炸土豆可产生丙烯酰胺等，从而造成食品污染。

食品中上述有机污染物含量一般很低，但长期摄入亦可致慢性中毒并可能产生“三致”作用，如亚硝胺、苯并芘、杂环胺等都是强致癌物，二噁英是强致畸物和致癌物。

（三）食品腐败变质的原因和影响因素

1. 食品腐败变质的概念　食品腐败变质指在以微生物为主的各种因素作用下，食物成分和感官性状发生改变，从而使食品的食用价值降低或完全丧失的一切变化。例如，鱼、畜禽肉、蛋发生腐臭，粮谷霉变，蔬菜水果溃烂和油脂酸败等。

2. 食品腐败变质发生的原因和影响因素　腐败变质是以食品本身的组成和性质为基础，在环境因素的影响下，主要由微生物的作用所引起的，是微生物、环境因素和食物本身三方面相互影响和综合作用的结果。

（1）微生物因素　是影响食品腐败变质最主要的因素，即食品腐败变质主要由微生物的作用而发生。许多细菌、酵母和霉菌都可引起食品腐败变质，但在一般情况下，食品中的细菌常比酵母和霉菌占优势，故细菌的作用往往更为重要。不同的细菌可引起不同类型的腐败变质，如假单胞菌常引起鱼肉类等富含蛋白质食品的腐败变质；弧菌、嗜盐菌等常引起鱼类等水产品和盐腌食品的腐败变质；芽孢菌主要引起罐头食品的腐败变质等。

（2）环境因素　包括温度、湿度、紫外线和光照、氧和空气等，环境温度高、湿度大容易发生腐败变质；紫外线和氧可加速食品成分分解，是导致油脂酸败的主要因素。

（3）食品因素　食品的营养成分、酶和水分含量、pH、渗透压等，由于可影响食品中微生物的增殖和食物成分的分解速度，故对腐败变质也有很大影响。破损或绞碎的食物（如表皮损伤的水果、生肉馅、肉泥、果菜泥等）更易发生腐败变质。

3. 食品腐败变质对人体的危害

（1）腐败变质可使食品的营养成分破坏，使其营养价值降低，造成食物资源的浪费。

（2）腐败变质可使食品固有的色、香、味、形等感官性状发生明显改变，使人厌恶，使其食用价值降低甚至完全丧失。

（3）腐败变质食品中微生物数量增多，致病性微生物存在的可能性也大大增加，可引起食物中毒和其他食源性疾病。

（4）腐败变质过程产生的许多分解产物（如胺类、醛类、酮类、硫化氢、硫醇、吲哚等）对人体有不同程度的毒性作用。

（四）食品安全指导

1. 把好采购关

（1）购买正规渠道商品。

（2）不买便宜食物，不买处理食物，不买过期食物。

（3）新鲜食物是优选。

2. 合理加工烹调

（1）蔬菜水果要充分清洗，可除去表面的大部分农药残留。

（2）适当的烹调方法，食品的烹调过程可破坏某些农药和有机毒物，但应注意避免高温长时间处理食品，尤其是烧烤煎炸等“干热式”烹调方法会产生较多的多环芳烃、杂环胺和丙烯酰胺等有机污染物。煎炸油不宜反复使用。

（3）注意膳食平衡，避免偏食、挑食，多吃蔬菜水果（其中的许多成分有抗癌、抗突变作用），少吃烧烤煎炸食品。

3. 预防食品容器和包装材料的污染

（1）购买食品容器和包装材料时应注意质量　如塑料袋和保鲜膜等必须是食品级的而不能是工农业用的或垃圾袋等；不应购买用回收材料（如再生纸、回收金属和塑料等）生产的食品容器和包装材料；购买金属、搪瓷、陶瓷、玻璃容器应注意表面的光洁度，并尽可能在正规的商店购买知名厂家产品。

（2）金属、搪瓷、陶瓷类容器不宜长时间存放酸性食品，如醋、果汁等；高分子材料如塑料容器等不宜长期存放酒精、油脂等类食品。

（3）各类包装食品尽可能在低温下存放，且存放时间不宜过长。

（4）禁止用非食品容器和包装材料（如报纸和其他纸张的印刷面、包装药物或其他化学物的容器等）包装和储存食品。

（5）不宜使用不完整或破损的容器，如搪瓷层和釉层受损的容器、涂层脱落的不粘锅等。

4. 食品合理储存，预防食品腐败变质　主要是针对引起腐败变质的各种因素而采取各种合理的加工处理和食品保藏措施。使用合理的食品保藏方法不仅可延缓食品腐败变质的发生，而且还可以起到改善食品风味、增加食品花色品种和使食品便于携带运输等作用。养老机构可以采用的食品保藏和加工方法有冷藏、加热、盐腌和干燥、酸渍和酸发酵等。

（1）冷藏　即使用冰箱保藏食品，对食品质量影响不大且相对安全。低温可降低微生物的繁殖速度和降低化学反应速度。食品冷藏方法可分为冷却和冷冻两类。冷却是指使食品温度适当降低（一般降至0～4℃）的保藏方法（即普通冰箱的冷藏室），而冷冻则是指在0℃以下使食品冻结的保藏方法（即普通冰箱的冷冻室）。

食品冷藏应注意“急冻缓化”，即冷冻食品时应尽快使温度降至冰点以下，而解冻时应缓慢进行，这样对食品组织结构的影响很小，可使食品品质基本完全恢复；要注意冰箱的清洁卫生，防止交叉污染；注意各类食品都有适当的保藏期，冷藏只能延缓而不能完全阻止食品的腐败变质，各类食品在不同温度下的保藏期可有很大差异。如在0℃左右冷藏，鲜蛋可保存数月，鲜肉可保存1～2周，而鲜鱼和鲜奶仅能保存1～2天。

（2）加热　食品加热至 60℃以上即属于热处理。例如，63℃、30min 的传统巴氏消毒法能杀死繁殖型微生物，包括常见致病菌，同时可最大限度保持食品结构和营养素，多用于鲜奶、啤酒、酱油和某些饮料的杀菌。食品热处理最常用的温度是 100℃（即煮沸，以常压下水沸为标志），可消除绝大多数病原微生物，同时也是习惯上认为食物生熟的界限温度。100～121℃属于高温杀菌，必须借助高压方可达到，多用于养老机构及家庭制作罐头等需长期无菌保藏的食品。

养老机构及家庭食品加热处理除传统烹调外，还可使用微波加热和电磁炉等。微波属于高频电磁波，其加热的特点是使食品内水分子产热，故升温快且受热均匀，杀菌效果好（如大肠杆菌 15s 可全部杀灭），营养素损失少，且节省能源，适用于水分分布均匀食品的加热和再加热。但应注意加热温度太高和时间太长可产生一些有毒性的化学物质，反复加热的煎炸油中含大量的过氧化物、低分子降解产物、脂肪酸的二聚体和多聚体等有害物质。

（3）盐腌和干燥　盐腌保藏食品使用的食盐浓度应达到 10%以上，并应注意在盐渍初期要严防食品污染与腐败变质。盐腌后加以干燥处理可加强其防腐作用，如香肠、腊肉等。干燥后的食品也应注意密闭包装或低温保存，防止吸水。

（4）酸渍或酸发酵　酸渍指用醋酸或食醋浸泡食品，其醋酸浓度达到 1.7%以上（pH2.5 以下）。酸发酵主要指利用乳酸杆菌等微生物进行的乳酸发酵和醋酸发酵（如酸泡菜、酸奶等），可抑制大多数腐败菌的生长。

5. 腐败变质食品的处理　腐败变质的食品不能食用。食品腐败变质的性质和程度一般可从感官、理化和微生物等方面加以鉴别，但家庭和百姓实用的主要是感官鉴别。

（1）感官鉴别　①富含蛋白质食品腐败变质的鉴定：目前仍以感官指标最为灵敏，气味改变和发臭是鉴定蛋白质腐败变质最敏感的指标。此外，食品本身的硬度和弹性下降，组织失去原有的坚韧度，食品外形和颜色发生变化或出现异常，也有助于鉴别食品的腐败变质。②富含油脂食品鉴别：脂肪酸败所特有的刺激性的“哈喇”味。酸败是由于动植物组织中或微生物所产生的酶，或由于紫外线、氧和水分所引起食品中的中性脂肪分解为甘油和脂肪酸。脂肪酸进一步分解生成过氧化物和氧化物，进一步分解为醛、酮、酸，使得油脂带有特殊的刺激性臭味、脂肪变黄等，是鉴定油脂酸败较好的感官指标。③富含碳水化合物的食品鉴别：发酵、变酸、长斑点、产气等，是鉴别其腐败变质的可靠指标。

（2）送检　如挥发性盐基总氮增加是鉴别鱼肉类食品蛋白质腐败变质的主要理化指标；过氧化物值和酸价升高是鉴别油脂和富含脂肪的食品腐败变质的主要理化指标。腐败变质的食品，菌落总数、大肠菌群和致病菌等数量可明显增加，如长斑点食物。

6. 做好厨房安全措施

（1）注意厨房工具的卫生，刀、案板要勤洗或晒干，避免霉菌。

（2）生熟案板、刀具要分开。

（3）洗刷用布（网）要经常换和晾晒。

三、食源性疾病

（一）食源性疾病的概念、特点和分类

食源性疾病，指食品中致病因素进入人体引起的感染性、中毒性等疾病，包括食物中毒。食源性疾病的发生发展有三个基本特征。

1. 在食源性疾病暴发流行过程中，食物本身并不致病，只是起了携带和传播病原物质的媒介作用。

2. 导致人体罹患食源性疾病的病原物质是食物中所含有的各种致病因子。

3. 人体摄入食物中所含有的致病因子可以引起以急性中毒或急性感染两种病理变化为主要发病特点的各类临床综合征。

食源性疾病既包括急性中毒和慢性中毒，也包括食源性肠道传染病（如伤寒）和寄生虫病。食源性疾病按致病因子分为细菌性食源性疾病、食源性病毒感染、食源性寄生虫感染、食源性化学性中毒、食源性真菌毒素中毒、动物性毒素中毒和植物性毒素中毒。按发病机制分类分为食源性感染和食源性中毒。我们通常讲的食物中毒即属食源性疾病的范畴，是食源性疾病中最为常见的疾病。

（二）食物中毒

食物中毒是一类最重要的食源性疾病，指摄入含有生物性、化学性有毒有害物质的食品或把有毒有害物质当作食品摄入后所出现的非传染性的急性、亚急性疾病。食物中毒不包括因暴饮暴食引起的急性胃肠炎、食源性肠道传染病（如伤寒）和寄生虫病（如旋毛虫病）；也不包括因一次大量或长期少量多次摄入某些有毒、有害物质而引起的以慢性毒害为主要特征（如致癌、致畸、致突变）的疾病。

1. 食物中毒的特点 食物中毒发生的病因各不相同，但发病具有以下共同特点。

（1）季节性 食物中毒的季节性与食物中毒的种类有关，细菌性食物中毒多发生在夏季，化学性食物中毒全年均可发生。

（2）暴发性 发病潜伏期短，来势急剧，短时间内可能有多人发病，发病曲线呈突然上升趋势。

（3）相似性 患者有食用同一食物史，临床表现基本相似，多数以恶心、呕吐、腹痛、腹泻为主要症状。

（4）非传染性 流行波及范围与污染食物供应范围相一致，停止污染食物供应后，流行即告终止，人与人之间无直接传染。

2. 食物中毒的分类 食物中毒通常是由于食用了被致病菌或毒素污染的食品，被有毒化学品污染的食品，或食品本身含有有毒成分。一般按病原分为以下几类。

（1）细菌性食物中毒 指食用被致病菌或毒素污染的食品引起的食物中毒，是食物中毒中最常见类型。其特点是发病率通常较高，但病死率较低；发病有明显的季节性，5～10月最多；引起细菌性食物中毒的主要食品为畜肉及畜肉制品，禽、鱼、乳、蛋也占一定比例。根据我国食源性疾病监测网的资料，导致细菌性食物中毒的病原体依次为沙门菌属、变形杆菌、葡萄球菌肠毒素、副溶血弧菌、其他细菌或细菌毒素。

（2）真菌及其毒素食物中毒 指食用被真菌及其毒素污染的食物引起的食物中毒。一般烹调加热方法不能破坏食品中的真菌毒素，发病率较高，死亡率也较高，发病有明显的季节性和地区性，如霉变甘蔗中毒常见于初春的北方，赤霉病麦中毒常发生于5～7月，且多见于长江中下游地区。

（3）动物性食物中毒 指食用动物性有毒食品引起的食物中毒，发病率及死亡率均较高。引起动物性食物中毒的食品主要有两种：①将天然含有有毒成分的动物当作食物，如河鲀毒素中毒；②在一定条件下产生大量有毒成分的动物性食品。

（4）有毒植物中毒 指食用植物性有毒食品引起的食物中毒，如毒蕈、未炒熟的四季豆、木薯等引起的食物中毒。发病特点因导致中毒的食物而异，最常见的为毒蕈中毒，春秋暖湿季节及丘陵地区多见，病死率较高。

（5）化学性食物中毒 指食用化学性有毒食物引起的食物中毒，如有机磷农药、鼠药、某些金属或类金属化合物、亚硝酸盐等引起的食物中毒。发病无明显的季节性和地区性，死亡率较高。

3. 食物中毒的预防

（1）吃新鲜卫生的食物 食物放置时间过长会引起变质，可能产生对人体有毒有害的物质。另外，食物中还可能含有或混入各种有害因素，如致病微生物、寄生虫和有毒化学物质等。所以，吃新鲜卫生的食物是防止食源性疾病、实现食品安全的根本措施。

正确采购食物是保证食物新鲜卫生的第一关。一般来说，正规的商场和超市、知名品牌的食品企业比较注重产品的质量，也更多地接受政府和消费者的监督，在食品卫生方面具有较大的安全性。购买预包装食品还应当留心查看包装和食品标签，特别应关注生产日期、保质期和生产单位；也要注意食品颜色是否正常，有无酸臭异味，形态是否异常，以便判断食物是否腐败变质。烟熏食品及有些加色食品可能含有苯并芘或亚硝酸盐等有害成分，不宜多吃。

（2）食物合理储藏　可以保持新鲜，避免受到污染。高温加热能杀灭食物中的大部分微生物，延长保存时间；冷藏温度一般不能杀灭微生物，只适于短期贮藏；而冻藏温度可抑制微生物生长，保持食物新鲜，适于长期贮藏。

（3）合理烹调加工　烹调加工过程是保证食物卫生、安全的一个重要环节。需要注意保持良好的个人卫生及食物加工环境和用具的洁净，避免食物烹调时的交叉污染。对动物性食物应当注意加热熟透，煎、炸、烧烤等烹调方式如使用不当容易产生有害物质，应尽量少用。食物腌制要注意加足食盐，避免高温环境，但一定要少吃。

第 2 节　营养教育与健康促进

营养教育与健康促进是卫生与健康事业的重要组成部分，是提升公众营养健康水平的首选策略，是公认的解决公众营养与健康问题最经济、最有效的策略和措施。

一、基本概念与理论

（一）基本概念

1. 健康教育　健康教育是指在需求评估的基础上，通过信息传播、教育和行为干预等方法，帮助个体和群体树立科学的健康观念、掌握健康知识和技能、自觉采纳有利于健康的行为和生活方式的一系列活动及过程。

开展健康教育的目的是通过健康知识和技能的宣传普及，提高公众的健康意识，引导公众树立科学的健康观，提高公众的健康知识水平和自我保健技能，提升公众应对健康问题的能力，力争使公众不得病、少得病、晚得病，最终的目标是提升全民健康水平。

2. 健康促进　健康促进是指个人、家庭、社区和国家一起采取行动，鼓励公众采纳健康行为，增强公众改进和应对自身健康问题的能力。

健康促进既强调个人对健康的责任，又强调政府、社会对健康的责任；既强调个人能力的发展，又强调支持性环境的创建。

倡导、赋权、协调是健康促进的三大基本策略。通过社会倡导，达成共识，凝聚各方力量；通过赋权，增强个人和社区处理健康问题的能力；通过协调，推进健康促进目标的实现。

健康促进的五个优先活动领域：一是制定促进健康的公共政策，二是创造健康支持性环境，三是强化社区行动，四是发展个人技能，五是调整卫生服务方向。

3. 健康教育与健康促进的关系　健康教育与健康促进既有联系又有区别，两者的最终目标都是促进健康，提高公众的健康水平，但侧重点明显不同。健康教育侧重于知识的传播、不健康行为的干预，目的是促进公众养成健康的行为生活方式，最终带来健康收益；而健康促进坚持“大卫生大健康”的发展理念，实施“将健康融入所有政策”策略，侧重于社会倡导和社会动员，目的是让全社会都关注健康问题，承担各自的健康社会责任，在组织、政策、经济、文化、卫生服务提供等方面为个体或群体行为改变提供强有力的环境支持。

4. 营养教育　营养教育是指通过传播、教育、干预等方法，改变个体或群体的饮食行为从而改善其营养与健康状况所开展的一系列活动及过程。

通俗地讲，营养教育就是通过普及营养与健康知识，提高公众的营养保健意识，改变与营养有关的不健康的饮食行为和生活方式，调整膳食结构，实现合理膳食、均衡营养，达到改善营养状况、预防营养相关疾病的目的，从而提高公众的健康水平和生活质量。根据《中国居民膳食指南（2022）》，营养教育中应掌握以下几个关键点。

（1）食物多样、平衡膳食的原则。

（2）提倡和鼓励“多吃”的食物。

（3）提倡和建议“少吃”的食物。

（4）应注意饮食行为和文明，公筷分餐，节俭不浪费为重点。

（5）鼓励实践，培养良好饮食习惯。

（6）新观点和措施如合理运动、能量平衡、估量食物、公筷分餐制、生态环境等。

“多吃”“少吃”的食物等详见《中国居民膳食指南（2022）》。

5. 营养健康促进 营养健康促进是应用健康促进的策略和理念，解决营养与健康相关问题的过程，其核心是通过促进个人、家庭、社区和国家一起采取措施，不断改善公众的营养与健康状况，减少营养相关疾病的发生。

倡导、赋权、协调也是营养健康促进的三大基本策略。通过社会倡导，就营养与健康问题达成社会共识，凝聚各方力量共同解决营养与健康问题；通过赋权，加强个人和社区能力建设，增强个人和社区处理营养与健康问题的能力；通过协调，使各方目标一致，齐心协力，共同推进营养健康促进目标的实现。

营养健康促进的优先工作领域：一是制定促进健康的公共营养政策；二是创造营养健康支持性环境；三是强化社区营养行动；四是发展个人营养健康技能。

6. 营养教育与健康教育的关系 营养教育与健康促进是健康教育与健康促进的重要内容之一，是健康教育与健康促进理论、技术和方法在公共营养领域的具体实践，是运用健康教育与健康促进理论、技术和方法来解决具体的营养与健康问题。

开展营养教育与健康促进，需要对健康教育与健康促进的概念、理论和方法有较为系统、深入的理解，并在这些理论和方法指导下规范地开展营养教育与健康促进工作，取得预期成效。

（二）基本理论

1. 知信行理论 知信行理论是行为改变的理论之一，来源于认知理论，最早由英国心理学家科斯特在20世纪60年代提出。在知信行理论中，“知”是指知识，“信”是指信念、态度，“行”是指行为。该理论认为知识是态度和行为改变的基础，信念是行为改变的动力，行为改变是目标；将公众行为的改变分为获取知识、产生信念及形成行为三个连续过程。

2. 健康信念模式 健康信念模式是最早用于个体健康行为阐释的理论模型之一，该理论诞生于20世纪50年代，由美国心理学家Rosenstock首先提出并由Becker和Maiman加以修订而成。

健康信念模式从社会心理学角度，分析影响健康行为的各种因素，强调个体主观心理过程，如期望、思维、推理、态度、信念等，并将其归纳为以下几个与行为改变紧密相关的关键因素。

（1）感知疾病威胁 对疾病威胁的感知程度直接影响公众行为动机的产生，包括感知疾病的易感性和严重性。感知疾病的易感性，即个体对自身患某种疾病或出现某种健康问题的可能性的主观判断；感知疾病的严重性，即个体对疾病所产生的躯体、心理和后果严重性的判断。个体越是感到自己患某种疾病的可能性越大，感知患某种疾病的后果越严重，就越有可能采取行动避免疾病的发生。

（2）感知行为改变的益处和障碍 包括感知采纳健康行为的益处和采纳健康行为的障碍两个方面。感知采纳健康行为的益处，即个体对采纳健康行为可能带来的益处的主观判断，包括健康状况的改善和其他方面的收益；感知采纳健康行为的障碍，即个体对采纳健康行为可能付出代价的判断，包括身体、心理、时间、费用上的各种代价。

（3）自我效能　指个体对自己成功采纳健康行为的能力的评价和判断，以及获得期望结果的信念。自我效能越高，个体越容易采纳并坚持健康行为。

（4）提示因素　指促进健康行为发生的因素，是个体行为改变的推动力，包括任何与健康问题有关的促进个体行为改变的关键事件和暗示。例如，身体出现不适症状，大众媒介的健康宣传，医师建议采纳健康行为，家人或朋友患病等，均可能成为提示因素。提示因素越多，个体采纳健康行为的可能性越大。

（5）社会人口学因素　如年龄、性别、民族、人格特点、受教育水平、社会阶层、同伴影响，以及个体所具有的疾病和健康知识等。

3. 行为阶段改变理论　行为阶段改变理论是由 James Prochaska 和 Carlos Diclemente 在 20 世纪 80 年代初提出的，综合了有关心理治疗和行为改变的多种理论，因此，该理论又被称为“跨理论模型”。模型最初来自吸烟行为的干预研究，此后被应用到更为广泛的领域，如酒精和药物滥用、饮食行为干预、久坐生活方式干预等。

行为阶段改变理论认为，个体的行为改变是一个渐进和连续的动态发展过程，一般经过以下几个阶段。

（1）无打算阶段　处于这一阶段的人在未来 6 个月内没有改变行为的意向。不打算改变行为的原因主要有以下几种情况：一是没有意识到自身行为问题的存在，不知道行为的后果；二是尝试过改变，却因失败而丧失信心；三是认为没有必要改变。此外，行为改变受生活环境的影响，如周围人的态度和做法会对个人的行为改变产生很大影响，周围人的鼓励、支持、肯定将对个人的行为改变产生积极的影响，反之则会产生消极的影响。

（2）打算阶段　处于这一阶段的人打算改变行为，但却一直没有任何行动或准备行动的迹象。这时候他们已经考虑对某些特定行为做出改变，而且已经意识到改变行为可能带来的益处，但是也清楚行为改变的障碍和代价，处于一种矛盾的心态。

（3）准备阶段　处于这一阶段的人已经倾向于在近期内采取行动，通常指打算在未来 1 个月内开始采取行动。在这一阶段，人们承诺做出行为改变，并且已经开始有所行动，如制订了行动计划，参加了健康教育课程，做好了一定的心理准备等。

（4）行动阶段　处于这一阶段的人已经做出了行为改变，如“我已经开始锻炼”“我已经开始清淡饮食”等，但行动阶段并不等同于行为改变成功。例如，在合理膳食行为干预中，可以把减少能量摄入看成是行动阶段的开始，但还不能认为是行为改变成功。只有把行为改变坚持下来，成为一种生活习惯，并带来预期健康收益，才能认为是一个成功的行为改变。

（5）维持阶段　保持行为改变状态超过 6 个月，达到了预期目标。在这个阶段，新行为已经固定下来并成为一种习惯，退回到无准备阶段的风险性降低，环境因素的影响逐步减少，对行为改变的信心在逐步增加。

二、营养教育形式与方法

营养教育形式与方法是健康教育形式、方法在营养与健康领域的具体运用。编制营养教育传播材料、举办营养知识讲座、开展营养咨询/义诊服务、利用大众媒体/新媒体开展营养与健康相关知识与技能传播，是营养教育工作中常见的形式和方法。开展营养教育项目时，经常会根据工作需要综合使用多种营养教育形式和方法，以期达到最佳营养教育效果。

（一）编制营养教育传播材料

营养教育传播材料是营养与健康信息的载体，既是开展营养教育与健康促进活动时使用的宣传资料，也是常用的营养健康传播手段。营养教育传播材料具有科学性、知识性、实用性、艺术性的特点。

根据媒介和形式不同，传播材料可分为平面传播材料、音像传播材料和实物传播材料三类。下面重点介绍平面传播材料和音像传播材料的特点及设计要求。

1. 平面传播材料的制作　平面传播材料又称印刷资料，指用纸质媒介作为健康知识传播载体的一类传播材料。

（1）平面传播材料的种类及特点　常见的平面传播材料形式有海报（张贴画）、传单（单页）、折页和小册子等。①海报：主要目的是吸引公众的注意力，引起关注，营造氛围。其特点在于有强烈的视觉效果，文字、构图极具夸张、震撼力，画面留白占整张海报的1/3～1/2，信息简单明确，字数少、字号大，多张贴在公共场所。行人路过时，通过短暂的目光扫视，就能获得传播信息。②传单/单页：传单是指印有营养教育信息的单页纸。一般情况下，一张传单只围绕一个主题展开叙述，信息比较简单。优点在于设计简单、制作快捷、成本低廉；缺点是不易保存，吸引力差。最适用于时间紧、任务急、大批量发放时使用，如在开展义诊、举行大型营养讲座时集中发放。③折页：一般是指正反面都印有营养健康知识的单页，其特点是设计精美、图文并茂，有较强的吸引力；内容板块清晰，信息简单明了；便于携带和保存；设计要求、制作成本显著高于单页。④小册子：是指介于折页与图书之间的一种科普读物。一般是就某一营养与健康主题或疾病问题，开展系统、全面的阐述，让目标人群对该主题或疾病问题有一个比较全面的认识。其特点是信息量大、内容系统完整，图文并茂、可读性强、便于携带。受众可以长时间、反复阅读，有保存价值。

（2）平面传播材料的设计制作　①确定传播信息：对信息的选择主要依据营养教育目标和目标人群对信息的需求情况，结合目标人群的文化水平和接受能力等，选定核心信息（包括确定信息的具体内容、信息的复杂程度及信息量的多少）。核心信息要科学准确、通俗易懂。选择和确定信息时，需要营养专业人员、健康教育专业人员、设计人员共同研究和讨论。在条件允许的情况下，尽可能邀请目标人群参与讨论。②设计初稿：专业人员（营养专业人员、健康教育专业人员、临床医学专业人员等）和设计人员（编辑、美编、摄影等）密切配合，根据核心信息所表达内容，设计恰当的表现形式。插图应与内容密切相关，直观易懂，有助于目标人群更好地理解宣传内容；宣传主题和核心信息要醒目、简洁，保证设计初稿在信息准确性、艺术表现、传播效果三个方面具有较高质量。③预试验：将初稿在目标人群中进行预试验。通过个人访谈或小组讨论，了解目标人群是否理解营养教育资料所传播的信息，是否喜欢营养教育资料的表现形式，收集评论意见和修改建议。④修改与定稿：根据预试验结果，对初稿进行修改。如果目标人群对初稿意见或建议较多、修改内容较多时，修改后样稿还需再次进行预试验，直至绝大多数目标人群能正确理解才能通过，最终形成定稿。⑤制作与生产：少量营养教育资料可自行制作完成；大量营养教育资料需要交付制作单位，进行批量生产。⑥发放与使用：针对印刷资料的发放或者张贴使用方法，开展使用人员培训，使其能够正确理解资料的适用范围、目标人群和发放形式，做好资料的发放登记等，也可同时配发使用指南。向目标人群强调学习和使用资料的重要性，引起对方重视；提示资料中的重点内容，引导目标人群加强学习和记忆；讲解具体的使用或操作方法，使目标人群能够遵照有关步骤自行操作。

2. 音像传播材料制作　营养教育音像资料就是利用视频技术，通过讲解、示范、展示、演示、动画等表现形式将营养与健康知识、技能可视化而形成的一类传播材料。载体包括录像带、光盘、磁盘、移动储存器（U盘、移动硬盘）等，常见的内容表现形式有专题讲座、专家访谈、情景剧、纪录片和动画。音像资料优点是直观、生动、形象，传播效果好，对目标人群的文化水平要求较低，深受广大公众喜爱，是营养教育中经常使用的传播材料。

一个好的视频资料应具备主题明确、信息准确、画面简洁、图像清晰、音质干净、音效和谐等特点。

（1）主题选择　视频资料的主题选择要有针对性，即必须针对目标人群的主要营养与健康问题、营养与健康知识需求、营养与健康相关问题的认识与态度、认识误区、操作技能等。

（2）内容设计　①有一个明确的主题。②围绕主题，有3～5个板块内容，板块之间有较强的逻辑性。③每个板块包含 3～5 条信息。④信息准确，简单通俗，易于理解和接受。⑤有明确、具体、可行的行为建议或行为指导。⑥禁止歧视、恐吓、暴力、色情的语言及画面。

（3）视听效果 视频资料的特点就是用声音和图像传递信息，因此，视听效果至关重要。视听效果主要包括声音、图像和音效。需要目标人群掌握的重点内容，可以通过画面、文字、色彩、光线、音效等进行强化或突出，以引起观众的重视。①声音：一份好的视频资料对声音质量有较高要求。要求普通话解说，吐字发音要清晰，语速适中。少数民族地区可以开发本民族语言的音像资料，或将其他语言的音像资料进行本民族语言的配音。具体要求有：语调以中音为标准，客观陈述语气为主；语速适中，以 200～250 字/分钟为宜；音质好，声音干净清晰，无杂音或噪声。②图像：一份好的视频资料，要做到图像清新、画面稳定，色彩清新自然，无杂乱信号（如闪烁、花屏、波纹、偏色、与声音不同步等）。具体要求有：图像清晰，画面稳定；构图合理，色彩自然；画面简洁，能够准确表达主题。③音效：背景音乐要与主题相适宜，以优美、轻松的乐调为主，音量要适中，与解说音量保持合适的对比度，不能影响观众收听解说。具体要求有：背景音乐与主题和谐；音量适中，不影响观众收听解说。

（二）营养健康知识讲座

营养健康知识讲座是指授课老师借助教学用具，运用教学的方式向教育对象传播营养健康知识和技能的一种活动形式。教学用具包括笔记本电脑、投影仪、幕布、话筒、音响、写字板、写字笔、教具、挂图、实物模型等，授课老师可根据活动规模及经济条件选择使用。

1. 特点

（1）专业性强 要求授课老师必须有营养专业背景、有较好的业务水平。

（2）针对性强 要求围绕社区居民的主要营养健康问题和营养健康需求开展。

（3）内容全面系统 要求围绕某一个营养健康问题，全面、系统地讲解相关的知识和技能，信息量大。

（4）对授课老师要求高 要求授课老师不仅业务好，还要有较好的语言表达能力、科普演讲能力和现场组织教学能力。能够通过比喻、举例、类比等语言表达方式，对专业术语、发病机制等进行通俗解释，让社区居民可感受、可理解，提高讲座效果。

（5）受益人数较多 常规营养健康知识讲座，一次讲座听众多在 50 人左右，多的可达上百人。对于某些有组织的大型讲座，一次讲座听众就可以达到几百人甚至是上千人，受益人数较多。

（6）时间不宜太长 一般以 60～90min 为佳，否则居民难以配合。

2. 主要流程

（1）确定讲座主题及内容 根据公众或目标人群的主要营养与健康问题、营养与健康教育需求，确定营养健康知识讲座的主题。目标人群不同，面对的主要营养健康问题就不同，因此，讲座的主题和内容也就不同。例如，针对所有老年人，可以宣传普及中国老年人膳食指南，倡导合理膳食模式；针对不同慢性病老年人可分别开展针对高血压、糖尿病、冠心病等膳食指导的主题讲座。

（2）确定授课老师 授课老师应具备良好的专业知识及一定的健康传播技巧，举止得体，语言表达能力强。

（3）编写教案 讲座主题确定后，从目标人群“应知、应会、应做”的角度设计讲座内容，即通过讲座，明确告知目标人群就讲座主题应该掌握哪些知识，应该学会哪些技能，应该养成哪些行为或应该做到哪些要求，让目标人群对所讲健康主题有一个全面、系统的认知。教案内容描述应科学、准确、实用；内容展现要有条理性和逻辑性；文字表述要科普化、通俗化，易于目标人群接受。

（4）落实场地和设备 考虑容纳人数、交通便利、设备条件等因素。根据需要准备背景板、海报、宣传单、展板、宣传册、签到表、效果评价问卷等，用于现场的布置和向目标人群发放。有条件的情况下，可准备一些营养教育传播实物，如限盐勺、控油壶等。

（5）发布通知 及时通过多种途径发布通知，通知内容应包括讲座时间、地点、主题、主要内容、授课老师、主要目标人群。如果准备了营养教育资料（如知识手册）或实物（如限盐勺）也应在通知中写明。

（6）活动实施　提前做好准备工作，授课老师应掌握一定的演讲技巧，语言生动，能通过比喻、举例等多种方式讲解营养健康知识；充分利用教具、实物、模型等辅助教学，涉及技能培训时要安排目标人群进行实操练习；建议采用多媒体教学，在讲座中恰当运用图片、漫画、视频、动画等元素；尽可能采用参与式教学方式，安排提问和互动环节，充分调动听众的积极性。结合讲座主题，发放营养教育资料（如知识手册）或实物（如限盐勺）。注意控制讲座时间。

（7）做好活动记录　根据活动开展的实际情况，做好活动记录，收集和整理签到表、发放营养教育资料登记表、活动照片等，进行资料归档。

3. 效果评价

（1）问卷调查　课堂前后发放问卷，了解听众知识掌握情况，对讲座的满意度、意见和建议等。

（2）个人访谈或专题小组讨论　随机选择 6～8 名听众，以个人访谈或小组讨论的形式，了解听众对讲座内容的理解和掌握情况，对讲座的满意度、意见和建议等。

（三）营养咨询活动

营养咨询活动是为满足公众对营养健康的需求而提供的一种营养服务的形式，其目标和任务是向求助者提供所需要的营养科学信息和专业技术帮助，使求助者能够自己选择有利于健康的信念、价值观和行为，了解和学习营养健康技能。从传播的角度来说，营养咨询活动是典型的人际交流。

在我国，营养咨询活动较为常见，主要是针对居民主要营养健康问题和营养教育需求，结合各种营养健康主题宣传日，面向辖区居民或目标人群开展的以义诊、咨询等为主要内容的一种营养教育活动形式，如可结合每年的“全民营养周”开展公众营养咨询活动等。营养咨询活动是当前我国营养教育工作的常见活动形式之一，也是广受公众喜爱、具有中国特色的一种营养教育手段。

1. 特点

（1）目标人群可直接与传播者交流，可以即时做出反馈，传播者可以即时了解目标人群对信息的接受程度和营养教育效果。

（2）有利于提高营养教育的针对性。由于传播者与目标人群面对面交流，因此，可以直接向目标人群提供针对性的建议，解决目标人群的相关问题。针对目标人群的接受状况，还可针对性地及时调整策略。

（3）可在社区营造营养健康氛围，引导社区居民关注营养相关公共卫生问题，对咨询活动的主题和核心信息起到很好的人际传播作用。

（4）较大规模的咨询活动还可吸引大众媒体报道，形成信息的二次传播及营造良好舆论氛围。

2. 主要流程

（1）确定活动主题　根据公众或目标人群的主要营养与健康问题、营养与健康需求，确定活动主题。可以是一次活动一个主题，也可以在一年内围绕已确定的一个或几个主题开展连续的活动。

（2）确定活动内容　首先，需确定活动口号，要求响亮、朗朗上口，具有较好的倡导和动员效果，能够吸引目标人群参与。其次，应确定活动形式，可考虑的活动形式包括咨询、义诊、发放/播放营养教育材料、简单体检（身高、体重、腰围等）、体验活动、知识问答等。

（3）确定活动时间和地点　时间和地点的选择主要考虑是否方便居民参加，如利用周末、节假日，在集市、广场、活动中心等举办。

（4）确定目标人群　根据活动主题及活动内容确定目标人群，涉及面不一定非常大，可以考虑将目标人群定得局限一点，如“高血压日”健康咨询活动可将目标人群定为辖区内高血压患者及其家属。

（5）准备活动资料　包括宣传横幅（活动口号、主题、核心信息）、展板、海报、文档资料、营养教育资料、实物资料（限盐勺、控油壶等）、仪器、音像播放设备等。

（6）组织目标人群　根据目标人群的分布情况，可通过多种工作渠道召集目标人群。例如，通过工作网络通知，在公共信息栏张贴活动海报等。

（7）组织实施咨询活动　提前做好活动场地的布置，如悬挂横幅、张贴海报/招贴画、摆放桌椅和展板、摆放演示模型/教具、摆放平面宣传资料、放置和调试音像设备等。按照计划开展咨询活动，并对咨询人数及主要内容进行简要记录；发放营养教育资料，对发放数量进行登记；讲解与展示营养教育资料和实物；开展现场咨询和（或）现场测试工作；开展其他计划中的项目。

（8）做好活动记录　根据活动开展的实际情况，及时填写、收集、整理“公众营养咨询活动记录表”“工作人员签到表”“咨询信息登记表”、活动照片等，进行归档。

3. 效果评价　通过个人访谈或专题小组讨论，了解目标人群对活动的满意度、对营养教育资料理解和接受程度、对活动的意见和建议。

（四）大众媒介传播

大众媒介传播是指职业性的信息传播机构和人员通过广播、电视、电影、报纸、期刊、书籍等大众媒介和特定传播技术手段，向范围广泛、人数众多的社会人群传递信息。

1. 特点

（1）覆盖面广　大众媒介的网络几乎覆盖了整个社会的各个角落。

（2）时效性高　传播信息及时、高效，尤其是新媒体传播。

（3）舆论导向性　负有重大的舆论导向和社会责任。

（4）影响力大　受众人群广泛，发布机构资质得到官方认证，发布信息自带官方色彩，有较强的权威性。

2. 主要流程

（1）确定传播主题　根据目标人群的主要营养与健康问题、营养与健康需求，确定传播活动的主题。

（2）确定传播内容　围绕传播主题，确定传播信息。根据项目目标，结合公众关心的问题，设置传播话题，准备宣传口径和问答，开展营养传播。

（3）选择媒介　选择媒介应考虑媒介效应、传播活动覆盖面、拥有该种媒介的受众比例、经费和其他资源情况，还要考虑是否适合特定信息的表达。

（4）设计传播方案　对活动的形式、内容、时限等进行设计，设计时应包括健康教育专家、营养专业专家、传媒专家等多方面人才。

（5）签订协议书并实施大众媒介宣传。

3. 效果评价　通过个人访谈或专题调查，了解目标人群的活动参加率、认知度、记忆度和理解度等。

（五）新媒体传播

新媒体是利用数字和现代通信技术，使信息传播突破时间和空间的限制，同时使信息发布者、传播者、接受者这三种角色不再被严格区分的信息传播模式。

1. 特点

（1）方便快捷　信息技术的发展使得文字、图像、声音等各种传播内容都能够转化为数字信号并在网络上传播，信息的发布和浏览不受时间和空间的限制。

（2）形式多样　新媒体可以整合多种传播形式进行传播，促使传播效果最大化。

（3）交流互动　这是新媒体最为重要的特点，即传播者和受众之间，以及受众和受众之间的沟通更加方便及时。

（4）信息量大　可以拥有海量信息，且信息可以长期保留。

（5）个性化 用户可以针对性地定制或发布自己感兴趣的内容。

在此背景下，营养教育工作者要强化“互联网+”思维，突破媒介壁垒，积极运用好各类媒体，最大限度地扩大传播的有效覆盖面。

2. 主要流程

（1）确定传播主题 根据工作需要、舆情监测、热点问题、项目要求等，确定传播主题。

（2）确定传播内容 围绕传播主题，设置传播话题，确定传播信息。

（3）设计传播形式 一是内容设计，二是视觉设计。文字内容要简短、准确、精练，使用图表、插图、视频等帮助表达内容。

（4）发布信息 选择合适的媒介进行信息发布，包括网站、微博、微信、客户端等。选择媒介原则：效果原则、速度原则、经济原则。

（5）交流与互动 通过良好的互动，及时了解受众需求与反馈，为受众针对性地推送信息。除了简单的回复、转发等功能外，还可有读完后答题，答对后获取积分等形式互动，增加趣味性和活动黏性，提升传播效果。

3. 效果评价 通过点击量、转发量、点赞量、评论区留言等进行效果评价。

第3节 养老机构膳食服务要求

一、基本要求

养老机构膳食服务是指根据营养学、卫生学要求，向老年人提供营养均衡的饮食的过程，包括食谱制订、采购、储存、加工及烹饪、供餐、留样、清洗消毒、营养宣教与评估等服务内容。膳食服务的基本要求包括如下方面。

1. 膳食服务应符合《养老机构服务质量基本规范》（GB/T35796—2017）、《养老机构等级划分与评定》（GB/T37276—2018）相关要求。

2. 提供膳食服务的养老机构应持有食品经营许可证。

3. 膳食服务从业人员应由持有效健康证明并经过培训合格的人员承担。

4. 宜配备专/兼职营养师。

5. 应建立老年人膳食经费专门账户，定期核准老年人膳食经费专账，符合相关财务监管规定。

6. 养老机构膳食服务由外部服务机构提供时，应签订外包协议，明确相应的职责、权利和义务。提供膳食的外部服务机构应具备相应资质。

7. 文件与记录管理、监督与检查应符合《餐饮企业质量管理规范》（GB/T33497—2017）相关要求。

二、环境与设施设备要求

（一）老年人用餐场所

1. 老年人集中使用的餐厅应符合国家行业标准《老年人照料设施建筑设计标准》（JGJ450—2018）相关要求。

2. 餐厅中单人座椅应可移动且牢固稳定，无尖锐棱角，餐桌应便于轮椅老年人使用。

3. 餐厅空间布置应能满足餐车进出、送餐到位服务的需要，并应为护理人员留有分餐、助餐的空间。餐厅应有饮水装置及洗手设施。

4. 当单元起居厅兼作为老年人集中使用的餐厅时，应同时符合单元起居厅与餐厅的设计规定。

（二）食品处理区

1. 食品处理区应当按照原料进入、原料加工制作、半成品加工制作、成品供应的流程合理布局。

2. 应配备数量适宜、能正常使用的消防设备、炊事用具、保温设备、保鲜设备、清洗设备、消毒设备、送餐车等。若食品处理区到老年人用餐场所距离较远时，送餐车应选择有保温功能的密闭餐车。

3. 宜根据老年人的疾病特点及饮食需求，设立专门的特殊膳食配制区，特殊膳食配制区应配备必要的设备、用具、工具等，按照相应区域的要求进行管理。

4. 对于有特殊民族、宗教习惯的老年人，应设立专门的膳食配制区进行膳食制作。

5. 备餐间内应设有专用工具清洗消毒设施和空气消毒设施，宜设有独立的空调设施。

6. 应配备留样专用容器、冷藏设施。

7. 食品处理区内应当设置相应的清洗、消毒、洗手、干手设施和用品，员工专用消毒设施附近应当有洗手消毒方法标识。

三、安全与应急要求

1. 养老机构膳食服务安全管理应按照《养老机构服务安全基本规范》（GB38600—2019）相关要求执行。

2. 食品及食品原料的采购、储存、加工、烹饪等环节应符合《餐饮服务通用卫生规范》（GB31654—2021）的要求。

3. 应按照属地垃圾分类的要求，做好废弃物管理，配备带盖的废弃物存放容器，设置结构密闭的废弃物临时集中存放设施，并做好清洁消毒，与具有资质的餐厨废弃物收运者签订收运合同，建立餐厨废弃物处置台账。

4. 抽油烟机及排风管道等设备应定期清洗油垢，防止引起火灾事故。

5. 有害生物防治应遵循物理防治优先，化学防治有条件使用的原则，保障食品安全和人身安全。

6. 特种设备、电器设备、燃气设备、安防设备等各类设施设备的购买、安装、登记、使用、维护、保养、维修、检查、检测、更换、报废均应按其强制性标准执行。

7. 应建立突发事件应急管理机制，制订相应的应急预案，明确相关部门和人员职责，定期进行模拟演练。应急预案包括但不限于公共卫生事件、火灾、防汛、停气、停电、停水应急预案。

第 4 节　养老机构膳食服务内容

一、食谱制订

1. 宜按照中华人民共和国卫生行业标准《老年人膳食指导》（WS/T556—2017）的相关要求，结合老年人生理特点、身体状况、地域特点、民族宗教习惯、疾病需求等因素，进行食谱制订。具体制作见第 6 章。

2. 食谱每周更新一次。

3. 宜根据老年人咀嚼、吞咽及消化功能的不同，为老年人提供普通膳食、软食、半流质膳食、流质膳食等基本膳食。见第7章。

4. 根据老年人疾病情况提供特殊膳食，特殊膳食包括但不限于匀浆膳、低盐膳食、糖尿病膳食、肾病膳食、低嘌呤（痛风）膳食等。特殊膳食应由营养师编制食谱。

5. 老年人通过日常膳食无法满足每日营养需求时，宜在医师或临床营养师指导下，为老年人提供或指导老年人采用特殊医学用途配方食品作为基本膳食的补充。

6. 食谱应定期进行评价改进。

二、采购

1. 食品、食品原料、食品添加剂和食品相关产品应进行进货和入库查验。食品类产品主要需查看合格证、检疫章、生产日期、有效期、保质期、数量、外包装等。

2. 制订采购计划，量出为入，厉行节约，反对浪费。

三、储存

1. 储存场所、设备应保持清洁，无霉斑、鼠迹、苍蝇、蟑螂等，不得存放有毒、有害物品及个人生活用品。

2. 直接入口的食品应当使用无毒清洁的包装材料、餐具、容器。

3. 原料外包装标识符合要求，按照外包装标识的条件和要求规范储存。

4. 食品原材料、半成品、成品在盛放、储存时相互分开。生食与熟食应当有分隔措施，有固定的存放位置和标识。

5. 粮、油、调料等食品应按类别、品种分类、分架摆放整齐，做到隔墙离地。

6. 肉类、水产品、蛋类等易腐食品需按储存标准采用冷藏、冷冻或常温等方式分类储存。用于保存食品（原料、半成品、成品等）的冷藏设备，应贴有明显标识。

7. 遵循先进、先出、先用的原则，使用食品原料、食品添加剂、食品相关产品。定期检查，及时清理变质或者超过保质期的食品。

四、加工及烹饪

（一）基本要求

1. 应尊重老年人的饮食习惯、民族宗教习惯，在进行各类膳食加工烹饪时选择适宜的食品原料和烹饪方法。

2. 加工及烹饪前，工作人员应清洗、消毒双手，保持工作服清洁，戴好工作帽、口罩、手套。

（二）制作要求

普通膳食、软食、半流质膳食、流质膳食等基本膳食的制作要求见第7章。

1. 特殊膳食的制作要求 特殊膳食的提供应遵医嘱执行；特殊膳食应在专门的特殊膳食配制室进行配制；特殊膳食配制应按照相应的卫生标准执行；特殊膳食应该由经过培训的专人制作。

2. 匀浆膳 匀浆膳是用牛奶、粮食等天然食物经医院（养老机构）内部加工粉碎并混合后制成的呈流质状态的营养液。对部分患者，适应证与工业化的质量可控的肠内营养制剂类似。具有费用低的优点，缺点是易污染、颗粒大、不均匀，用较细的胃肠道插管无法输入，而且稳定性差、营养素含量不稳定。要结合临床实际情况应用，还无法代替医院内使用的肠内营养制剂。

（1）适用于采用鼻饲管辅助进食、疾病晚期、有特殊进食需求的老年人。

（2）匀浆膳应在专门的特殊膳食配制室进行配制。

（3）匀浆膳提供的能量、营养素比例应符合不同老年人的营养需求。

（4）匀浆膳配制流程如下 ①配制之前做好台面及配制室的清洁及消毒工作，各种原料清洁、安全、无污染；②工作人员戴好口罩、帽子，清洁双手后进行操作；③将称量好的各种原料依次放入配制机器中，加适量水，研磨成均匀的无颗粒乳状液体，然后按量分装入已消毒灭菌的容器中，制熟待用；④制熟后的匀浆膳要贴上标签，标明老年人所住区域、床号、姓名、剂量、配制日期等信息；⑤匀浆膳应盛放在耐高温、不易腐的食品容器中，容器应标有容量刻度。

五、供餐

1. 供餐形式包括但不限于套餐、订餐、点餐、自助餐、节日桌餐及其他特殊形式。
2. 根据老年人需求、习惯、订餐情况等，做到及时、准确分发。
3. 供餐前应对备餐间的空气和操作台进行消毒。室内温度不高于25℃。
4. 供餐前工作人员应清洗、消毒双手，保持工作服清洁，戴好工作帽、口罩、手套。
5. 供餐过程应使用专用的工具、容器、餐具，使用前进行清洗消毒并保持清洁。
6. 从烹饪到分发食用时限不超过2h。在烹饪后至食用前需要较长时间（超过2h）存放的食品，应当在高于60℃或低于8℃的条件下存放。
7. 送餐时应做好保温、保鲜，用密闭的容器和餐车送到老年人用餐场所。送餐车内外应保持清洁，送餐后及时进行清洁及消毒，统一存放在固定区域。
8. 工作人员对待老年人应热情、周到、耐心、细致。

六、留样

1. 留样食品应按照品种分别盛放于清洁消毒后的密闭专用容器内。
2. 在0～4℃的冷藏条件下，存放48h以上。
3. 每个品种留样不应少于125g。
4. 在盛放留样食品的容器上应标注留样食品名称、留样时间（月、日、时），或者标注与留样记录相对应的标识。
5. 应由专人管理留样食品、记录留样情况，记录内容包括留样食品名称、留样时间（月、日、时）、留样人员等。

七、清洗消毒

1. 对环境地面每天进行2次湿式打扫，台面用湿布抹擦，有传染病疫情时采用有效氯250～500mg/L的含氯消毒剂进行消毒。
2. 餐饮具、盛放或接触直接入口食品的容器和工具的清洗消毒水池应当专用，与食品原料、清洁用具及接触非直接入口食品的工具、容器清洗水池分开，不交叉污染。
3. 餐饮具、盛放或接触直接入口食品的容器和工具使用前应消毒。消毒后的餐用具宜沥干、烘干，定位存放在专用的密闭保洁设施内。定期清洁保洁设施，防止清洗消毒后的餐用具受到污染。

八、营养宣教与评估

1. 宜组织开展营养知识宣传讲座或沙龙。
2. 宜为老年人进行营养状况评估，在评估的基础上，制订膳食服务计划，通过动态监测、及时干预等策略保持和改善老年人的营养健康状况。
3. 营养宣教与评估记录应予以保存。

营养宣教详细方法见本章第2节，营养评估详细方法见第5章第2节。

第5节 养老机构膳食服务评价与改进

一、评价

1. 宜采取日常检查、定期检查、不定期抽查、专项检查等方式进行内部评价，1 年开展不少于 1 次的自我检查，并形成检查报告。

2. 应建立老年人膳食委员会制度，定期听取老年人对膳食服务的意见和建议。

3. 定期进行老年人膳食满意度调查，收集老年人口味需求及老年人用餐反馈，改进服务。

4. 食物中毒发生率为 0。

二、持续改进

1. 养老机构膳食服务应明确投诉受理部门和人员，做好投诉及反馈记录，记录应具体完整。

2. 养老机构应对服务评价结论进行及时分析，并制订相应的整改计划。

自 测 题

一、A_1/A_2型题

1. 食物中毒是由于进食了下述哪种食物而引起
   A. 有毒食物
   B. 腐败变质的食物
   C. 正常数量可食状态的有毒食物
   D. 动物性食物
   E. 植物性食物

2. 食物中毒与流行性传染病的根本区别在于
   A. 人与人之间有无传染性
   B. 较短时间内有大量的患者出现
   C. 有一定潜伏期
   D. 有相似的临床表现
   E. 有无体温升高

3. 医院基本膳食不包括
   A. 普通膳食　B. 软食
   C. 半流质膳食　D. 流质膳食
   E. 治疗膳食

4. 关于食品安全，下列说法正确的是
   A. 食品应当无毒无害，食品安全必须零风险
   B. 不加添加剂的天然食品更安全
   C. 吃了含有致癌物质的食物就会得癌症
   D. 食品安全概念既有绝对性，又有相对性
   E. 食品添加剂可用于掩盖食品的腐败变质

5. 食物中毒发病与食物关系的表述哪个是不正确的
   A. 患者都食用过同样食物
   B. 停止食用该食物后中毒症状自然消失
   C. 发病范围局限在食用该食物的人群
   D. 一般都能找到引起中毒的食物
   E. 不吃该食物的人不会中毒

6. 制订健康教育传播材料时，下面哪一方面不是很重要
   A. 材料是否具有可读性
   B. 形式、风格是否易于被目标人群接受
   C. 语言是否精美，富有哲理
   D. 材料提供的信息是否全面、准确
   E. 在现有的传播材料中选择可利用的材料

7. 细菌性食物中毒高发季节是
   A. 春季　B. 夏季
   C. 秋季　D. 冬季
   E. 无季节性

8. 营养教育的途径不包括
   A. 讲课　B. 电影
   C. 咨询　D. 面对面交流
   E. 发宣传单

9. 养老机构及家庭中最常见的食物中毒类型是
   A. 细菌性食物中毒
   B. 化学性食物中毒
   C. 有毒动物性食物中毒
   D. 有毒植物性食物中毒
   E. 物理性食物中毒

10. 家庭中使用的搪瓷容器不宜盛装的食品是

A. 米饭　　B. 醋

C. 蔬菜　　D. 肉类

E. 大米

11. 食物中毒中最常见的是

A. 细菌性食物中毒

B. 动物性食物中毒

C. 植物性食物中毒

D. 化学性食物中毒

E. 真菌及其毒素食物中毒

12. 下列关于食物中毒的表述哪种是不正确的

A. 是一种非传染性疾病

B. 不包括暴饮暴食引起的胃肠疾病

C. 包括长期摄入有害物的慢性损害

D. 寄生虫病不属于食物中毒

E. 和是否进食某种食物有关

13. 下列有关食物中毒特点的哪种说法是错误的

A. 发病呈暴发性

B. 人与人之间会传染

C. 发病都与食物有关

D. 有明确的季节性

E. 一般以消化道症状为主

14. 营养教育的目标是

A. 改善人民营养状况

B. 营养科学的信息交流

C. 帮助个体和群体获得食物与营养知识

D. 形成科学合理饮食习惯

E. 治疗营养相关疾病

15. 供应后剩余的食品必须冷藏，冷藏时间不得超过几小时

A. 12　　B. 24

C. 36　　D. 48

E. 72

16. 以下关于健康教育的解释正确的是

A. 健康教育是简单的卫生知识的宣传

B. 健康教育是有效的治疗因素

C. 健康教育是单纯的教育活动

D. 健康教育的核心是促使个体或群体改变不健康的行为和生活方式，从而提高健康状况

E. 健康教育的着眼点是促使个体或群体改变不健康的价值观

17. 保存新鲜果蔬类最适宜的温度约是

A. 0℃　　B. 2℃

C. 4℃　　D. 8℃

E. 10℃

18. 冷藏储存的温度范围为

A. −2～15℃　　B. 0～4℃

C. 0～10℃　　D. 5～10℃

E. 10～15℃

19. 健康教育的实质是

A. 实行一种干预措施

B. 侧重于改变人们知识的结构和态度

C. 实现特定健康行为目标的一种手段

D. 和传统上的卫生宣传并无两样

E. 卫生知识的单项传播

20. “知信行”模式是有关于行为改变较成熟的模式，其间的关系是

A. 知是基础、信是动力、行是目标

B. 知是动力、信是基础、行是目标

C. 知是目标、信是动力、行是基础

D. 知是基础、信是目标、行是动力

E. 知是目标、信是基础、行是动力

二、A_3/A_4型题

（21、22 题共用题干）

某养老院拟针对辖区内糖尿病老年人开展营养健康教育干预活动，制订了用药、饮食、运动、血糖监测等一系列计划。

21. 为了帮助肥胖老年人群体控制体重，合适的群体传播资料不包括

A. 横幅　　B. DVD 录像

C. 海报　　D. 张贴画

E. 控制体重知识的传单

22. 若对养老机构膳食服务进行评价，以下正确的是

A. 食物中毒发生率为 0

B. 1 年开展不少于 2 次的自我检查

C. 由于老年人智力减退，不宜采纳老年人对膳食服务的意见和建议

D. 为了合理膳食，饮食可以不考虑老年人口味

E. 食物中毒发生率不超过 10%

（赵　琼）

实训指导

实训1　食物成分表的应用

【实训目的】

1. 学会利用食物的净重计算各营养素的方法。
2. 知道食物的毛重与净重的区别、各营养素合计的意义。
3. 培养学生耐心细致的工作作风。

【实训准备】

《中国食物成分表》（第6版）、计算器、记录纸、笔等。

【实训要求】

1. 教师讲解食物成分表中各数据的意义，给出实训案例，讲解如何利用食物成分表计算其中所含各种营养素的方法。
2. 学生把实训案例中各种食物所含各种营养素的量计算出来。
3. 教师巡回指导学生各种食物中所含营养素的计算方法。

【实训内容】

钟大妈所吃食物见实训表1-1，请计算其所摄入的各种营养素的量，完成实训表1-2。

实训表1-1　钟大妈一天所吃食物

菜单	材料及用量
煮鸡蛋	鸡蛋50g
米饭	大米100g
红烧牛肉	牛肉50g
素炒小白菜	小白菜150g
水果	香蕉75g
清炒土豆丝	土豆75g

实训表1-2　各食物中所含营养素的计算表

食物名称	毛重（g）	净重（g）	蛋白质（g）	脂肪（g）	碳水化合物（g）	能量（kcal）	钙（mg）	铁（mg）	维生素A（μgRAE）	胡萝卜素（μg）	硫胺素（mg）	核黄素（mg）	维生素C（mg）	维生素D（μg）
合计														

请完成以下实训内容：

1. 请分别计算出各种食物所含各种营养素的量。
2. 请分别计算各营养素的合计并说明意义。

【实训步骤】

1. 班级中分组，一般两个同学一组，小组内分工。

2. 根据实训案例给出来的食物及重量查阅食物成分表。

3. 计算出每种食物的各种营养素含量。

【实训结果与讨论】

1. 计算食物中营养素的基本步骤。

2. 小组讨论本次实训遇到的问题，分享收获，总结经验，讨论实训结果等。

【注意事项】

1. 食物的毛重与净重的区别。

2. 在计算食物中营养素的过程中用食物的净重计算。

3. 各营养素合计的意义。

（刘　峰）

实训 2　老年人身体测量及评价

【实训目的】

1. 学会老年人身高、体重、肱三头肌皮褶厚度、肩胛下皮褶厚度、脐旁皮褶厚度、小腿围、腰围、臀围的测量方法。

2. 知道体格测量器具的使用方法；体格测量表的内容和设计、体格测量指标的计算和评价。

3. 培养学生认真细致的工作作风和人文关怀精神。

【实训准备】

身高计、磅秤、软尺、皮褶厚度计、计算器、记录纸、笔等。提前分组，确定小组分工，同学甲扮演老年人，同学乙询问年龄、性别等基本信息，同学丙进行体格测量，同学丁做记录，其余同学协助。

【实训要求】

1. 教师演示各种体格测量操作要点及注意事项。教师随机找一位“老年人”示范身高、体重、肱三头肌皮褶厚度、肩胛下皮褶厚度、脐旁皮褶厚度、小腿围、腰围、臀围的测量方法。一边演示一边强调操作要点和注意事项。

2. 学生完成测量

（1）确定本次体格测量的指标，设计测量记录表。

（2）选择并检查所需的测量工具。

（3）正确进行身高、体重、肱三头肌皮褶厚度、肩胛下皮褶厚度、脐旁皮褶厚度、小腿围、腰围、臀围的测量。

（4）准确记录测量结果。

（5）利用所测得的指标值进行初步的营养状况评价。

3. 学生完成实训报告。实训报告包括实训目的与要求、实训准备、实训内容、实训步骤和实训结果、实训收获与反思。

【实训内容】

为某一老年人进行体格测量及营养状况评价。

【实训步骤】

1. 班级中分组，一般 3～5 个同学一组，小组内分工。

2. 对实训对象进行测量，对收集的数据进行结果判定。
3. 做出评价和合理化建议。

【实训结果与讨论】

1. 各个测量指标的意义。
2. 对该实训对象的营养状况做出评价。

【注意事项】

1. 在评估前要向评估对象简要介绍评估目的和内容，获得其书面知情同意。
2. 在测量过程中应结合老年人的身体特点，注意人文关怀。
3. 询问的时候尽量鼓励和引导老年人准确回答，测量的时候要注意操作规范。

（刘　峰）

实训3　老年人一日膳食中能量和营养素的计算与评价

【实训目的】

1. 学会膳食能量和主要营养素含量的计算方法、膳食能量和营养素摄入量评价的基本方法、能量来源与蛋白质、脂肪和碳水化合物比例的计算和评价。
2. 能对能量系数进行正确运用。
3. 培养学生严谨求实的工作作风。

【实训准备】

《中国食物成分表》（第6版）、计算器、记录纸、笔等。

【实训要求】

1. 复习膳食能量和主要营养素含量的计算及评价的相关知识。
2. 根据案例计算一日膳食能量和主要营养素含量，并评价膳食能量和主要营养素含量是否满足其营养需要。
3. 按要求完成实训报告。

【实训内容】

老年人的一日膳食中能量和营养素的计算与评价。

张大爷，68岁，身高175cm，体重79kg，单位退休在家，轻体力活动，实训表3-1是张大爷的一日食谱，请你为其做出膳食评价并提供改善建议。

实训表3-1　张大爷的一日食谱

餐次	饭菜名称	食物品种及其用量（净重）
早餐	豆浆	黄豆10g、白糖5g
	油条	小麦粉50g
	稀饭	大米10g
午餐	大米饭	大米100g
	青椒肉丝	青椒30g、猪瘦肉20g
	番茄炒蛋	番茄90g、鸡蛋50g
	白菜豆腐汤	白菜60g、豆腐40g
晚餐	炸酱面	小麦粉120g、肥瘦猪肉30g
	水果	橘子100g

请完成以下实训内容：

1. 对张大爷的一日膳食中能量和营养素的计算与评价。
2. 对张大爷一日膳食做出合理化建议。

【实训步骤】

1. 班级中分组，一般两个同学一组，小组分工。
2. 根据张大爷一日食谱计算其中所含各种营养素的合计。
3. 对张大爷一日的营养状况做出评价和合理化建议。

【实训结果与讨论】

1. 一日中各种食物营养素摄入量与推荐的供给量标准比较，计算有关的数据并填入实训表3-2。

实训表 3-2　食物营养成分计算表

餐次	食物名称	毛重（g）	净重（g）	蛋白质（g）	脂肪（g）	碳水化合物（g）	能量（kcal）	钙（mg）	铁（mg）	维生素A（μgRAE）	胡萝卜素(μg)	硫胺素（mg）	核黄素（mg）	维生素C（mg）	维生素D（μg）
早餐															
小计															
午餐															
小计															
晚餐															
小计															
合计															

2. 各种营养素均按RNI进行评价，填入实训表3-3。各种营养素的RNI值见附录1。

实训表 3-3　一日营养素摄入量与推荐的供给量标准比较表

能量	蛋白质	脂肪	碳水化合物	钙	铁	维生素A	维生素B_1	维生素B_2	维生素C	维生素D
摄入量										
供给量标准										
相对比（%）										

3. 计算一日所摄入的三大产热营养素占一天总能量的百分比，填入实训表3-4。

实训表 3-4　一日所摄入的三大产热营养素占一天总能量的百分比

类别	摄入量（g）	产生能量（kcal）	占能量百分比（%）	标准（%）
蛋白质				10～15
脂肪				20～30
碳水化合物				50～65
合计				100

4. 计算蛋白质来源百分比，填入实训表3-5。

实训表 3-5　蛋白质来源百分比

类别	重量（g）	占蛋白质总量百分比（%）	推荐值（%）
动物类食品			＞50
豆类食品			
谷类食品			＜50
蔬菜类食品			
合计			100

5. 计算一日三餐能量分配比，填入实训表 3-6。

实训表 3-6　三餐能量分配比

餐次	能量（kcal）	占能量百分比（%）	推荐值（%）
早餐			25～30
午餐			30～40
晚餐			30～35
合计			100

6. 指出膳食供给存在的主要问题，提出具体的改善措施。

【注意事项】

1. 食物中营养素计算时注意毛重与净重的正确使用。
2. 评价时注意标准的选择。
3. 提出改善的有效措施时，符合实际情况。

（刘　峰）

实训 4　老年人营养不良风险评估

【实训目的】

1. 学会老年人营养状况评价的方法及结果判定和老年人饮食习惯及营养风险因素评估。
2. 能进行老年人营养状况评价与监测。
3. 培养学生尊老敬老的优良美德。

【实训准备】

计算器、记录纸、笔等。

【实训要求】

1. 教师带领学生复习老年人营养状况评价和老年人饮食习惯及营养风险因素评估知识，给出实训案例，指导学生完成老年人营养状况简易评价指标、人体形态测量与力量测量评价指标、饮食习惯及营养风险因素评价相关信息的采集。

2. 学生进行角色扮演，同学甲扮演老年人，同学乙扮演评估者进行询问，同学丙进行体格测量，同学丁做记录，其余同学协助。

3. 教师巡回指导学生完成信息采集和结果判定，同时给出评估结论和合理建议。

【实训内容】

王大妈，75 岁，高校老师退休，一人独居，一日三餐常常在家门口的早餐店和小饭店解决。近半年，随着多颗牙齿松动脱落，王大妈咀嚼能力受到很大影响，膳食经常以稀饭和软面为主，几乎不吃蔬菜和水果。牙痛也影响了她的睡眠质量，半年来体重减轻了 5.8kg。近日，社区卫生服务中心的张医生为王大妈做了常规身体检查，包括身高、体重、腰围、小腿围等，心肺功能正常。请完成以下实训内容：

1. 对王大妈进行营养状况评价。
2. 对王大妈进行饮食习惯及营养风险因素进行评估。
3. 对王大妈进行身体形态和力量测量并评价。
4. 对王大妈做出评估结论并给出合理化建议。

【实训步骤】

1. 小组分工，采集信息。
2. 根据收集的数据进行结果判定。
3. 做出评估结论，给出合理化建议。

【实训结果与讨论】

1. 以表格形式完成老年人营养状况简易评价指标（见第 5 章表 5-13）。
2. 以表格形式完成老年人人体形态测量与力量测量评价指标（见第 5 章表 5-14）。
3. 以表格形式完成老年人饮食习惯及营养风险因素评价表（见第 5 章表 5-15）。
4. 小组讨论本次实训遇到的问题，分享收获，总结经验，讨论实训结果等。

【注意事项】

1. 在评估前要向评估对象简要介绍评估目的和内容，获得其书面知情同意。
2. 在采集信息过程中应结合老年人的身体特点，注意人文关怀。
3. 询问的时候尽量鼓励和引导老年人准确回答，测量的时候要注意操作规范。

（赵　琼）

实训 5　老年人膳食结构的评价

【实训目的】

1. 学会老年人膳食结构评价的方法及程序。
2. 能初步判断老年人膳食结构存在的问题，并能提出合理化改进建议。
3. 培养学生认真负责的职业精神、敬老爱老的职业态度及精益求精的工匠精神。

【实训准备】

某老年人一日 24h 膳食回顾调查结果（实训表 5-1）、《中国食物成分表》（第 6 版）、中国居民平衡膳食宝塔。

实训表 5-1　某老年人一日食谱

餐次	食物名称	原料名称和重量
早餐	红枣发糕	标准粉 50g，红枣 5g
	煮鸡蛋	鸡蛋 50g
	凉拌黄瓜	黄瓜 100g
	山药粥	山药 30g，大米 25g

续表

餐次	食物名称	原料名称和重量
加餐	香蕉	150g
午餐	二米饭	大米 50g，小米 10g
	香菇炒油菜	香菇 20g，油菜 200g
	滑熘里脊	猪肉 60g，标准粉 10g
	紫菜蛋花汤	紫菜 3g，鸡蛋 20g
加餐	苹果	苹果 180g
晚餐	发面饼	标准粉 50g
	肉炒三丝	猪肉 30g，豆芽 100g，土豆丝 70g，胡萝卜丝 50g
	红薯稀饭	红薯 25g，大米 25g
全天用油	花生油	30g

【实训要求】

1. 教师介绍 24h 膳食回顾调查结果的运用方法、《中国食物成分表》（第 6 版）的使用方法及中国居民平衡膳食宝塔主要内容。讲解老年人膳食结构评价的程序与注意事项。

2. 学生两人一组，完成膳食结构评价后彼此互评，再由老师评价。

3. 教师巡回指导学生，解答学生在膳食结构评价过程中遇到的问题。

【实训内容】

将食谱中各类食物按照谷薯类及杂豆、蔬菜类、水果类、畜禽类、鱼虾类、蛋类、奶类及奶制品、豆类及坚果、油脂分类，统计各类食物的摄入总量，与中国居民平衡膳食宝塔提出的理想膳食结构进行比较，衡量老年人膳食结构是否合理，并提出合理化建议。

【实训步骤】

1. 食物分析。按照《中国食物成分表》（第 6 版）找到食物编码分类。

2. 食物归类。将食物按照中国居民平衡膳食宝塔进行归类。

3. 食物摄入量计算。把膳食调查表中的食物归类后填入实训表 5-2 食物名称和摄入量并进行计算得出各类食物摄入总量，按中国居民平衡膳食宝塔推荐摄入量填入该表中宝塔推荐量。

实训表 5-2　膳食结构评价表

食物类别	食物名称	摄入量	摄入总量	宝塔推荐量	评价
谷类 ——全谷物和杂豆					
薯类					
蔬菜类					
水果类					
动物性食物 ——每天 1 个鸡蛋 ——每周至少 2 次水产品					

续表

食物类别	食物名称	摄入量	摄入总量	宝塔推荐量	评价
奶类及奶制品					
蛋类					
豆类及坚果					
油脂					

4. 分析与评价。将膳食结构评价表中分析所得食物摄入量与中国居民平衡膳食宝塔建议量进行比较，评价其食物种类是否齐全、数量是否充足，将评价结果填入膳食结构评价表最后一列中，如充足、缺乏、不足等。

5. 建议。按照以上分析给出合理化建议。

【实训结果与讨论】

完成实训后应得到老年人一日膳食结构评价结果及调整后的食谱。小组讨论本次实训遇到的问题，分享收获，总结经验，讨论实训结果。

【注意事项】

1. 豆类及坚果中的大豆类不能将豆制品数量简单相加，而应换算成黄豆的量

豆制品折算成黄豆的量=豆制品的摄入量×豆制品中蛋白质含量÷35.1%

2. 奶类及奶制品中奶制品的量不能将奶制品的数量简单相加，而应换算成牛奶的量

奶制品折算成牛奶的量=奶制品的摄入量×奶制品中蛋白质含量÷3.0%

（李明媚）

实训 6　营养成分计算法编制老年人一日食谱

【实训目的】

1. 学会营养成分计算法编制老年人一日食谱的步骤与方法。
2. 能够使用营养成分计算法为健康老年人编制一日食谱，并能对食谱进行评价与调整。
3. 培养学生科学、严谨和细致的工作态度。

【实训准备】

1. 食谱编制对象案例。
2. 食物成分表。
3. 计算器。

【实训要求】

1. 教师带领学生巩固已学习的营养成分计算法编制老年人一日食谱的步骤与方法；介绍食谱编制对象案例基本情况。
2. 学生 4～5 人一组，分小组合作，结合教师提供的案例，每组提交一份食谱。
3. 教师巡回指导学生。

【实训内容】

李大爷，65 岁，北方人，身高 177cm，体重 80kg，精神状态良好，无“三高”病史，退休后返聘从事办公室工作。

【实训步骤】

1. 确定一日所需能量供给量。
2. 计算三大产能营养素一日所提供的能量。
3. 计算三大产能营养素每日需要量。
4. 计算三大产能营养素每餐需要量。
5. 主副食品种和数量的确定。
6. 确定纯能量食物的量。

【实训结果与讨论】

1. 小组合作，每组提交一份食谱编制实训报告。
2. 根据食谱编制评价标准，组织小组之间互评食谱。
3. 教师点评各小组编制的食谱，提出建议。

【注意事项】

食谱编制过程中要注意每一个步骤的计算方法，仔细查阅食物成分表。

（纪　艳）

实训 7　食物交换份法编制老年人一周食谱

【实训目的】

1. 学会食物交换份法编制老年人一日和一周食谱的步骤与方法。
2. 能够使用食物交换份法为健康老年人编制一日和一周食谱，并能对食谱进行评价与调整。
3. 培养学生科学、严谨和细致的工作态度。

【实训准备】

1. 食谱编制对象案例。
2. 食物交换代量表。
3. 计算器。

【实训要求】

1. 教师带领学生巩固已学习的食物交换份法编制老年人食谱的步骤与方法；介绍食谱编制对象案例基本情况。
2. 学生 4～5 人一组，分小组合作，结合教师提供的案例，每组提交一日和一周食谱一份。
3. 教师巡回指导学生。

【实训内容】

张大爷，60 岁，南方人，身高 174cm，体重 75kg，身体状态良好，从事小区保安工作。请为张大爷编制一周食谱。

【实训步骤】

1. 确定一日所需能量供给量。
2. 确定一日所需食物交换份数。
3. 确定三餐份数。
4. 选择不同类别食物。
5. 在编制好的一日食谱基础上，根据同类互换原则，设计一周食谱。

【实训结果与讨论】

1. 小组合作，每组提交一份食谱编制实训报告。

2. 根据食谱编制评价标准，组织小组之间互评食谱。

3. 教师点评各小组编制的食谱，提出建议。

【注意事项】

一日食谱编制过程中要注意每一个步骤的计算方法，仔细查阅食物交换代量表，一周食谱编制过程中要注意同类食物之间可以互换，不同类食物之间不可以互换，养成科学、严谨和细致的工作态度。

（纪　艳）

实训 8　食谱编制软件编制老年人一周食谱

【实训目的】

1. 学会食谱编制软件编制老年人一日和一周食谱的步骤与方法。

2. 能够使用食谱编制软件为健康老年人个体和群体编制一日和一周食谱，并能对食谱进行评价与调整。

3. 培养学生科学、严谨和细致的工作态度，提升信息化素养。

【实训准备】

1. 食谱编制对象案例。

2. 食谱编制软件。

3. 计算机。

【实训要求】

1. 教师带领学生巩固已学习的食谱编制软件编制老年人食谱的步骤与方法；介绍食谱编制对象案例基本情况。

2. 学生 2 人一台计算机，分小组合作，结合教师提供的案例，每组提交一周食谱一份。

3. 教师巡回指导学生。

【实训内容】

张奶奶，66 岁，南方人，身高 164cm，体重 55kg，喜欢吃素，身体状态良好，退休在家。

【实训步骤】

1. 确定分析对象，可选择为个体对象或者团体人群配餐（实训图 8-1）；配餐周期可以选择为一天或者一周。

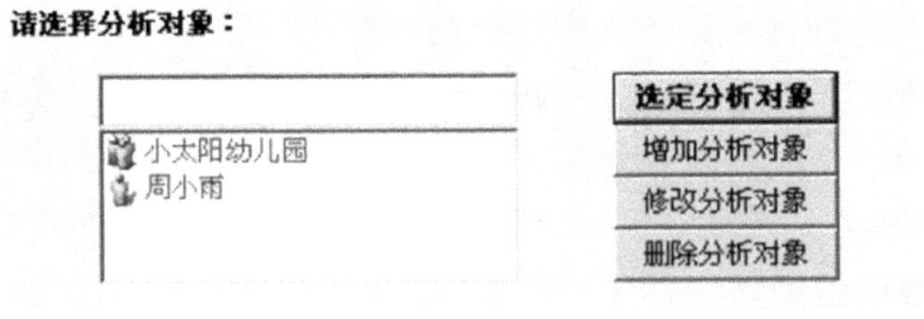

实训图 8-1　确定分析对象界面

2. 点击增加分析对象：输入配餐对象的姓名、年龄、性别、身高、体重及劳动强度等基本情况（实训图 8-2）。

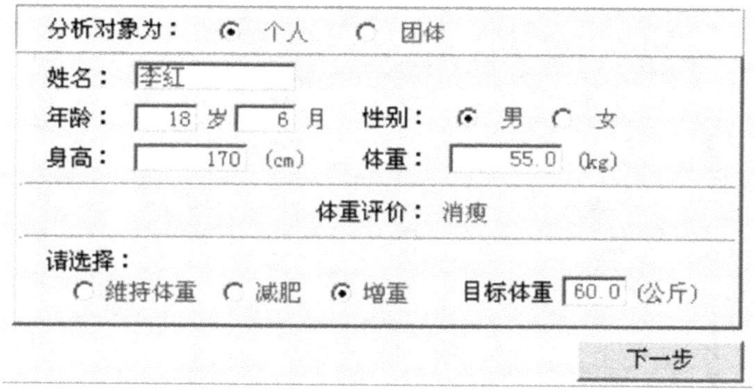

实训图 8-2 增加分析对象界面

3. 系统自动计算该配餐对象所需要的各种营养指标（实训图 8-3）。

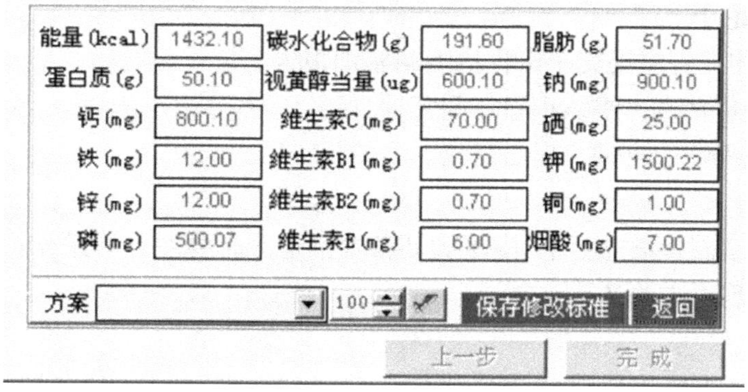

实训图 8-3 计算营养指标界面

4. 进入食物选择界面，选择增加或删除食物（实训图 8-4）。

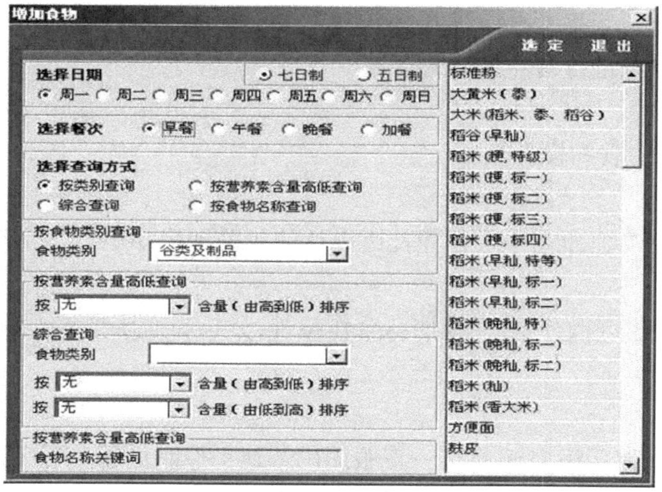

实训图 8-4 选择食物界面

5. 选定完食物后，单击配平按钮，出现配平窗口，单击开始配平按钮，开始配平进程。配平完成后，显示各种营养素的贡献比例窗口，其中显示食谱中各种食物对各种营养素的贡献比重，可以据此进行必要的手工微调（实训图 8-5）。

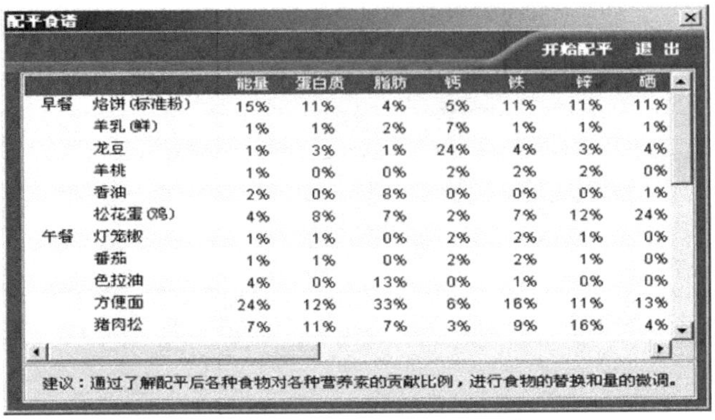

实训图 8-5 配平食物界面

6. 根据需要，可以单击打印食谱按钮，打印完整的食谱报告。

【实训结果与讨论】

1. 2 人一组合作操作，每组提交一份食谱编制实训报告。
2. 根据食谱编制评价标准，组织小组之间互评食谱。
3. 教师点评各小组编制的食谱，提出建议。

【注意事项】

使用食谱编制软件编制食谱过程中，配平和调整食谱搭配时要注意考虑配餐对象的饮食习惯及季节性、经济性等因素，体现人文关怀。

（纪　艳）

实训 9　高血压老年人营养食谱设计

【实训目的】

1. 能够熟练地为高血压老年人设计营养食谱。
2. 能够对高血压老年人进行营养膳食的指导。

【实训准备】

计算器、记录纸、笔、食物模型等。

【实训要求】

1. 教师带领学生复习高血压老年人营养食谱设计的相关理论知识，学生设计食谱时教师巡回指导学生。

2. 学生按照 3～4 人/组进行分组，发挥团队合作精神，分析高血压老年人案例并进行营养食谱设计，按要求完成实训报告。

【实训内容】

王某，女，60 岁，高血压病史 6 年，一直服用硝苯地平控制血压。近半月来，患者头痛、头晕、乏力、视力模糊，来社区卫生服务中心就诊。现血压 150/95mmHg（服药后）；查眼底显示视网膜动脉变细；血脂略高；血糖正常。无高血压家族史，患者现已退休在家，平日喜欢高盐、高脂饮食，睡眠不规律、烦躁易怒，不爱运动，无烟酒嗜好，日常生活能力正常，喜欢看电视、打麻将等娱乐活动，无宗教信仰。请为其设计一日食谱。

【实训步骤】

1. 教师举例讲解

（1）带领学生复习高血压老年人营养食谱设计的相关理论知识。

（2）以本书第 8 章第 1 节高血压老年人的食谱举例进行举例讲解。

2. 学生完成食谱设计

（1）了解患者基本病情。

（2）了解患者饮食和行为，评估目前膳食营养状况和身体活动水平。

（3）确定膳食原则。

（4）编制营养食谱

1）计算 BMI 判断体型。

2）计算理想体重。

3）计算总能量。

4）利用食物交换份法初步编制营养食谱。

5）评价和调整食谱。

6）根据食谱选择食物模型，直观认识一日膳食的量。

【实训结果与讨论】

完成食谱，小组讨论本次实训遇到的问题，分享收获，总结经验，讨论食谱等。

【注意事项】

1. 按照要求编制食谱。

2. 发挥团队合作精神，按要求完成实训报告。

3. 注意用电安全等安全事项。

（陈　娜）

实训 10　糖尿病老年人营养食谱设计

【实训目的】

1. 能够熟练地为糖尿病老年人设计营养食谱。

2. 能够对糖尿病老年人进行营养膳食的指导。

【实训准备】

计算器、记录纸、笔、食物交换份模型等。

【实训要求】

1. 教师带领学生复习糖尿病老年人营养食谱设计的相关理论知识，学生设计食谱时教师巡回指导学生。

2. 学生按照 3～4 人/组进行分组，发挥团队合作精神，分析糖尿病老年人案例并进行营养食谱设计，按要求完成实训报告。

【实训内容】

苏爷爷，65 岁，患糖尿病 3 年，身高 168cm，体重 72kg，退休工人，喜欢多食米饭等主食，饮食不太规律，爱抽烟，偶尔饮酒。目前血糖、尿糖偏高，血压、血脂正常，未出现并发症。为有效控制血糖，请利用食物交换份法为其设计一天的营养食谱。

【实训步骤】

1. 教师举例讲解

（1）了解苏爷爷的病情。

（2）了解苏爷爷的饮食习惯。

（3）提出营养建议，确定膳食原则　低能量膳食；限制食盐；每餐定时定量，禁食甜食，戒烟酒；

严格按膳食治疗计划进食。

（4）根据膳食治疗计划，利用食物交换份法制订饮食计划。

1）计算 BMI 判断体型：BMI=72÷1.68^2=25.5（kg/m^2），属于超重。

2）计算理想体重：168−105=63（kg）。

3）计算总能量：苏爷爷为退休工人，属于轻体力活动，按每日每千克标准体重 25kcal 供给能量，则其每日总能量为 63×25=1575（kcal）。

4）根据计算结果，查出各类食物的交换份数。苏爷爷全天饮食交换总份数为 18 份，其中谷薯组 10 份，蔬果组 2 份，肉蛋组 4 份，能量组 2 份。

5）将各类食物的交换份数安排到各餐中，考虑该患者的病情，将食物按照 1/5、2/5、2/5 的能量比分配到三餐中，见实训表 10-1。

实训表 10-1　患者各餐食物交换份数

食物类别	交换总份数	早餐（份）	中餐（份）	晚餐（份）
谷薯类	10	2	4	4
蔬菜类	1	0	0.5	0.5
水果类	1	0	0.5	0.5
肉蛋类	1.5	0	1	0.5
大豆类	0.5	0	0	0.5
乳类	2	2	0	0
油脂类	2	0	1	1
合计	18	4	7	7

6）根据患者的病情与饮食习惯，选择并交换食物，确定食物重量，编制一日食谱，具体见实训表 10-2。

实训表 10-2　苏爷爷一日食谱

餐次	餐次份数	食物种类	食物份数	饭菜名称	原料名称	原料重量（g）
早餐	4	谷薯类	2	全麦面包	全麦面粉	50
		乳类	2	牛奶	牛奶	320
午餐	6.5	谷薯类	4	杂粮饭	大米	75
					燕麦	25
		蔬菜类	0.5	韭菜炒肉丝 清炒苦瓜	韭菜	100
					苦瓜	150
		肉蛋类	1		猪瘦肉	50
		油脂类	1	花生油	花生油	10
加餐	0.5	水果类	0.5	苹果	苹果	100
晚餐	6.5	谷薯类	4	杂粮饭	小米	75
					红豆	25
		蔬菜类	0.5	素炒丝瓜 番茄鸡蛋豆腐汤	丝瓜	150
					番茄	100
		肉蛋类	0.5		鸡蛋	30
		大豆类	0.5		南豆腐	75
		油脂类	1	花生油	花生油	10
加餐	0.5	水果类	0.5	柚子	柚子	100

7）根据病情，评价及调整饮食计划。

2. 学生完成食谱设计

谢奶奶，66 岁。身高 165cm，体重 70kg，退休教师，1 年前诊断为 2 型糖尿病，病情稳定，无糖尿病并发症出现。请为谢奶奶制订一日食谱。

（1）了解患者基本病情。

（2）了解患者饮食和行为，评估目前膳食营养状况和身体活动水平。

（3）确定膳食原则。

（4）编制营养食谱。

1）计算 BMI 判断体型。

2）计算理想体重。

3）计算总能量。

4）利用食物交换份法初步编制营养食谱。

5）评价和调整食谱。

6）根据食谱选择食物模型，直观认识一日膳食的量。

【实训结果与讨论】

完成食谱，小组讨论本次实训遇到的问题，分享收获，总结经验，讨论食谱等。

【注意事项】

1. 按照要求编制食谱。
2. 发挥团队合作精神，按要求完成实训报告。
3. 注意用电安全等安全事项。

（陈　娜）

实训 11　肥胖老年人营养食谱设计

【实训目的】

1. 学会用 BMI 法判断老年人肥胖程度和制订肥胖老年人营养治疗方案。
2. 能指导肥胖老年人食物选择和编制肥胖老年人一日食谱。
3. 培养学生关爱肥胖老年人健康状况，尊敬老年人的思想品质。

【实训准备】

膳食计算软件、计算器、记录纸、笔等。

【实训要求】

教师举例讲解肥胖老年人食谱的设计方法，学生独立完成食谱设计。

【实训内容】

采用计算法为肥胖老年人设计一日食谱。

【实训步骤】

1. 教师举例讲解。肥胖患者食谱的设计方法同健康人平衡膳食食谱设计，但总能量的计算要考虑负平衡能量的问题，同时在选择食物的时候应注意选择低脂、高膳食纤维的食物。烹调方法宜采用蒸、煮、烧、焖、烤等烹调方法，忌用油煎、炸的方法。进食餐次应因人而异，通常为每天 3～5 餐。这里教师举例讲解肥胖老年人每日能量的确定方法，其余步骤同健康老年人食谱设计。

男性，65 岁，身高 165cm，退休教师。近 5 年，活动量明显减少，每天饭后散步，喜欢吃肉，体重明显增加，由 70kg 增至 85kg，并逐渐出现体力下降、活动后气促、睡眠时打鼾明显。

（1）判断体型

1）计算 BMI：BMI=85÷1.65^2=31.2（kg/m^2），属于肥胖。

2）确定标准体重：标准体重=身高−105=165−105=60（kg）。

3）肥胖度（%）=（实际体重−理想体重）÷理想体重×100%=（85−60）÷60×100%=41.7%，属于重度肥胖。

（2）确定总能量需要量　查询中国居民膳食营养素参考摄入量表，轻体力活动老年男性每日能量需要量为 2050kcal。

（3）计算膳食能量需要量　膳食能量需要量=总能量需要量−负平衡能量。

1）计算负平衡能量：老年人肥胖者减重速度不宜过快，按每月减轻体重 0.5～1.0kg 为宜，即每天减少 300～500kcal 能量。本例肥胖老年人属于重度肥胖，按每日负平衡能量 500kcal 计算。

2）计算膳食能量需要量：膳食能量需要量=人体总能量需要量−负平衡能量=2050−500=1550kcal。

（4）三大营养素的能量分配　肥胖老年人治疗膳食的三大营养素分配原则是蛋白质占总能量的 15%～20%，脂肪占 20%～30%，碳水化合物占 40%～55%。优质蛋白质占总蛋白质的 50%左右。烹调油每天应少于 25g，选橄榄油、茶油、葵花籽油、玉米油、花生油、豆油等。

（5）全天能量的分配　一日三餐按早餐 30%、午餐 40%、晚餐 30%进行能量分配。为解决饥饿问题，可在主餐中留相当于 5%能量的食物，约折合主食 25g，作为加餐。

（6）确定主副食的品种和数量。

（7）确定蔬菜、水果的品种和数量。

（8）确定烹调油的数量。

（9）编制食谱并进行评价和调整。

2. 学生完成食谱设计例。根据老年人的性别、年龄、身高、体重、体力活动强度、有无并发症、目前饮食状态、饮食习惯，确定每天所需的总能量和各种营养素的数量，参考营养成分表、经济条件、市场供应和饮食习惯等制订食谱。

男性，70 岁，身高 168cm，体重 78kg，退休职工，平时运动量较少。体格检查：心率 80 次/分，血压 145/85mmHg，腰围 95cm。生化检查：甘油三酯 2.65mmol/L，总胆固醇 5.85mmol/L，尿酸 450μmol/L，空腹血糖 5.07mmol/L。

【实训结果与讨论】

1. 确定对象的体型。
2. 了解该老年人的日常饮食和运动情况。
3. 为该老年人设计食谱。
4. 食谱的计算与评价。
5. 食谱的调整。
6. 提出营养建议。

【注意事项】

老年肥胖者的减重目标和策略应根据体脂和健康情况进行个体化判断。对于 65 岁以上的老年人，可以不以月或季为时间单位制订减重目标，而以年为单位制订长远的减重计划，在一年内减去体重的 5%～10%即可。第一阶段目标实现后，再根据实际情况制订第二阶段目标，使体重逐步达到理想范围，改善肥胖相关并发症和躯体功能。

（刘　玲）

实训12　慢性肾脏病老年人营养食谱设计

【实训目的】

1. 学会制订不同分期慢性肾脏病老年人营养治疗方案。

2. 能指导慢性肾病老年人食物选择，用食物蛋白质为基础的食物交换份法编制一日食谱。

3. 培养学生关爱老年人健康状况，尊敬老年人的思想品质。

【实训准备】

营养计算软件、计算器、记录纸、笔等。

【实训要求】

教师举例讲解慢性肾病患者食谱的设计方法，学生独立完成食谱设计。

【实训内容】

以食物蛋白质为基础的食物交换份法，为慢性肾脏病老年人设计一日食谱。

【实训步骤】

1. 教师举例讲解。根据《慢性肾脏病患者膳食指导》（WS/T 557—2017），采用五步法，根据患者身高、体重、活动强度、CKD 分期等，计算患者每日需要总能量及蛋白质，并计算出以食物蛋白质为基础的交换份的份数，最终分配至全日各餐。现根据以下案例为慢性肾脏病患者设计食谱：王大爷，66 岁，慢性肾病 CKD4 期，身高 170cm，体重 58kg，无下肢水肿，未出现明显并发症。采用五步法编制食谱。

（1）判断体型　标准体重=170−105=65（kg），实际体重 58kg，轻体力劳动，BMI=20.1kg/m^2，判断体型为正常。

（2）计算每日所需总能量　根据《慢性肾脏病患者膳食指导》（WS/T 557—2017），老年慢性肾病患者每日应摄入能量标准为 30～35kcal/kg，全天所需总能量为 1950～2275kcal。

（3）计算每日蛋白质的摄入量　每日蛋白质推荐摄入 0.6～0.8g/kg，要求 50%以上来自优质蛋白质。王大爷每日应摄入蛋白质标准为 39～52g（见实训表 12-1、实训表 12-2，食物名称后面的重量是一份的重量）。

（4）计算每日所需以食物蛋白质为基础的交换份份数　按照常见各类食物的蛋白质含量以每份 0～1g、4g、7g 为标准分为八类食物，同类食物间可以相互交换。其中谷薯类（即主食等）2 份（100g，含蛋白质 8g），瓜类蔬菜 250g（含 0～1g 蛋白质），叶类蔬菜 250g（含 4g 蛋白质），水果 1 份（含 0～1g 蛋白质），肉、蛋、奶、大豆类 4 份（含 28g 蛋白质），总计约 42g 蛋白质（见实训表 12-3）。

（5）计算油脂及淀粉类食物摄入量　为达到总能量目标值，根据目标蛋白质食物所提供的能量值，不足部分以植物油和淀粉类食物补充，如增加油脂类 4 份（40g 植物油），淀粉 2 份（200g）。根据上述标准结合患者的饮食习惯和嗜好，以及参考食物钾、钠、磷值选择并安排餐次及交换食物。

2. 学生完成食谱设计。根据上述案例中老年人的具体情况，参考营养成分表、经济条件、市场供应和饮食习惯等制订食谱。

【实训结果与讨论】

1. 确定一日食谱（包括餐次、菜品名称、食物名称、食物重量）。

2. 使用营养计算软件评价食谱。

3. 食谱修改调整。

4. 提出营养建议。

【注意事项】

慢性肾脏病患者的食谱编制，需根据患者身高、体重、活动强度、CKD 分期等确定，蛋白质和钠盐摄入量需计算准确。

实训表 12-1 CKD 饮食交换份举例（按蛋白质 0.6g/kg 标准体重）

标准体重（W）kg	能量 E=W×35kcal	蛋白质 P=W×0.6g	谷薯类 50g	淀粉 100g	绿叶蔬菜 250g	瓜类蔬菜、水果 200g	奶类 230g	肉蛋类 50/60g	油脂类 10g
40	1400	24	1.5	1	1	1	1	1	4
45	1575	27	1.5	1	1	1	1.5	1.5	4.5
50	1750	30	2	1	2	1	1.5	1.5	3
55	1925	33	2	1	2	1	2	2	3.5
60	2100	36	2.5	1	2	1	2	2	4
65	2275	39	3	1	2	1	2	2	4.5
70	2450	42	3	1	2	1	2.5	2.5	5
75	2625	45	3.5	1	2	1	3	3	5.5

实训表 12-2 CKD 饮食交换份举例（按蛋白质 0.8g/kg 标准体重）

标准体重（W）kg	能量 E=W×35kcal	蛋白质 P=W×0.8g	谷薯类 50g	淀粉 100g	绿叶蔬菜 250g	瓜类蔬菜、水果 200g	奶类 230g	肉蛋类 50/60g	油脂类 10g
40	1400	32	2	0.5	1	1	1	2	3.5
45	1575	36	2.5	0.5	1	1	1	2	4
50	1750	40	3	0.5	1	1	1	2.5	4.5
55	1925	44	3.5	0.5	1	2	1	2.5	5
60	2100	48	4	0.5	1	2	1	3	5
65	2275	52	4	0.5	1	2	1	3.5	5.5
70	2450	56	4.5	0.75	1	2	1	4	5.5
75	2625	60	5	0.75	1	2	1	4	6

实训表 12-3 以食物蛋白质为基础的交换份

（一）谷薯类（每份 50g，蛋白质 4g，能量 180kcal）				
谷类				
稻米 50g	籼米 50g	薏米 50g	玉米面 50g	荞麦 50g
粳米 50g	糯米 50g	黄米 50g	小米 50g	莜麦面 40g
挂面 60g	小麦粉 60g	面条 60g	花卷 70g	米饭 130g
馒头 70g				
薯类				
马铃薯 200g	木薯 200g	甘薯 200g	山药 200g	芋头 200g
（二）淀粉类（每份 100g，蛋白质 0~1g，能量 360kcal）				
蚕豆淀粉 100g	豌豆淀粉 100g	玉米淀粉 100g	芡粉 100g	粉条 100g
藕粉 100g	豌豆粉丝 100g	粉丝 100g	地瓜粉 100g	马铃薯粉 100g
（三）豆类及其制品（每份 35g，蛋白质 7g，能量 90kcal）				
干豆类				
黄豆 25g	黑豆 25g	蚕豆 35g	豇豆 35g	扁豆 30g

续表

绿豆 35g	红小豆 35g	芸豆 35g		
豆类制品				
豆腐干 35g	豆腐卷 35g	油豆腐 35g	千张 35g	素火腿 35g
素鸡 35g	烤麸（熟）35g	豆奶 300g	豆腐脑 400g	豆浆 400g
（四）蔬菜类 （每份 250g，蛋白质 4g，能量 50kcal）				
西兰花 100g	黄豆芽 100g	长豇豆 150g	刀豆 150g	茼蒿 250g
荠菜 200g	荷兰豆 200g	芹菜 200g	香菇 200g	大白菜 300g
豆角 200g	金针菇 200g	莴苣 300g	菜豆 200g	马兰头 250g
茄子 350g	平菇 250	蕹菜 250g	苋菜 250g	绿豆芽 250g
茭白 500g	芦笋 300g	油菜 250g	花椰菜 250g	菠菜 250g
海带 500g	油麦菜 300g	茴香 300g		
（五）瓜类蔬菜及水果类				
瓜类蔬菜 **（每份 200g，蛋白质 1g，能量 50kcal）**				
佛手瓜 100g	菜瓜 200g	葫芦 200g	节瓜 200g	冬瓜 300g
丝瓜 150g	苦瓜 150g	黄瓜 200g	南瓜 200g	西葫芦 200g
水果类 **（每份 200g，蛋白质 0～1g，能量 90kcal）**				
樱桃 150g	荔枝 150g	桃 150g	香蕉 150g	草莓 150g
葡萄 200g	橙 200g	芒果 300g	苹果 200g	菠萝 300g
哈密瓜 300g	西瓜 300g			
（六）肉、水产品、蛋、奶类				
肉类 **（每份 50g，蛋白质 7g，能量 90kcal）**				
香肠 25g	酱牛肉 25g	火腿 25g	鸡翅 50g	大排 50g
猪肉（瘦）35g	牛肉（瘦）35g	兔肉 35g	鸡肉 50g	火腿肠 50g
鸭肉 50g	羊肉（肥瘦）50g	烤鸡 50g	炸鸡 50g	
水产品 **（每份 75g，蛋白质 7g，能量 90kcal）**				
鲢鱼 50g	鲑鱼 50g	带鱼 50g	黄鱼 75g	罗非鱼 75g
草鱼 75g	鲫鱼 75g	鳊鱼 75g	青鱼 75g	生蚝 75g
基围虾 75g	对虾 75g	鲤鱼 75g	鱿鱼 50g	白鱼 75g
蟹肉 75g	海参 50g			
蛋类 **（每份 60g，蛋白质 7g，能量 90kcal）**				
鸡蛋 60g	鸭蛋 60g	松花蛋 60g	鹅蛋 60g	咸鸭蛋 60g
鹌鹑蛋（5 个）60g				

续表

奶类（每份 230g，蛋白质 7g，能量 90kcal）				
牛奶 230g	酸奶 230g			
（七）坚果类（每份 20g，蛋白质 4g，能量 90kcal）				
核桃仁 20g	松子仁 20g	榛子仁 20g	芝麻 20g	瓜子 20g
杏仁 20g	腰果 20g	花生仁 20g	榛子 70g	葵花籽 30g
核桃 70g	松子 50g			
（八）油脂类（每份 10g，蛋白质 0g，能量 90kcal）				
花生油 10g	橄榄油 10g	豆油 10g	山茶油 10g	羊油 10g

（刘　玲）

实训 13　家庭药膳制作

药膳一　川贝秋梨膏

【实训目的】

1. 学会雪梨、蜂蜜、川贝母、款冬花、百合、麦冬等主要用料的性味、归经及功效。
2. 能掌握该药膳的配伍、实验程序和操作方法。
3. 培养学生独立制作药膳的能力。

【实训准备】

砂锅 1 个/5 人，榨汁机 1 个/5 人，玻璃瓶 1 个/5 人，削皮器 1 个/5 人，筷子 1 双/人，汤匙 1 把/人等。

【实训要求】

1. 教师演示、介绍川贝秋梨膏的制作方法。
2. 学生按照学号分组，5 人一组，每组一套实训设备。
3. 教师巡回指导学生。

【实训内容】

川贝秋梨膏的制作方法。

【实训步骤】

1. 将款冬花、百合、麦冬、川贝母入煲加水煎成浓汁，去渣留汁。
2. 秋梨洗净，去皮去核榨汁。
3. 将梨汁与冰糖一同加入药汁内，文火煎至浓稠后调入蜂蜜拌匀，再沸时熄火，冷却后装瓶备用。

【实训结果与讨论】

川贝秋梨膏具有润肺养阴、止咳化痰的功效。可用于肺热燥咳，肺虚久咳等证，见咳嗽气短、痰少而黏、难以咯出、咽干等。适合慢性支气管炎等肺部疾病的保健。使用时应当注意，脾胃虚寒、痰湿内蕴、腹泻者不宜。

【注意事项】

1. 熬制时要不停地搅拌，防止糊锅，4 个梨熬出来加蜂蜜后为一小罐。
2. 不要用铁锅、铝锅煮，会损失很多营养。

【实训报告】

1. 实训目的。
2. 实训内容。
3. 实训步骤，明确写出每一步的结果。
4. 实训结论，评估结论和合理化建议。
5. 总结收获及需要加强的地方。

药膳二　天麻鱼头

【实训目的】

1. 学会鲤鱼、天麻、川芎、茯苓等主要用料的性味、归经及功效。
2. 能掌握该药膳的配伍、实验程序和操作方法。
3. 培养学生独立制作药膳的能力。

【实训准备】

蒸锅 1 个/5 人，电饭锅 1 个/5 人，刀 1 个/5 人，筷子 1 双/人，汤匙 1 把/人等。

【实训要求】

1. 教师演示、介绍天麻鱼头的制作方法。
2. 学生按照学号分组，5 人一组，每组一套实训设备。
3. 教师巡回指导学生。

【实训内容】

天麻鱼头的制作方法。

【实训步骤】

1. 将鲜鲤鱼去鳞、鳃及内脏，从鱼背部剖开，洗净。
2. 将川芎、茯苓切片，与天麻一同放入米泔水中，浸泡 4～6h；捞出天麻置米饭上蒸透，趁热切成薄片待用。
3. 将天麻薄片、川芎和茯苓片放入鱼腹中，加入生姜、葱、清水，蒸 30min。
4. 蒸好后，拣去葱姜，另起锅，调入食盐、料酒、酱油、麻油、胡椒粉、味精、白糖、湿淀粉、清汤等煮沸，最后浇在鱼上即可。

【实训结果与讨论】

天麻鱼头具有平肝息风、活血止痛的功效。适合于肝阳上亢证。现代多用于高血压、中风后遗症等人群，症见眩晕，头胀痛，烦躁易怒，失眠多梦等。使用时需注意该药膳中茯苓、鲤鱼皆能利尿，因此津液亏虚、血虚者慎用。

【注意事项】

用刀时小心谨慎，以免受伤。

（王丽丽）

实训报告撰写大纲

1. 实训目的。
2. 实训内容。
3. 实训步骤，明确写出每一步的结果。
4. 实训结论，评估结论和合理化建议。
5. 总结收获及需要加强的地方。

主要参考文献

高原菊，2013. 药膳与食疗. 成都：西南交通大学出版社.
黄叶飞，杨克虎，陈澍洪，等，2020.高尿酸血症/痛风患者实践指南. 中华内科杂志，59（7）：519-527.
江育萍，2016. 临床营养学. 北京：中国医药科技出版社.
李春深，2020. 药膳・汤膳・粥膳. 天津：天津科学技术出版社.
刘娟，丁清清，2021. 中国老年人肌少症诊疗专家共识（2021）. 中国老年医学杂志，40（8）：943-952.
糜漫天，2021. 军队营养与食品卫生学. 3 版. 北京：军事医学科学出版社
齐玉梅，2017. 特殊医学用途配方食品临床应用指南. 北京：中国医药科技出版社.
邱敏丽，谢雅，王晓红，等，2020. 骨质疏松症患者实践指南. 中华内科杂志，59（12）：959.
任森，刘俊须，2020. 营养与膳食. 3 版. 北京：科学出版社.
孙建琴，张坚，常翠青，等，2015. 肌肉衰减综合征营养与运动干预中国专家共识（节录）. 营养学报，37（4）：320-324.
孙长颢，凌文华，黄国伟，等，2017. 营养与食品卫生学. 8 版. 北京：人民卫生出版社.
王翠玲，高玉峰，2010. 营养与膳食（案例版）. 北京：科学出版社.
王陇德，陈伟，2021. 营养与疾病预防——医学减重管理手册. 北京：人民卫生出版社.
谢梦洲，朱天民，2019. 中医药膳学. 6 版. 北京：中国中医药出版社.
杨月欣，2018. 中国食物成分表标准版（第 1 册）. 6 版. 北京：北京大学医学出版社.
杨月欣，2018. 中国食物成分表标准版（第 2 册）. 6 版. 北京：北京大学医学出版社.
杨月欣，葛可佑，2019. 中国营养科学全书. 2 版. 北京：人民卫生出版社.
杨月欣，李宁，2011. 营养功能成分应用指南. 北京：北京大学医学出版社.
尤黎明，吴瑛，2017. 内科护理学. 6 版. 北京：人民卫生出版社.
臧少敏，2015. 老年人营养与膳食. 北京：中国人民大学出版社.
张金沙，2020. 营养与膳食. 北京：人民卫生出版社.
张敏敏，陈思路，周建烈，2014. 2013 年美国预防阿尔茨海默病膳食指南简介. 中华临床营养杂志，22（1）：9-12.
赵琼，黄晓燕，2019. 老年营养与健康. 北京：中国医药科技出版社.
中国痴呆与认知障碍诊治指南写作组，中国医师协会神经内科医师分会认知障碍疾病专业委员会，2018. 2018 中国痴呆与认知障碍诊治指南（七）：阿尔茨海默病的危险因素及其干预. 中华医学杂志，98（19）：1461-1466.
中国营养学会，2014. 中国居民膳食营养素参考摄入量（2013 版）. 北京：科学出版社.
中国营养学会，2018. 中国老年人膳食指南. 北京：人民卫生出版社.
中国营养学会，2022. 中国居民膳食指南（2022）. 北京：人民卫生出版社.
中华医学会，中华医学会杂志社，中华医学会全科医学分会，等，2020. 痛风及高尿酸血症基层诊疗指南（实践版・2019）. 中华全科医师杂志，19（6）：486-494.
周芸，2017. 临床营养学. 4 版. 北京：人民卫生出版社.

附 录

附录 1　中国居民膳食营养素参考摄入量

附录表 1-1　中国居民膳食能量需要量（EER）

年龄（岁）/生理状况	男性 PAL						女性 PAL					
	轻（Ⅰ）		中（Ⅱ）		重（Ⅲ）		轻（Ⅰ）		中（Ⅱ）		重（Ⅲ）	
	MJ/d	kcal/d	MJ/d	kcal/d	MJ/d	kcal/d	MJ/d	kcal/d	MJ/d	kcal/d	MJ/d	kcal/d
0～	—	—	0.38[a]	90[b]	—	—	—	—	0.38[a]	90[b]	—	—
0.5～	—	—	0.33[a]	80[b]	—	—	—	—	0.33[a]	80[b]	—	—
1～	—	—	3.77	900	—	—	—	—	3.35	800	—	—
2～	—	—	4.60	1100	—	—	—	—	4.18	1000	—	—
3～	—	—	5.23	1250	—	—	—	—	5.02	1200	—	—
4～	—	—	5.44	1300	—	—	—	—	5.23	1250	—	—
5～	—	—	5.86	1400	—	—	—	—	5.44	1300	—	—
6～	5.86	1400	6.69	1600	7.53	1800	5.23	1250	6.07	1450	6.90	1650
7～	6.28	1500	7.11	1700	7.95	1900	5.65	1350	6.49	1550	7.32	1750
8～	6.90	1650	7.74	1850	8.79	2100	6.07	1450	7.11	1700	7.95	1900
9～	7.32	1750	8.37	2000	9.41	2250	6.49	1550	7.53	1800	8.37	2000
10～	7.53	1800	8.58	2050	9.62	2300	6.90	1650	7.95	1900	9.00	2150
11～	8.58	2050	9.83	2350	10.88	2600	7.53	1800	8.58	2050	9.62	2300
14～	10.46	2500	11.92	2850	13.39	3200	8.37	2000	9.62	2300	10.67	2550
18～	9.41	2250	10.88	2600	12.55	3000	7.53	1800	8.79	2100	10.04	2400
50～	8.79	2100	10.25	2450	11.72	2800	7.32	1750	8.58	2050	9.83	2350
65～	8.58	2050	9.83	2350	—	—	7.11	1700	8.16	1950	—	—
80～	7.95	1900	9.20	2200	—	—	6.28	1500	7.32	1750	—	—
孕妇（1～12 周）	—	—	—	—	—	—	7.53	1800	8.79	2100	10.04	2400
孕妇（13～27 周）	—	—	—	—	—	—	8.79	2100	10.04	2400	11.29	2700
孕妇（≥28 周）	—	—	—	—	—	—	9.41	2250	10.67	2550	11.92	2850
乳母	—	—	—	—	—	—	9.62	2300	10.88	2600	12.13	2900

注 1：“—”表示未制定。
注 2：[a]单位为兆焦每天每千克体重［MJ/（kg · d）］。
注 3：[b]单位为千卡每天每千克体重［kcal/（kg · d）］。

附录表 1-2 中国居民膳食蛋白质参考摄入量 （单位：g/d）

年龄（岁）/生理状况	男性		女性	
	EAR	RNI	EAR	RNI
0～	—	9[a]	—	9[a]
0.5～	15	20	15	20
1～	20	25	20	25
2～	20	25	20	25
3～	25	30	25	30
4～	25	30	25	30
5～	25	30	25	30
6～	25	35	25	35
7～	30	40	30	40
8～	30	40	30	40
9～	40	45	40	45
10～	40	50	40	50
11～	50	60	45	55
14～	60	75	50	60
18～	60	65	50	55
孕妇（1～12 周）	—	—	50	55
孕妇（13～27 周）	—	—	60	70
孕妇（≥28 周）	—	—	75	85
乳母	—	—	70	80

注 1：“—”表示未制定。
注 2：[a] 为 AI 值。

附录表 1-3 中国居民膳食脂肪、脂肪酸参考摄入量和可接受范围 ［单位：能量百分比（%E）］

年龄（岁）/生理状况	脂肪	饱和脂肪酸	*n*-6 多不饱和脂肪酸[a]		*n*-3 多不饱和脂肪酸	
	AMDR	U-AMDR	AI	AMDR	AI[b]	AMDR
0～	48[c]	—	7.3	—	0.87	—
0.5～	40[c]	—	6.0	—	0.66	—
1～	35[c]	—	4.0	—	0.60	—
4～	20～30	<8	4.0	—	0.60	—
7～	20～30	<8	4.0	—	0.60	—
18～	20～30	<10	4.0	2.5～9.0	0.60	0.5～2.0
60～	20～30	<10	4.0	2.5～9.0	0.60	0.5～2.0
孕妇和乳母	20～30	<10	4.0	2.5～9.0	0.60	0.5～2.0

注 1：[a] 为亚油酸的数值。
注 2：[b] 为 α-亚麻酸的数值。
注 3：[c] 为 AI 值。

附录表 1-4　中国居民膳食碳水化合物参考摄入量和可接受范围

年龄（岁）/生理状况	碳水化合物		添加糖
	EAR（g/d）	AMDR（%E）	AMDR（%E）
0～	—	60[a]	—
0.5～	—	85[a]	—
1～	120	50～65	—
4～	120	50～65	<10
7～	120	50～65	<10
11～	150	50～65	<10
14～	150	50～65	<10
18～65	120	50～65	<10
孕妇	130	50～65	<10
乳母	160	50～65	<10

注：[a]为 AI 值，单位为克（g）。

附录表 1-5　中国居民膳食常量元素参考摄入量　（单位：mg/d）

年龄（岁）/生理状况	钙			磷			镁		钾	钠	氯
	EAR	RNI	UL	EAR	RNI	UL	EAR	RNI	AI	AI	AI
0～	—	200[a]	1000	—	100[a]	—	—	20[a]	350	170	260
0.5～	—	250[a]	1500	—	180[a]	—	—	65[a]	550	350	550
1～	500	600	1500	250	300	—	110	140	900	700	1100
4～	650	800	2000	290	350	—	130	160	1200	900	1400
7～	800	1000	2000	400	470	—	180	220	1500	1200	1900
11～	1000	1200	2000	540	640	—	250	300	1900	1400	2200
14～	800	1000	2000	590	710	—	270	320	2200	1600	2500
18～	650	800	2000	600	720	3500	280	330	2000	1500	2300
50～	800	1000	2000	600	720	3500	280	330	2000	1400	2200
65～	800	1000	2000	590	700	3000	270	320	2000	1400	2200
80～	800	1000	2000	560	670	3000	260	310	2000	1300	2000
孕妇（1～12 周）	650	800	2000	600	720	3500	310	370	2000	1500	2300
孕妇（13～27 周）	810	1000	2000	600	720	3500	310	370	2000	1500	2300
孕妇（≥28 周）	810	1000	2000	600	720	3500	310	370	2000	1500	2300
乳母	810	1000	2000	600	720	3500	280	330	2400	1500	2300

注 1：“—”表示未制定。

注 2：[a]为 AI 值。

附录表 1-6 中国居民膳食微量元素参考摄入量

年龄（岁）/生理状况	铁（mg/d）			碘（μg/d）			锌（mg/d）			硒（μg/d）			铜（mg/d）			钼（μg/d）			铬（μg/d）
	EAR	RNI	UL	EAR	RNI	UL	EAR	RNI	UL	EAR	RNI	UL	EAR	RNI	UL	EAR	RNI	UL	AI
0～	—	0.3[a]	—	—	85[a]	—	—	2[a]	—	—	15[a]	55	—	0.3[a]	—	—	2[a]	—	0.2
0.5～	7	10	—	—	115[a]	—	2.8	3.5	—	—	20[a]	80	—	0.3[a]	—	—	15[a]	—	4.0
1～	6	9	25	65	90	—	3.2	4.0	8	20	25	100	0.25	0.3	2.0	35	40	200	15
4～	7	10	30	65	90	200	4.6	5.5	12	25	30	150	0.30	0.4	3.0	40	50	300	20
7～	10	13	35	65	90	300	5.9	7.0	19	35	40	200	0.40	0.5	4.0	55	65	450	25
11～（男）	11	15	40	75	110	400	8.2	10.0	28	45	55	300	0.55	0.7	6.0	75	90	650	30
11～（女）	14	18					7.6	9.0											35
14～（男）	12	16	40	85	120	500	9.7	12.0	35	50	60	350	0.60	0.8	7.0	85	100	800	30
14～（女）	14	18					6.9	8.5											
18～（男）	9	12	42	85	120	600	10.4	12.5	40	50	60	400	0.60	0.8	8.0	85	100	900	30
18～（女）	15	20					6.1	7.5											
50～（男）	9	12	42	85	120	600	10.4	12.5	40	50	60	400	0.60	0.8	8.0	85	100	900	30
50～（女）							6.1	7.5											
孕妇（1～12周）	15	20	42	160	230	600	7.8	9.5	40	54	65	400	0.7	0.9	8.0	92	110	900	31
孕妇（13～27周）	19	24	42																34
孕妇（≥28周）	22	29	42																36
乳母	18	24	42	170	240	600	9.9	12	40	65	78	400	1.1	1.4	8.0	88	103	900	37

注 1：“—”表示未制定。

注 2：[a]为 AI 值。

附录表 1-7 中国居民膳食脂溶性维生素参考摄入量

年龄（岁）/生理状况	维生素 A（μg RAE/d）					维生素 D（μg/d）			维生素 E（mg α-TE/d）		维生素 K（μg/d）
	EAR		RNI		UL	EAR	RNI	UL	AI	UL	AI
	男	女	男	女							
0～	—		300[a]		600	—	10[a]	20	3	—	2
0.5～	—		350[a]		600	—	10[a]	20	4	—	10
1～	220		310		700	8	10	20	6	150	30
4～	260		360		900	8	10	30	7	200	40
7～	360		500		1500	8	10	45	9	350	50
11～	480	450	670	630	2100	8	10	50	13	500	70
14～	590	450	820	630	2700	8	10	50	14	600	75
18～	560	480	800	700	3000	8	10	50	14	700	80
50～	560	480	800	700	3000	8	10	50	14	700	80
65～	560	480	800	700	3000	8	15	50	14	700	80
80～	560	480	800	700	3000	8	15	50	14	700	80
孕妇（1～12周）		480		700	3000	8	10	50	14	700	80
孕妇（13～27周）		530		770	3000	8	10	50	14	700	80
孕妇（≥28周）		530		770	3000	8	10	50	14	700	80
乳母		880		1300	3000	8	10	50	17	700	85

注 1：“—”表示未制定。

注 2：[a]为 AI 值。

附录表 1-8 中国居民膳食水溶性维生素参考摄入量

年龄（岁）/生理状况	维生素 B_1					维生素 B_2					维生素 B_6			
	EAR（mg/d）		AI（mg/d）	RNI（mg/d）		EAR（mg/d）		AI（mg/d）	RNI（mg/d）		EAR（mg/d）	AI（mg/d）	RNI（mg/d）	UL（mg/d）
	男	女		男	女	男	女		男	女				
0～	—	—	0.1	—	—	—	—	0.4	—	—	—	0.2	—	—
0.5～	—	—	0.3	—	—	—	—	0.5	—	—	—	0.4	—	—
1～	0.5	0.5	—	0.6	0.6	0.5	0.5	—	0.6	0.6	0.5	—	0.6	20
4～	0.6	0.6	—	0.8	0.8	0.6	0.6	—	0.7	0.7	0.6	—	0.7	25
7～	0.8	0.8	—	1.0	1.0	0.8	0.8	—	1.0	1.0	0.8	—	1.0	35
11～	1.1	1.0	—	1.3	1.1	1.1	0.9	—	1.3	1.1	1.1	—	1.3	45
14～	1.3	1.1	—	1.6	1.3	1.3	1.0	—	1.5	1.2	1.2	—	1.4	55
18～	1.2	1.0	—	1.4	1.2	1.2	1.0	—	1.4	1.2	1.2	—	1.4	60
50～	1.2	1.0	—	1.4	1.2	1.2	1.0	—	1.4	1.2	1.3	—	1.6	60
65～	1.2	1.0	—	1.4	1.2	1.2	1.0	—	1.4	1.2	1.3	—	1.6	60
80～	1.2	1.0	—	1.4	1.2	1.2	1.0	—	1.4	1.2	1.3	—	1.6	60
孕妇（1～12 周）		1.0	—		1.2		1.0	—		1.2	1.9	—	2.2	60
孕妇（13～27 周）		1.1	—		1.4		1.1	—		1.4	1.9	—	2.2	60
孕妇（≥28 周）		1.2	—		1.5		1.2	—		1.5	1.9	—	2.2	60
乳母		1.2	—		1.5		1.2	—		1.5	1.4	—	1.7	60

注 1：“—”表示未制定。

注 2：有些维生素未制定 UL，主要原因是研究资料不充分，并不表示过量摄入没有健康风险。

附录表 1-8 中国居民膳食水溶性维生素参考摄入量 续表 1

年龄（岁）/生理状况	维生素 B_{12}			泛酸	叶酸				烟酸						烟酰胺
	EAR（μg/d）	AI（μg/d）	RNI（μg/d）	AI（mg/d）	EAR（μgDFE/d）	AI（μgDFE/d）	RNI（μgDFE/d）	UL（μg/d）	EAR（mgNE/d）		AI（mgNE/d）	RNI（mgNE/d）		UL（mgNE/d）	UL（mg/d）
									男	女		男	女		
0～	—	0.3		1.7	—	65	—	—	—	—	2	—	—	—	—
0.5～	—	0.6		1.9	—	100	—	—	—	—	3	—	—	—	—
1～	0.8	—	1.0	2.1	130	—	160	300	5	5	—	6	6	10	100
4～	1.0	—	1.2	2.5	150	—	190	400	7	6	—	8	8	15	130
7～	1.3	—	1.6	3.5	210	—	250	600	9	8	—	11	10	20	180
11～	1.8	—	2.1	4.5	290	—	350	800	11	10	—	14	12	25	240
14～	2.0	—	2.4	5.0	320	—	400	900	14	11	—	16	13	30	280
18～	2.0	—	2.4	5.0	320	—	400	1000	12	10	—	15	12	35	310
50～	2.0	—	2.4	5.0	320	—	400	1000	12	10	—	14	12	35	310
65～	2.0	—	2.4	5.0	320	—	400	1000	11	9	—	14	11	35	300
80～	2.0	—	2.4	5.0	320	—	400	1000	11	8	—	13	10	30	280
孕妇（1～12 周）	2.4	—	2.9	6.0	520	—	600	1000		10	—		12	35	310

续表

年龄（岁）/生理状况	维生素 B_{12}			泛酸	叶酸				烟酸						烟酰胺
	EAR（μg/d）	AI（μg/d）	RNI（μg/d）	AI（mg/d）	EAR（μgDFE/d）	AI（μgDFE/d）	RNI（μgDFE/d）	UL（μg/d）	EAR（mgNE/d）		AI（mgNE/d）	RNI（mgNE/d）		UL（mgNE/d）	UL（mg/d）
									男	女		男	女		
孕妇（13~27周）	2.4	—	2.9	6.0	520	—	600	1000		10	—		12	35	310
孕妇（≥28周）	2.4	—	2.9	6.0	520	—	600	1000		10	—		12	35	310
乳母	2.6	—	3.2	7.0	450	—	550	1000		12	—		15	35	310

注 1："—"表示未制定。

注 2：有些维生素未制定 UL，主要原因是研究资料不充分，并不表示过量摄入没有健康风险。

附录表 1-8　中国居民膳食水溶性维生素参考摄入量　　续表 2

年龄（岁）/生理状况	胆碱			生物素	维生素 C			
	AI（mg/d）		UL（mg/d）	AI（mg/d）	EAR（mg/d）	AI（mg/d）	RNI（mg/d）	UL（mg/d）
	男	女						
0~	120	120	—	5	—	40	—	—
0.5~	150	150	—	9	—	40	—	—
1~	200	200	1000	17	35	—	40	400
4~	250	250	1000	20	40	—	50	600
7~	300	300	1500	25	55	—	65	1000
11~	400	400	2000	35	75	—	90	1400
14~	500	400	2500	40	85	—	100	1800
18~	500	400	3000	40	85	—	100	2000
50~	500	400	3000	40	85	—	100	2000
65~	500	400	3000	40	85	—	100	2000
80~	500	400	3000	40	85	—	100	2000
孕妇（1~12周）		420	3000	40	85	—	100	2000
孕妇（13~27周）		420	3000	40	95	—	115	2000
孕妇（≥28周）		420	3000	40	95	—	115	2000
乳母		520	3000	50	125	—	150	2000

注 1："—"表示未制定。

注 2：有些维生素未制定 UL，主要原因是研究资料不充分，并不表示过量摄入没有健康风险。

附录 2 常见食物主要营养成分表（以 100g 可食部计）

食物名称	食部（%）	能量（kcal）	能量（kJ）	蛋白质（g）	脂肪（g）	碳水化合物（g）	不溶性纤维（g）	胆固醇（mg）	总维生素 A（μgRAE）	维生素 B_1（mg）	维生素 B_2（mg）	烟酸（mg）	维生素 C（mg）	总维生素 E（mg）	钙（mg）	磷（mg）	钾（mg）	钠（mg）	铁（mg）	锌（mg）	硒（mg）
谷类及制品																					
小麦	100	338	1416	11.9	1.3	75.2	10.8	0	0	0.4	0.1	4.0	0	1.82	34	325	289	6.8	5.1	2.33	4.05
小麦粉（标准粉）	100	362	1531	15.7	2.5	70.9	—	0	0	0.46	0.05	0.9	0	0.32	31	168	190	3.1	0.6	0.2	7.42
挂面（标准粉）	100	348	1454	10.1	0.7	76.0	1.6	0	—	0.19	0.04	2.5	0	1.11	14	153	157	150	3.5	1.22	9.90
馒头（标准粉）	100	236	989	7.8	1.0	49.8	1.5	0	—	0.05	0.07	—	0	0.86	18	136	129	165.2	1.9	1.01	9.70
粳米（标一）	100	345	1442	7.7	0.6	77.4	0.6	0	0	0.16	0.08	1.3	0	1.01	11	121	97	2.4	1.1	1.45	2.50
籼米（标一）	100	348	1454	7.7	0.7	77.9	0.6	0	0	0.15	0.06	21	0	0.43	7	146	89	2.7	1.3	1.46	3.80
黑米	100	341	1427	9.4	2.5	72.2	3.9	0	—	0.33	0.13	7.9	0	0.22	12	356	256	7.1	1.6	3.80	3.20
粳米饭（蒸）	100	118	492	2.6	0.3	26.2	0.2	0	0	Tr	0.03	2.0	0	—	7	62	39	3.3	2.2	1.36	0.40
籼米饭（蒸）	100	117	497	3	0.4	26.4	0	0	0	0.01	0.01	1.7	0	—	6	15	21	1.7	0.1	0.14	1.13
小米	100	361	1511	9.0	3.1	75.1	1.6	0	8	0.33	0.10	1.5	0	3.63	41	229	284	4.3	5.1	1.87	4.74
薏米[薏仁米，苡米]	100	361	1512	12.8	3.3	71.1	2	0	—	0.22	0.15	2	0	2.08	42	217	238	3.6	3.6	1.68	3.07
薯类、淀粉及制品																					
马铃薯	94	81	343	2.6	0.2	17.8	1.1	0	1	0.1	0.02	1.1	14	0.34	7	46	347	5.9	0.4	0.3	0.47
甘薯（白心）[红皮山芋]	86	106	444	1.4	0.2	25.2	1	0	18	0.07	0.04	0.6	24	0.43	24	46	174	58.2	0.8	0.22	0.63
甘薯（红心）[山芋，红薯]	90	61	260	0.7	0.2	15.3	0	0	63	0.05	0.01	0.2	4	0.28	18	26	88	70.9	0.2	0.16	0.22
魔芋精粉[鬼芋粉，南星粉]	100	37	155	4.6	0.1	4.4	74.4	0	—	Tr	0.01	0.4	—	—	45	272	299	49.9	1.6	2.05	0.15
粉条	100	338	1416	0.5	0.1	84.2	0.6	0	—	0.01	Tr	0.1	0	—	35	23	18	9.6	5.2	0.83	2.18

续表

食物名称	食部（%）	能量（kcal）	能量（kJ）	蛋白质（g）	脂肪（g）	碳水化合物（g）	不溶性纤维（g）	胆固醇（mg）	总维生素A（μgRAE）	维生素B_1（mg）	维生素B_2（mg）	烟酸（mg）	维生素C（mg）	总维生素E（mg）	钙（mg）	磷（mg）	钾（mg）	钠（mg）	铁（mg）	锌（mg）	硒（mg）
干豆类及制品																					
黄豆[大豆]	100	390	1631	35. 0	16. 0	34. 2	15. 5	0	18	0. 41	0. 20	2.1	—	18.9	191	465	1503	2.2	8.2	3.34	6.16
黑豆[黑大豆]	100	401	1678	36. 0	15. 9	33. 6	10. 2	0	3	0. 20	0. 33	2	—	17.36	224	500	1377	3	7	4.18	6.79
青豆[青大豆]	100	398	1667	34. 5	16. 0	35. 4	12. 6	0	790	0. 41	0. 18	3	—	10.09	200	395	718	1.8	8.4	3.18	5.62
豆腐（北）	100	116	482	9.2	8.1	3. 0	0	0	1.1	0.05	0. 02	0.11	Tr	8.40	105	112	106	7.3	1.5	0.74	2.46
豆腐（南）[南豆腐]	100	87	363	5.7	5.8	3.9	0	0	—	0.06	0.02	Tr	Tr	5.72	113	76	154	3.1	1.2	0.43	1.23
豆腐（内酯）	100	50	207	5. 0	1.9	3.3	0.4	0	—	0.06	0.03	0.3	—	3.26	17	57	95	6.4	0.8	0.55	0.81
豆腐脑[老豆腐]	100	15	62	1.9	0.8	0	Tr	0	—	0.04	0.02	0.4	—	10.46	18	5	107	2.8	0.9	0.49	Tr
豆浆	100	31	128	3	1.6	1.2	0	0	0	0.02	0.02	0.14	Tr	1.06	5	42	117	3.7	0.4	0.28	Tr
豆腐干（熏干）	100	154	643	15.8	6.2	8.8	0.3	0	1	0.03	0.01	1	—	7.03	173	109	136	232.7	3.9	1.8	8.90
素鸡	100	194	810	16.5	12.5	4.2	0.9	0	5	0.02	0.03	0.4	—	17.8	319	180	42	373.8	5.3	1.74	6.73
绿豆	100	329	1376	21.6	0.8	62	6.4	0	11	0.25	0.11	2	—	10.95	81	337	787	3.2	6.5	2.18	4.28
赤小豆[小豆，红小豆]	100	324	1357	20.2	0.6	63.4	7.7	0	7	0.16	0.11	2	—	14.36	74	305	860	2.2	7.4	2.2	3.80
蚕豆（干）	100	338	1414	21.6	1	61.5	1.7	0	—	0.09	0.13	1.9	2	1.6	31	418	1117	86	8.2	3.42	1.30
扁豆（白）	100	283	1185	19	1.3	55.6	13.4	0	—	0.33	0.11	1.2	—	0.89	68	340	1070	1	4	1.93	1.17
豌豆	100	334	1395	20.3	1.1	65.8	10.4	0	21	0.49	0.14	2.4	—	8.47	97	259	823	9.7	4.9	2.35	1.69
蔬菜类及制品																					
白萝卜[莱菔]	95	16	67	0.7	0.1	4	0	0	Tr	0.02	0.01	0.14	19	Tr	47	16	167	54.3	0.2	0.14	0.12
胡萝卜（红）[金笋，丁香萝卜]	96	39	162	1	0.2	8.8	1.1	0	344	0.04	0.03	0.6	13	0.41	32	27	190	71.4	1	0.23	0.63
胡萝卜（黄）	97	46	191	1.4	0.2	10.2	1.3	0	344	0.04	0.04	0.2	16	—	32	16	193	25.1	0.5	0.14	2.80
蚕豆（鲜）	31	111	463	8.8	0.4	19.5	3.1	0	26	0.37	0.1	1.5	16	0.83	16	200	391	4	3.5	1.37	2.02
刀豆	92	40	165	3.1	0.3	7	1.8	0	18	0.05	0.07	1	15	0.4	49	57	209	8.5	4.6	0.84	0.88
豆角	96	34	144	2.5	0.2	6.7	2.1	0	17	0.05	0.07	0.9	18	2.24	29	55	207	3.4	1.5	0. 54	2.16

续表

食物名称	食部（%）	能量（kcal）	能量（kJ）	蛋白质（g）	脂肪（g）	碳水化合物（g）	不溶性纤维（g）	胆固醇（mg）	总维生素 A（μgRAE）	维生素 B_1（mg）	维生素 B_2（mg）	烟酸（mg）	维生素 C（mg）	总维生素 E（mg）	钙（mg）	磷（mg）	钾（mg）	钠（mg）	铁（mg）	锌（mg）	硒（mg）
蔬菜类及制品																					
四季豆[菜豆]	96	31	131	2	0.4	5.7	1.5	0	18	0.04	0.07	0.4	6	1.24	42	51	123	8.6	1.5	0.23	0.43
豌豆（带荚）[回回豆]	42	111	465	7.4	0.3	21.2	3	0	18	0.43	0.09	2.3	14	1.21	21	127	332	1.2	1.7	1.29	1.74
豌豆尖	100	225	943	3.1	Tr	53.9	1.3	0	226	0.07	0.23	Tr	11	0.22	17	65	160	3.2	5.1	0.93	1.94
豇豆（长）	98	32	135	2.7	0.2	5.8	1.8	0	10	0.07	0.07	0.8	18	0.65	42	50	145	4.6	1	0.94	1.40
黄豆芽	100	47	198	4.5	1.6	4.5	1.5	0	3	0.04	0.07	0.6	8	0.8	21	74	160	7.2	0.9	0.54	0.96
绿豆芽	100	16	65	1.7	0.1	2.6	1.2	0	1	0.02	0.02	0.35	4	Tr	14	19	32	25.8	0.3	0.2	0.27
豌豆苗	86	32	132	4.8	0.8	2.6	0	0	28	0.11	0.16	0.49	8	0.1	15	60	145	20.9	0.5	0.42	0.56
茄子（X）	93	23	97	1.1	0.2	4.9	1.3	0	4	0.02	0.04	0.6	5	1.13	24	23	142	5.4	0.5	0.23	0.48
茄子（绿皮）	90	28	116	1	0.6	5.2	1.2	0	10	0.02	0.2	0.6	7	0.55	12	26	162	6.8	0.1	0.24	0.64
茄子（圆）	95	32	132	1.6	0.2	6.7	1.7	0	Tr	0.03	0.03	Tr	1	0.88	5	19	112	3.2	1.8	0.29	0.48
茄子（紫皮，长）	95	18	77	1.1	0.1	4.8	0	0	0	0.03	0.03	0	0	Tr	50	21	147	5	0.5	0.2	0.09
番茄[西红柿]	97	15	62	0.9	0.2	3.3	0	0	31	0.02	0.01	0.49	14	0.42	4	24	179	9.7	0.2	0.12	Tr
辣椒（尖，青）	91	22	91	0.8	0.3	5.2	0	0	8	0.02	0.02	0.62	59	0.38	11	20	154	7	0.3	0.21	0.02
甜椒[灯笼椒，柿子椒]	82	18	77	1	0.2	3.8	0	0	6	0.02	0.02	0.39	130	0.41	0	0	0	0	0	0	0.38
冬瓜	80	10	43	0.3	0.2	2.4	0	0	Tr	Tr	Tr	0.22	16	0.04	12	11	57	2.8	0.1	0.10	0.02
黄瓜[胡瓜]	92	16	65	0.8	0.2	2.9	0.5	0	8	0.02	0.03	0.2	9	0.49	24	24	102	4.9	0.5	0.18	0.38
苦瓜[凉瓜，癞瓜]	81	22	91	1	0.1	4.9	1.4	0	8	0.03	0.03	0.4	56	0.85	14	35	256	2.5	0.7	0.36	0.36
南瓜[倭瓜，番瓜]	85	23	97	0.7	0.1	5.3	0.8	0	74	0.03	0.04	0.4	8	0.36	16	24	145	0.8	0.4	0.14	0.46
丝瓜	83	20	82	1.3	0.2	4	0	0	13	0.02	0.04	0.32	4	0.08	37	33	121	3.7	0.3	0.22	0.05
大蒜头（蒜头）	85	128	536	4.5	0.2	27.6	1.1	0	3	0.04	0.06	0.6	7	1.07	39	117	302	19.6	1.2	0.88	3.09
蒜苗	82	40	169	2.1	0.4	8	1.8	0	23	0.11	0.08	0.5	35	0.81	29	44	226	5.1	1.4	0.46	1.24
大葱	82	28	115	1.6	0.3	5.8	2.2	0	5	0.06	0.03	0.5	3	Tr	63	25	110	8.9	0.6	0.29	0.21

续表

食物名称	食部（%）	能量（kcal）	能量（kJ）	蛋白质（g）	脂肪（g）	碳水化合物（g）	不溶性纤维(g)	胆固醇（mg）	总维生素 A（μgRAE）	维生素 B_1(mg)	维生素 B_2(mg)	烟酸（mg）	维生素 C（mg）	总维生素 E（mg）	钙（mg）	磷（mg）	钾（mg）	钠（mg）	铁（mg）	锌（mg）	硒（mg）
蔬菜类及制品																					
小葱	73	27	112	1.6	0.4	4.9	1.4	0	70	0.05	0.06	0.4	21	0.49	72	26	143	10.4	1.3	0.35	1.06
葱头（洋葱）	90	40	169	1.1	0.2	9	0.9	0	2	0.03	0.03	0.3	8	0.14	24	39	147	4.4	0.6	0.23	0.92
韭菜	90	25	102	2.4	0.4	4.5	0	0	133	0.04	0.05	0.86	2	0.57	44	45	241	5.8	0.7	0.25	1.33
嫩茎、叶、花菜类																					
白菜（白梗）[黄芽白]	92	22	93	1.7	0.2	3.7	0.6	0	21	0.06	0.07	0.8	47	0.92	69	30	130	89.3	0.5	0.21	0.33
大白菜（青白口）	83	17	70	1.4	0.1	3	0.9	0	7	0.03	0.04	0.4	28	0.36	35	28	90	48.4	0.6	0.16	0.39
小白菜	94	14	59	1.4	0.3	2.4	0	0	154	0.01	0.05	0	64	0.4	117	26	116	132.2	1.3	0.23	0.39
瓢儿白[瓢儿菜]	79	18	76	1.7	0.2	3.2	1.6	0	100	0	0.03	0.5	10	—	59	36	245	56.9	1.8	0.54	3.40
油菜	96	14	57	1.3	0.5	2	0	0	90	0.02	0.05	0.55	0	Tr	148	23	175	73.7	0.9	0.31	0.73
甘蓝[圆白菜，卷心菜]	86	24	101	1.5	0.2	4.6	1	0	12	0.03	0.03	0.4	40	0.5	49	26	124	27.2	0.6	0.25	0.96
菜花（花椰菜）	82	20	83	1.7	0.2	4.2	2.1	0	1	0.04	0.04	0.32	32	Tr	31	32	206	39.2	0.4	0.17	2.86
西兰花[绿菜花]	83	27	111	3.5	0.6	3.7	0	0	13	0.06	0.08	0.73	56	0.76	50	61	179	46.7	0.9	0.46	0.43
菠菜	89	28	116	2.6	0.3	4.5	1.7	0	243	0.04	0.11	0.6	32	1.74	66	47	311	85.2	2.9	0.85	0.97
冬寒菜[冬苋菜，冬葵]	58	34	144	3.9	0.4	4.9	2.2	0	599	0.15	0.05	0.6	20	—	82	56	280	14	2.4	1.37	2.41
芹菜（白茎）[旱芹，药芹]	100	13	55	0.4	0.2	3.1	1	0	2	0.01	0.02	0.22	2	Tr	15	13	128	166.4	0.2	0.14	0.07
芹菜茎	67	22	93	1.2	0.2	4.5	1.2	0	58	0.02	0.06	0.4	8	1.32	80	38	206	159	1.2	0.24	0.57
芹菜叶	100	35	146	2.6	0.6	5.9	2.2	0	244	0.08	0.15	0.9	22	2.5	40	64	137	83	0.6	1.14	2.00
莴笋叶（莴苣叶）	100	15	62	1	0.2	2.9	0	0	2	0.03	Tr	0	Tr	Tr	9	37	305	35.6	0.2	0.19	0.21
蕹菜[空心菜，藤藤菜]	100	19	77	2.2	0.2	4	0	0	143	0.03	0.05	0.22	5	0.1	115	37	304	107.6	1	0.27	0.00
芦笋[石刁柏，龙须菜]	90	19	79	2.6	0.1	3.3	0	0	2	0.07	0.08	1012	7	0.19	9	51	304	12.4	1.4	0.55	0.62
藕[莲藕]	88	47	200	1.2	0.2	11.5	2.2	0	Tr	0.04	0.01	0.12	19	0.32	18	45	293	34.3	0.3	0.24	0.17
茭白[茭笋，茭粑]	74	26	110	1.2	0.2	5.9	1.9	0	3	0.02	0.03	0.5	5	0.99	4	36	209	5.8	0.3	0.33	0.45

续表

食物名称	食部（%）	能量（kcal）	能量（kJ）	蛋白质（g）	脂肪（g）	碳水化合物（g）	不溶性纤维（g）	胆固醇（mg）	总维生素 A（μgRAE）	维生素 B_1（mg）	维生素 B_2（mg）	烟酸（mg）	维生素 C（mg）	总维生素 E（mg）	钙（mg）	磷（mg）	钾（mg）	钠（mg）	铁（mg）	锌（mg）	硒（mg）
嫩茎、叶、花菜类																					
荸荠[马蹄，地栗]	78	61	256	1.2	0.2	14.2	1.1	0	3	0.02	0.02	0.7	7	0.65	4	44	306	15.7	0.6	0.34	0.70
山药[薯蓣，大薯]	83	57	240	1.9	0.2	12.4	0.8	0	3	0.05	0.02	0.3	5	0.24	16	34	213	18.6	0.3	0.27	0.55
芋头[芋艿，毛芋]	88	56	236	1.3	0.2	12.7	1	0	1	0.05	0.02	0.28	1.5	Tr	11	50	25	5.5	0.3	0.19	0.91
姜（子姜）[嫩姜]	82	21	89	0.7	0.6	3.7	0.9	0	—	0	0.01	0.3	2	—	9	11	160	1.9	0.8	0.17	0.10
汤菜	100	24	99	1.8	0.5	3.4	0.8	0	34	0	0.68	0.6	57	1.55	131	27	239	28	5.8	0.12	—
香椿	76	50	211	1.7	0.4	10.9	1.8	0	58	0.07	0.12	0.9	40	0.99	99	147	172	4.6	3.9	2.25	0.42
菌藻类																					
草菇	100	27	112	2.7	0.2	4.3	1.6	0	—	0.08	0.34	8	—	0.4	17	33	179	73	1.3	0.6	0.02
大红菇（干）[草质红菇]	100	263	1101	24.4	2.8	50.9	31.6	0	7	0.26	6.9	19.5	2	—	1	523	228	1.7	7.5	3.5	10.64
地衣（水浸）	100	10	40	1.5	Tr	1.8	1.8	0	18	0.02	0.28	0.5	—	2.24	14	53	102	10.7	21.1	5	—
金针菇[智力菇]	100	32	133	2.4	0.4	6	2.7	0	3	0.15	0.19	4.1	2	1.14	—	97	195	4.3	1.4	0.39	0.28
蘑菇（鲜蘑）	99	24	100	2.7	0.1	4.1	2.1	0	1	0.08	0.35	4	2	0.56	6	94	312	8.3	1.2	0.92	0.55
蘑菇（干）	100	294	1231	21	4.6	52.7	21	0	273	0.1	1.1	30.7	5	6.18	127	357	1225	23.3	—	6.29	39.18
木耳（干）[黑木耳，云耳]	100	265	1107	12.1	1.5	65.6	29.9	0	8	0.17	0.44	2.5	—	11.34	247	292	757	48.5	97.4	3.18	3.72
香菇[香蕈，冬菇]	100	26	107	2.2	0.3	5.2	3.3	0	—	Tr	0.08	2	1	—	2	53	20	1.4	0.3	0.66	2.58
香菇（干）[香蕈，冬菇]	95	274	1149	20	1.2	61.7	31.6	0	2	0.19	1.26	20.5	5	0.66	83	258	464	11.2	10.5	8.57	6.42
发菜（干）[仙菜]	100	259	1081	20.2	0.5	60.8	35	0	—	0.15	0.54	0.9	6	0.07	1048	76	217	100.7	85.2	1.68	5.23
海带（干）[江白菜，昆布]	98	90	374	1.8	0.1	23.4	6.1	0	40	0.01	0.1	0.8	—	0.85	348	52	761	327.4	4.7	0.65	5.84
紫菜（干）	100	250	1050	26.7	1.1	44.1	21.6	0	114	0.27	1.02	7.3	2	1.82	264	350	1796	710.5	54.9	2.47	7.22

续表

食物名称	食部（%）	能量（kcal）	能量（kJ）	蛋白质（g）	脂肪（g）	碳水化合物（g）	不溶性纤维（g）	胆固醇（mg）	总维生素 A（μgRAE）	维生素 B_1（mg）	维生素 B_2（mg）	烟酸（mg）	维生素 C（mg）	总维生素 E（mg）	钙（mg）	磷（mg）	钾（mg）	钠（mg）	铁（mg）	锌（mg）	硒（mg）
水果类及制品																					
苹果（X）	85	53	227	0.4	0.2	13.7	1.7	0	4	0.02	0.02	0.2	3	0.43	4	7	83	1.3	0.3	0.04	0.10
梨（X）	82	51	211	0.3	0.1	13.1	2.6	0	2	0.03	0.03	0.2	5	0..46	7	14	85	1.7	0.4	0.1	0.29
桃（X）	89	42	212	0.6	0.1	10.1	1	0	2	0.01	0.02	0.3	10	0.71	6	11	127	1.7	0.3	0.14	0.47
枣（鲜）	87	125	524	1.1	0.3	30.5	1.9	0	20	0.06	0.09	0.9	243	0.78	22	23	375	1.2	1.2	1.52	0.80
樱桃	80	46	194	1.1	0.2	10.2	0.3	0	18	0.02	0.02	0.6	10	2.22	11	27	232	8	0.4	0.23	0.21
葡萄（X）	86	45	185	0.5	0.2	10.3	0.4	0	3	0.03	0.02	0.25	4	0.86	9	13	127	1.9	0.4	0.16	0.11
中华猕猴桃	83	61	257	0.8	0.6	14.5	2.6	0	11	0.05	0.02	0.3	62	2.43	27	26	144	10	1.2	0.57	1.28
草莓[洋莓，凤阳草莓]	97	32	134	1	0.2	7.1	1.1	0	3	0.02	0.03	0.3	47	0.71	18	27	131	4.2	1.8	0.14	0.70
柑橘（X）	77	51	215	0.7	0.2	11.9	0.4	0	148	0.08	0.04	0.4	28	0.92	35	18	154	1.4	0.2	0.08	0.30
菠萝[凤梨，地菠萝]	68	44	182	0.5	0.1	10.8	1.3	0	2	0.04	0.02	0.2	18	—	12	9	113	0.8	0.6	0.14	0.24
香蕉[甘蕉]	59	93	389	1.4	0.2	22	1.2	0	5	0.02	0.04	0.7	8	0.24	7	28	256	0.8	0.4	0.18	0.87
西瓜（X）	56	31	108	0.5	0.3	6.8	0.2	0	14	0.02	0.04	0.3	5.7	0.11	7	12	97	3.3	0.4	0.09	0.09
坚果、种子类																					
核桃（干）[胡桃]	43	646	2704	14.9	58.8	19.1	9.5	0	3	0.15	0.14	0.9	1	43.21	56	294	385	6.4	2.7	2.17	4.62
花生（炒）	71	601	2516	21.7	48	23.8	6.3	0	5	0.13	0.12	18.9	Tr	12.94	47	326	563	34.8	1.5	2.03	3.90
葵花子（炒）	52	625	2616	22.6	52.8	17.3	4.8	0	5	0.43	0.26	4.8	—	26.46	72	584	491	1322	6.1	5.91	2.00
南瓜子（炒）[白瓜子]	68	582	2436	36	46.1	7.9	4.1	0	—	0.08	0.16	3.3	—	27.78	37	—	672	15.8	6.5	7.12	27.03
西瓜子（炒）	43	582	2434	32.7	44.8	14.2	4.5	0	—	0.04	0.08	3.4	Tr	1.23	28	765	612	187.7	8.2	6.76	23.44
畜肉类及制品																					
猪肉（肥瘦）（X）	91	331	1370	15.1	30.1	0	—	86	15	0.3	0.13	4.1	Tr	0.67	6	121	218	56.8	1.3	1.78	7.90
猪肉（肥）	100	807	3376	2.4	88.6	0	—	109	29	0.08	0.05	0.9	Tr	0.24	3	18	23	19.5	1	0.69	7.78
猪肉（瘦）	100	143	600	20.3	6.2	1.5	—	81	44	0.54	0.1	5.3	Tr	0.34	6	189	305	57.5	3	2.99	9.50

续表

食物名称	食部（%）	能量（kcal）	能量（kJ）	蛋白质（g）	脂肪（g）	碳水化合物（g）	不溶性纤维(g)	胆固醇（mg）	总维生素 A（μgRAE）	维生素 B_1(mg)	维生素 B_2(mg)	烟酸（mg）	维生素 C（mg）	总维生素 E（mg）	钙（mg）	磷（mg）	钾（mg）	钠（mg）	铁（mg）	锌（mg）	硒（mg）
畜肉类及制品																					
猪小排	72	278	1163	16.7	23.1	0.7	—	146	5	0.3	0.16	4.5	—	0.11	14	135	230	62.6	1.4	3.36	11.05
猪肚	96	110	460	15.2	5.1	0.7	—	165	3	0.07	0.16	3.7	—	0.32	11	124	171	75.1	2.4	1.92	12.76
猪肝	100	126	531	19.2	4.7	1.8	—	180	6502	0.22	2.02	10.11	20	Tr	6	243	235	68.6	23.2	3.68	26.12
猪肾[猪腰子]	92	137	572	16	8.1	0	—	392	46	0.29	0.69	6	7	0.33	2	232	194	124.8	4.6	1.98	156.77
猪血	100	55	234	12.2	0.3	0.9	—	51	—	0.03	0.04	0.3	Tr	0.2	4	16	56	56	8.7	0.28	7.94
猪小肠	100	65	273	10	2	1.7	—	183	6	0.12	0.11	3.1	—	0.13	7	95	142	204.8	2	2.77	7.22
牛肉（瘦）	100	106	444	20.2	2.3	1.2	—	58	6	0.07	0.13	6.3	—	0.35	9	172	284	53.6	2.8	3.71	10.55
羊肉（瘦）	90	118	496	20.5	3.9	0.2	—	60	11	0.15	0.16	5.2	Tr	0.31	9	196	403	69.4	3.9	6.06	7.18
狗肉	80	116	486	16.8	4.6	1.8	—	62	157	0.34	0.2	3.5	Tr	1.4	52	107	140	47.4	2.9	3.18	14.75
兔肉	100	102	432	19.7	2.2	0.9		59	26	0.11	0.1	5.8	Tr	0.42	12	165	284	45.1	2	1.3	10.93
禽肉类及制品																					
鸡（X）	63	145	608	20.3	6.7	0.9	—	106	92	0.06	0.07	7.54	Tr	1.34	13	166	249	62.8	1.8	1.46	11.92
鸡腿	74	146	610	20.2	7.2	0	—	99	22	0.06	0.1	3.25	Tr	Tr	0	271	221	73.6	1.8	1.11	9.70
鸭（X）	68	240	996	15.5	19.7	0.2	—	94	52	0.08	0.22	4.2	Tr	0.27	6	122	191	69	2.2	1.33	12.25
鹅	63	251	1041	17.9	19.9	0	—	74	42	0.07	0.23	4.9	Tr	0.22	4	144	232	58.8	3.8	1.36	17.68
鸽	42	201	835	16.5	14.2	1.7	—	99	53	0.06	0.2	6.9	Tr	0.99	30	136	334	63.6	3.8	0.82	11.08
鹌鹑	58	110	462	20.2	3.1	0.2		157	40	0.04	0.32	6.3	Tr	0.44	48	179	204	48.4	2.3	1.19	11.67
乳类及制品																					
牛乳（X）	100	54	226	3	3.2	3.4	—	15	24	0.03	0.14	0.1	1	0.21	104	73	109	37.2	0.3	0.42	1.94
全脂牛奶粉	100	478	2000	20.1	21.2	51.7	—	110	141	0.11	0.73	0.9	4	0.48	676	469	449	260.1	1.2	3.14	11.80
酸奶（X）	100	86	363	2.8	2.6	12.9	—	8	23	0.03	0.12	0.09	1.3	0.12	128	76	150	37.7	0.3	0.43	1.30

续表

食物名称	食部（%）	能量（kcal）	能量（kJ）	蛋白质（g）	脂肪（g）	碳水化合物（g）	不溶性纤维（g）	胆固醇（mg）	总维生素A（μgRAE）	维生素B_1（mg）	维生素B_2（mg）	烟酸（mg）	维生素C（mg）	总维生素E（mg）	钙（mg）	磷（mg）	钾（mg）	钠（mg）	铁（mg）	锌（mg）	硒（mg）
蛋类及制品																					
鸡蛋（X）	87	139	581	13.1	8.6	2.4	—	648	255	0.09	0.2	0.2	Tr	1014	56	130	154	131.5	1.6	0.89	13.96
鸡蛋（白皮）	87	138	574	12.7	9	1.5	—	585	310	0.09	0.31	0.2	Tr	1.23	48	176	98	94.7	2	1	16.55
鸡蛋（红皮）	87	143	596	12.2	10.5	0	—	0	0	0.05	0.11	0	Tr	0.84	44	182	121	125.7	1	0.38	13.83
鸭蛋	87	180	748	12.6	13	3.1	—	565	261	0.17	0.35	0.2	Tr	4.98	62	226	135	106	2.9	1.67	15.68
松花蛋（鸭蛋）[皮蛋]	90	171	714	14.2	10.7	4.5	—	608	215	0.06	0.18	0.1	Tr	3.05	63	165	152	542.7	3.3	1.48	25.24
咸鸭蛋	88	190	793	12.7	12.7	6.3	0	647	134	0.16	0.33	0.1	Tr	6.25	118	231	184	2706.1	3.6	1.74	24.04
鱼虾蟹贝类																					
草鱼[白鲩，草包鱼]	58	96	406	17.7	2.6	0.5	—	47	11	0.04	0.04	2.48	Tr	2.03	17	152	325	36	1.3	0.38	11.67
鲫鱼[喜头鱼，海附鱼]	54	89	377	18	1.6	0.7	—	21	17	0.02	0.06	2.38	Tr	0.34	79	157	290	41.2	1.3	0. 53	22.96
带鱼[白带鱼，刀鱼]	76	127	535	17.7	4.9	3.1	—	76	29	0.02	0.06	2.8	—	0.82	28	191	280	150.1	1.2	0.7	36.57
黄鱼（大黄花鱼）	66	97	407	17.7	2.5	0.8	—	86	10	0.03	0.1	1.9	Tr	1.13	53	174	260	120.3	0.7	0.58	42.57
鲈鱼[鲈花]	58	105	442	18.6	3.4	0		86	19	0.03	0.17	3.1	Tr	0.75	138	242	205	144.1	2	2.83	33.06
河虾	86	87	368	16.4	2.4	0	—	240	48	0.04	0.03	Tr	Tr	5.33	325	186	329	133.8	4	2.24	29.65
龙虾	46	90	379	18.9	1.1	1	—	121	Tr	0	0.03	4.3	Tr	3.58	21	221	257	190	1.3	2.79	39.36
虾皮	100	153	646	30.7	2.2	2.5		428	19	0.02	0.14	3.1	Tr	0.92	991	582	617	5057.7	6.7	1.93	74.43
蟹（河蟹）	42	103	433	17.5	2.6	2.3	—	267	389	0.06	0.28	1.7	Tr	6.09	126	182	181	193.5	2.9	3.68	56.72
牡蛎	100	73	307	5.3	2.1	8.2	—	100	27	0.01	0.13	1.4	Tr	0.81	131	115	200	462.1	7.1	9.39	86.64
海参（干）	93	262	1108	50.2	4.8	4.5	—	62	39	0.04	0.13	1.3	Tr	—	—	94	356	4968	9	2.24	15.00
海蜇皮	100	33	139	3.7	0.3	3.8	—	8	—	0.03	0.05	0.2	Tr	2.13	150	30	160	325	4.8	0.55	15.54
海蜇头	100	74	314	6	0.3	11.8	—	10	14	0.07	0.04	0.3	Tr	2.82	120	22	331	467.7	5.1	0.42	16.60
墨鱼（鲜）[曼氏无针乌贼]	69	83	350	15.2	0.9	3.4	—	226	Tr	0.02	0.04	1.8	Tr	1.49	15	165	400	165.5	1	1.34	37.50
鱿鱼（水浸）	98	75	319	17	0.8	0	—	—	16	Tr	0.03	—	Tr	0.94	43	60	16	134.7	0.5	1.36	13.65

续表

食物名称	食部（%）	能量（kcal）	能量（kJ）	蛋白质（g）	脂肪（g）	碳水化合物（g）	不溶性纤维（g）	胆固醇（mg）	总维生素 A（μgRAE）	维生素 B_1（mg）	维生素 B_2（mg）	烟酸（mg）	维生素 C（mg）	总维生素 E（mg）	钙（mg）	磷（mg）	钾（mg）	钠（mg）	铁（mg）	锌（mg）	硒（mg）
小吃、甜饼																					
凉粉	100	38	159	0.2	0.3	8.9	0.6	—	—	0.02	0.01	0.2	—	—	9	1	5	2.8	1.3	0.24	0.73
蛋糕（X）	100	348	1456	8.6	5.1	67.1	0.4	—	86	0.09	0.09	0.8	—	2.8	39	130	77	67.8	2.5	1.01	14.07
月饼（豆沙）	100	411	1721	8.2	13.6	65.6	3.1	—	7	0.05	0.05	1.9	—	8.06	64	95	211	22.4	3.1	0.64	7.10
速食食品																					
面包	100	313	1308	8.3	5.1	58.6	0.5	—	—	0.03	0.06	1.7	—	1.66	49	107	88	230.4	2	0.75	3.15
饼干（X）	100	435	1820	9	12.7	71.7	1.1	81	37	0.08	0.04	4.7	—	4.57	73	88	85	204.1	1.9	0.91	12.47
蜂蜜	100	321	1343	0.4	1.9	75.6	—	—	—	—	0.05	0.1	3	—	4	3	28	0.3	1	0.37	0.15
巧克力	100	589	2463	4.3	40.1	53.4	1.5	—	—	0.06	0.08	1.4	3	1.62	111	114	254	111.8	1.7	1.02	1.20
油脂类																					
猪油（炼）	100	897	3753	…	99.6	0.2	—	—	27	0.02	0.03	…	—	5.21	—	—	—	—	—	—	—
菜籽油[青油]	100	899	3761	…	99.9	0	—	—		…	—	Tr	—	60.89	9	9	2	7	3.7	0.54	—
豆油	100	899	3761	—	99.9	—	—	—	—	—	Tr	Tr	—	93.08	13	7	3	4.9	2	1.09	3.32
花生油	100	899	3761	—	99.9	—	—	—	—	—	Tr	Tr	—	42.06	12	15	1	3.5	2.9	8.48	—
芝麻油[香油]	100	898	3757	…	99.7	0.2	—	—	—	…	…	Tr	—	68.53	9	4	…	1.1	2.2	0.17	—
橄榄油	100	899	3696	Tr	99.9	0	0	0	0	Tr	Tr	Tr	—	—	Tr	Tr	—	Tr	0.4	Tr	Tr
调味品类																					
酱油（X）	100	63	265	5.6	0.1	10.1	0.2	—	—	0.05	0.13	1.7	—	—	66	204	337	5757	8.6	1.17	1.39
醋（X）	100	31	128	2.1	0.3	4.9	—	—	—	0.03	0.05	1.4	—	—	17	96	351	262.1	6	1.25	2.43
榨菜	100	33	139	2.2	0.3	6.5	2.1	—	83	0.03	0.06	0.5	2	—	155	41	363	4252	3.9	0.63	1.93
精盐	100	0	0	—	—	0	—	—	—	—	—	—	—	—	22	—	14	25127	1	0.24	1.00
味精	100	268	1122	40.1	0.2	26.5	—	—	0	0.08	—	0.3	0	—	100	4	4	21053	1.2	0.31	0.98

自测题参考答案

第 1 章

1. A　2. B　3. E　4. A　5. E　6.C　7. D　8. C　9. C　10. D　11. D　12. D　13. D

第 2 章

1. D　2. C　3. C　4. D　5. D　6. B　7. A　8. A　9. D　10. B　11. B　12. B　13. C　14. D　15. A
16. A　17. A　18. D　19. D　20. B　21. C　22. D　23. B　24. A　25. C

第 3 章

1. C　2. E　3. E　4. A　5. A　6. C　7. A　8. C　9. A　10. A　11. E　12. A　13. E　14. E　15. E

第 4 章

1. C　2. E　3. D　4. C　5. A

第 5 章

1. D　2. E　3. A　4. C　5. A　6. A　7. C　8. B　9. C　10. B　11. A　12. E　13. A　14. B　15. C
16. B

第 6 章

1. A　2. D　3. D　4. A　5. E　6.C　7. E　8. A　9. E　10. C　11.D　12. A

第 7 章

1. A　2. D　3. A　4. C　5. B　6. B　7. C　8. C　9. A　10. C

第 8 章

1. E　2. E　3. A　4. A　5. A　6. C　7. D　8. E　9. C　10. D　11.C　12. C　13. C　14. D　15. E
16. B　17. D　18. E　19. C　20. E　21. E　22. E

第 9 章

1. B　2. C　3. C　4. D　5. A　6. C　7. D　8. C　9. E　10. C　11.C　12. D　13. A　14. D

第 10 章

1. C　2. A　3. E　4. D　5. B　6.C　7. B　8. B　9. A　10. B　11.A　12. C　13. B　14. A　15. D　16.D
17. C　18. B　19. A　20. A　21. E　22. A